Schattauer

Die digitalen Zusatzmaterialien haben
wir zum Download auf www.klett-cotta.de
bereitgestellt. Geben Sie im Suchfeld auf unserer
Homepage den folgenden Such-Code ein:
OM40177

Sara Franz | Michael Franz

Psychotherapie-Basics in der Psychiatrie

Effektive Interventionen von der Aufnahme bis zur Entlassung

Ein modularer Ansatz

Unter Mitarbeit von Emanuela Macchia

Schattauer

Dr. rer. nat. Sara Franz
Sara.Franz@vitos-giessen-marburg.de

Prof. Dr. med. Michael Franz
Michael.Franz@vitos-giessen-marburg.de

Emanuela Macchia
Emanuela.Macchia@vitos-giessen-marburg.de

Schattauer
www.schattauer.de
J. G. Cotta'sche Buchhandlung Nachfolger GmbH
Rotebühlstraße 77, 70178 Stuttgart
Fragen zur Produktsicherheit: produktsicherheit@klett-cotta.de

Gestaltungskonzept: Farnschläder & Mahlstedt, Hamburg
Cover: Bettina Herrmann, Stuttgart
unter Verwendung einer Abbildung von Sunshine Design/AdobeStock
Gesetzt von Eberl & Koesel Studio, Kempten
Illustrationen: Christine Lackner, Ittlingen
Gedruckt und gebunden von CPI – Clausen & Bosse, Leck
Lektorat: Nicole Winkler
Projektmanagement: Ulrike Albrecht
ISBN 978-3-608-40177-6
E-Book ISBN 978-3-608-12273-2
PDF-E-Book ISBN 978-3-608-20687-6

1. Nachdruck, 2026

Bibliografische Information der Deutschen Nationalbibliothek
Die Deutsche Nationalbibliothek verzeichnet diese Publikation in der Deutschen Nationalbibliografie; detaillierte bibliografische Daten sind im Internet über http://dnb.d-nb.de abrufbar.

MIX
Papier | Fördert gute Waldnutzung
FSC® C083411

Geleitwort von Andreas Meyer-Lindenberg

Sehr geehrte Leserinnen und Leser,

mit großem Vergnügen möchte ich Ihnen ein paar Zeilen des Geleites zum Buch von Sara und Michael Franz mitgeben. Psychotherapie ist aus dem Selbstverständnis unseres Faches nicht wegzudenken. In vielen der Störungen, die wir täglich behandeln, ist sie ausschließlich oder hauptsächlich wirksam. Zwei Aspekte der Psychotherapie sind für die Behandlung akut erkrankter Patientinnen und Patienten in unserem Fach besonders wichtig:

Als erstes müssen Behandlungen auf die individuellen Bedürfnisse und die jeweilige Situation eingehen. Gerade Menschen mit schwerer, akuter Erkrankung, die sich in einer Krise befinden, haben oft nicht die Ressourcen und die Motivation, sich auf eine an der Richtlinienpsychotherapie angelehnte Behandlung einzulassen. Hier (wie eigentlich immer) muss sich die Therapie auf den Patienten einstellen – und nicht umgekehrt. Ein zweites Charakteristikum, wiederum gerade der Akutbehandlung, ist die Arbeit in multiprofessionellen Teams. Gelebte Interprofessionalität auf dem Boden gemeinsamer fachlicher und ethischer Standards ist für eine gelingende Behandlung unserer Patienten entscheidend wichtig, um der Mehrdimensionalität der Diagnosen und Krisensituationen gerecht zu werden. Auch in diesem wichtigen Punkt bieten traditionelle, manualisierte Therapieverfahren häufig wenig konkrete Hilfestellung.

Hier weist das Buch von Sara und Michael Franz nun den Weg voran. Es versteht sich im besten Sinne als »Werkzeugkasten«, der schulenübergreifend wirksame Ansätze vorstellt, wobei ein Schwerpunkt bei der kognitiven Verhaltenstherapie und den Verfahren der sogenannten »dritten Welle« liegt. Diese Ansätze werden im Sinne von Basismodulen sowohl störungs- als auch berufsgruppenübergreifend vorgestellt und in ein prozessorientiertes, personalisiertes und personzentriertes Konzept eingebettet. Basierend auf der langjährigen Erfahrung der Autoren und einer Evaluation in der Vitos-Klinik für Psychiatrie und Psychotherapie in Gießen sind die entstandenen Kapitel hochgradig praxisorientiert und bieten interprofessionellen Teams ein gemeinsames Verständnis (ein »Betriebssystem«) für die psychotherapeutische Arbeit in der Psychiatrie. Damit wird auch der Integration dieser Teams, die neben Ärztinnen und Ärzten, Pflegefachpersonen und Psychologen auch Mitarbeitende aus der Sozialarbeit, der Ergo- und Physiotherapie umfassen, in diesem zentral wichtigen Thema Vorschub geleistet. Gerade in der jetzigen Diskussion über die psychiatrische Versorgung steht das Thema im Mittelpunkt, wie eine gestufte und bedarfsgerechte Versorgung einer Region in Ansehung steigender Inanspruchnahme und in Anbetracht des Fachkräftemangels gelingen kann. Diese Aufgabe zu meistern, steht und fällt mit der Attraktivität unseres Faches.

Hierzu leistet das vorliegende Buch mit seinem Fokus auf personenorientierte Behandlung auch akut kranker Patienten in interprofessionellen Teams einen wesentlichen Beitrag.

Ich wünsche Ihnen viel Freude bei der Lektüre dieses Buches und viel Erfolg bei der Umsetzung in Ihrer täglichen Arbeit zum Wohle der uns anvertrauten Patientinnen und Patienten.

Andreas Meyer-Lindenberg
Direktor, Zentralinstitut für Seelische Gesundheit
Ärztlicher Direktor, Klinik für Psychiatrie und Psychotherapie des Erwachsenenalters
Lehrstuhlinhaber für Psychiatrie und Psychotherapie, Universität Heidelberg/Medizinische Fakultät Mannheim

Geleitwort von Dorothea Sauter und Uwe Kropp

Eine psychische Krankheit ist per se kein Anlass für eine psychiatrische Krankenhausbehandlung. Betroffene kommen zur Aufnahme, wenn sie die Alltagsanforderungen oder akute psychosoziale Krisen nicht bewältigen können, wenn Gefährdungen vorliegen oder die Symptomlast kaum noch auszuhalten ist. Oder wenn das soziale Umfeld in der Begleitung überfordert ist, oder aufgrund weiterer Gründe im Kontext der Krankheit oder der Krankheitsfolgen. Die Patientinnen und Patienten werden nicht entlassen, wenn sie gesund sind, sondern wenn das Symptom-, Krankheits- und Therapiemanagement zu Hause oder ambulant wieder möglich ist, wenn Krisen entaktualisiert sind und Risiken als kontrollierbar eingeschätzt werden.

Im Krankenhaus geht es also neben dem Verstehen und dem Diagnostizieren um das Bewältigen der Krisen, um Entlasten, Unterstützen, Sicherheit geben; um Stabilisieren, Befähigen, Begleiten; es geht um Kompetenzaufbau und Wissensvermittlung; und ja, natürlich auch um die Behandlung der Krankheit und um tragfähige Perspektiven für die Zeit nach der Entlassung. Das macht die Komplexität im Hilfeangebot aus, das erfordert die Perspektiven und die Kompetenz vieler Akteure.

Die unterschiedlichen Professionen verfügen über eine unübersehbare Vielzahl evidenzbasierter Konzepte, Instrumente und Tools, die sie anwenden können. Doch gerade der akutkranke Patient braucht davon nicht alles und schon gar nicht zu jeder Zeit. Er braucht Orientierung sowie einen richtig dosierten, strukturierten und stimmigen Behandlungsplan auf der Basis eines kohärenten und verlässlichen Beziehungsangebots. Kurz: ein gemeinsames Konzept. Dies hilft im Übrigen nicht nur den Patientinnen und Patienten, sondern macht auch die Arbeit für die Teammitglieder klarer, wirksamer und freundvoller. Wir erleben dies auf Konzeptstationen, da jedoch nur für eine eng definierte Patientengruppe.

Auf Akutstationen erleben wir angesichts stetig wachsender Anforderungen an psychiatrisch Tätige und angesichts der vielerorts erlebten personellen Umbrüche oft Handlungsunsicherheiten, Mangel an Eigenverantwortung oder teaminterne Differenzen. Ohne die Möglichkeit, Verantwortung zu übernehmen, haben Mitarbeitende weniger Gelegenheit, neue Fähigkeiten zu entwickeln und beruflich zu wachsen.

Das vorliegende Buch setzt genau hier an und liefert Handlungskonzepte zu zentralen Behandlungselementen für akutpsychiatrische Teams. Wir empfehlen, diese im Team zu diskutieren, und wir sind zuversichtlich, dass viele der Ideen gerne aufgegriffen werden. Viele Praktiker dürften jubeln über die praxisnahe und plastische Darstellung professionsübergreifender psychotherapeutischer Interventionen und Strategien, Praxistipps und Beispiele. Es ist stimmig (und im Übrigen international auch selbstverständlich), dass Pflegefachpersonen in psychotherapeutisch wirksame Verfahren gleichberechtigt eingebunden sind. Die Patientinnen und Patienten dürften die gemeinsam umgesetzten Konzepte als stützend erleben, die Teams als identitätsstiftend und förderlich für die Zusammenarbeit.

Im Interesse der akut krisenhaften Patientinnen und Patienten wie auch der oft herausgeforderten Teams wünschen wir dem Buch eine breite Leserschaft.

Dorothea Sauter
Präsidentin Deutsche Fachgesellschaft Psychiatrische Pflege, Leiterin Pflegeentwicklung, LWL-Klinik Münster

Uwe Kropp
Pflegedirektor, Evangelisches Krankenhaus Königin Elisabeth Herzberge gGmbH, Berlin

Inhalt

Übersicht der Materialien 12

Wir brauchen dieses Buch! Eine Einleitung 14
Ziele des Buches 14
Der gute Grund für eine praktikable Psychotherapie für »psychiatrische« Patientinnen 14
Für wen ist das Buch relevant? 16
Institutionelle Psychotherapieausbildung der einzelnen Berufsgruppen 17
Einsatzorte der modularen Psychotherapie-Basics für die Psychiatrie 17

Danksagung 18

HAUPTTEIL

1 Verhalten im Team und als Team 21
1.1 Materialien 21
1.2 Haltung im Team untereinander 21
1.2.1 Umgang mit den verschiedenen Professionen 22
1.2.2 Grundlegende Haltung im Team 22
1.2.3 Umgang mit Fehlern 23
1.2.4 Einbringen eigener Ressourcen ins Team 24
1.2.5 Vereinbarungen im Team 25
1.2.6 Integration von nicht ständig anwesenden Therapeuten ins Team 25
1.3 Haltung als Team gegenüber Patientinnen 26
1.3.1 Haltung als Team 26
1.3.2 Haltung als Team ***und*** Schaffen einer therapeutischen Umgebung 27
1.3.3 Struktur und Organisation der Station 29
1.4 Schwierige Situationen 35
1.4.1 Konflikte im Team 35
1.4.2 No-Go-Regel wird gebrochen, aber Patientin ist akut suizidal 36

2 Verhalten als Therapeutin 51
2.1 Materialien 51
2.2 Haltung als Therapeutin 51
2.2.1 Reflexion der eigenen Rolle – für sich selbst und im Team 51
2.2.2 Haltung früh transparent machen 51
2.2.3 Kommunikation im therapeutischen Prozess 52
2.3 Die therapeutische Arbeitsbeziehung 53
2.3.1 Rechtlichen Rahmen kennen und beachten 53
2.3.2 Aufbau der Therapiebeziehung 54
2.4 Schwierige Situationen 60
2.4.1 Konflikte mit Patientinnen 60
2.4.2 Patientin möchte von einer Kollegin weiterbehandelt werden 61
2.4.3 Patientin fragt viel Privates, möchte mit der Therapeutin auf eine private Ebene kommen 61
2.4.4 Patientin ist dissozial 62

3 Kontingenzmanagement 68
3.1 Indikation 68
3.2 Ziele 68
3.3 Materialien 68
3.4 Wichtig vorab 68

3.5 Allgemeine Einführung ... 69
3.6 Umsetzung im psychiatrischen Setting ... 72
3.6.1 Allgemein: Schaffen der therapeutischen Umgebung ... 72
3.6.2 Im Einzelfall: Verstärkung anhand Kontingenz- und Stufenplänen ... 74
3.7 Schwierige Situationen ... 80
3.7.1 Patientin will Klinik nicht verlassen ... 80
3.7.2 Patientin ist dissozial ... 81

4 Grundlegendes Arbeiten mit der Patientin ... 88
4.1 Ablauf einer Behandlung ... 88
4.1.1 Materialien ... 88
4.1.2 Elektive Behandlung oder: Behandlung mit therapeutischem Ziel ... 88
4.1.3 Krisenintervention ... 89
4.2 Ablauf einer Stunde ... 93
4.2.1 Indikation ... 93
4.2.2 Ziele ... 93
4.2.3 Haltung als Therapeutin ... 93
4.2.4 Materialien ... 93
4.2.5 Wichtig vorab ... 93
4.2.6 Ablauf einer therapeutischen Stunde ... 94
4.2.7 Ablauf eines Kurzkontaktes ... 95
4.2.8 Schwierige Situationen ... 95
4.2.9 Sonstiges ... 96
4.3 Ablauf eines Bezugspflegegesprächs ... 98
4.3.1 Indikation ... 98
4.3.2 Ziele ... 98
4.3.3 Haltung als Therapeutin ... 98
4.3.4 Materialien ... 98
4.3.5 Wichtig vorab ... 98
4.3.6 Umsetzung ... 99
4.3.7 Leitfaden Bezugspflegegespräche ... 99
4.4 Ressourcenorientierung ... 102
4.4.1 Indikation ... 102
4.4.2 Ziele ... 102
4.4.3 Haltung als Therapeutin ... 102
4.4.4 Materialien ... 102
4.4.5 Wichtig vorab ... 102
4.4.6 Ressourcenorientierung auf Station, in der Gruppe oder im Einzelgespräch ... 103
4.4.7 Nächster Schritt ... 103
4.5 Erstgespräch ... 108
4.5.1 Indikation ... 108
4.5.2 Ziele ... 108
4.5.3 Haltung als Therapeutin ... 108
4.5.4 Materialien ... 108
4.5.5 Wichtig vorab ... 108
4.5.6 Ablauf Erstgespräch ... 109
4.5.7 Nächster Schritt ... 111
4.5.8 Schwierige Situationen ... 111
4.6 Anamnese, inkl. Risikofaktoren wie Suizidalität ... 117
4.6.1 Indikation ... 117
4.6.2 Ziele ... 117
4.6.3 Haltung als Therapeutin ... 117
4.6.4 Materialien ... 117
4.6.5 Wichtig vorab ... 117
4.6.6 Ablauf der Anamnese ... 118
4.6.7 Nächster Schritt ... 118
4.6.8 Schwierige Situationen ... 119

4.6.9 Sonstiges ... 120
4.7 Einbezug von Angehörigen ... 135
4.7.1 Indikation ... 135
4.7.2 Ziele ... 135
4.7.3 Haltung als Therapeutin ... 135
4.7.4 Materialien ... 135
4.7.5 Wichtig vorab ... 135
4.7.6 Ablauf Angehörigengespräche ... 136
4.7.7 Nächster Schritt ... 137
4.7.8 Schwierige Situationen ... 138
4.7.9 Sonstiges ... 139
4.8 Motivationale Klärung ... 143
4.8.1 Indikation ... 143
4.8.2 Ziele ... 143
4.8.3 Haltung als Therapeutin ... 143
4.8.4 Materialien ... 143
4.8.5 Wichtig vorab ... 143
4.8.6 Ablauf vom Analysieren einer motivationalen Lage ... 144
4.8.7 Nächster Schritt ... 146
4.8.8 Schwierige Situationen ... 146
4.9 Problemerhebung ... 148
4.9.1 Indikation ... 148
4.9.2 Ziele ... 148
4.9.3 Haltung als Therapeutin ... 148
4.9.4 Materialien ... 148
4.9.5 Wichtig vorab ... 148
4.9.6 Ablauf der Problemerhebung ... 149
4.9.7 Nächster Schritt ... 149
4.9.8 Schwierige Situationen ... 149
4.9.9 Sonstiges ... 150
4.10 Erstellen eines Störungsmodells ... 152
4.10.1 Indikation ... 152
4.10.2 Ziele ... 152
4.10.3 Haltung als Therapeutin ... 152
4.10.4 Materialien ... 152
4.10.5 Wichtig vorab ... 152
4.10.6 Ablauf der Erarbeitung des Störungsmodells ... 153
4.10.7 Nächster Schritt ... 153
4.10.8 Schwierige Situationen ... 154
4.11 Wertearbeit ... 160
4.11.1 Indikation ... 160
4.11.2 Ziele ... 160
4.11.3 Haltung als Therapeutin ... 160
4.11.4 Materialien ... 160
4.11.5 Wichtig vorab ... 160
4.11.6 Ablauf der Wertearbeit ... 161
4.12 Zielformulierung ... 166
4.12.1 Indikation ... 166
4.12.2 Ziele ... 166
4.12.3 Haltung als Therapeutin ... 166
4.12.4 Materialien ... 166
4.12.5 Wichtig vorab ... 166
4.12.6 Ablauf der Zielvereinbarung ... 167
4.12.7 Nächster Schritt ... 168
4.12.8 Schwierige Situationen ... 168
4.12.9 Sonstiges ... 169
4.13 Rückfallprophylaxe ... 173

4.13.1 Indikation ... 173
4.13.2 Ziele ... 173
4.13.3 Haltung als Therapeutin ... 173
4.13.4 Materialien ... 173
4.13.5 Wichtig vorab ... 173
4.13.6 Ablauf der Rückfallprophylaxe ... 174
4.13.7 Nächster Schritt ... 174
4.13.8 Schwierige Situationen ... 174
4.14 Entlassung ... 182
4.14.1 Indikation ... 182
4.14.2 Ziele ... 182
4.14.3 Haltung als Therapeutin ... 182
4.14.4 Materialien ... 182
4.14.5 Wichtig vorab ... 182
4.14.6 Ablauf Verabschiedung ... 182
4.14.7 Ablauf des Entlassgesprächs ... 184
4.14.8 Nächster Schritt ... 185
4.14.9 Schwierige Situationen ... 185
4.15 Nachsorgegespräch ... 191
4.15.1 Indikation ... 191
4.15.2 Ziele ... 191
4.15.3 Haltung als Therapeutin ... 191
4.15.4 Wichtig vorab ... 191
4.15.5 Ablauf des Nachsorgegesprächs ... 191
4.15.6 Nächster Schritt ... 191
4.15.7 Schwierige Situationen ... 192

5 Gesprächstechniken ... 193
5.1 Grundlegendes ... 193
5.1.1 Zur Anwendung ... 193
5.1.2 Grundlegende Techniken ... 193
5.2 Validieren ... 197
5.2.1 Ziele ... 197
5.2.2 Haltung als Therapeutin ... 197
5.2.3 Materialien ... 197
5.2.4 Wichtig vorab ... 197
5.2.5 Umsetzung ... 198
5.2.6 Phase der Therapie ... 200
5.2.7 Schwierige Situationen ... 200
5.2.8 Sonstiges ... 200
5.3 Commitmentstrategien ... 202
5.3.1 Ziele ... 202
5.3.2 Phase der Therapie ... 202
5.3.3 Haltung als Therapeutin ... 202
5.3.4 Materialien ... 202
5.3.5 Wichtig vorab ... 202
5.3.6 Umsetzung ... 203
5.3.7 Schwierige Situationen ... 205
5.4 Motivierende Gesprächsführung ... 207
5.4.1 Ziele ... 207
5.4.2 Phase der Therapie ... 207
5.4.3 Haltung als Therapeutin ... 207
5.4.4 Wichtig vorab ... 207
5.4.5 Umsetzung ... 208
5.4.6 Schwierige Situationen ... 211
5.4.7 Sonstiges ... 211
5.5 Rückmeldungen an die Patientin ... 211

5.5.1 Ziele ... 211
5.5.2 Phase der Therapie ... 212
5.5.3 Haltung als Therapeutin ... 212
5.5.4 Wichtig vorab ... 212
5.5.5 Umsetzung ... 212
5.5.6 Schwierige Situationen ... 214
5.5.7 Sonstiges ... 214
5.6 Konfrontieren der Patientin ... 215
5.6.1 Ziele ... 215
5.6.2 Phase der Therapie ... 215
5.6.3 Haltung als Therapeutin ... 215
5.6.4 Wichtig vorab ... 215
5.6.5 Umsetzung ... 215
5.6.6 Schwierige Situationen ... 219
5.6.7 Sonstiges ... 219

Wie geht es weiter? ... 220

ANHANG

Literatur ... 223

Glossar ... 225

Stichwortverzeichnis ... 228

Übersicht der Materialien

IB = Infoblatt
AB = Arbeitsblatt
CL = Checkliste

(T) = für Therapeutinnen
(P) = für Patientinnen

Kapitel 1
IB »Teamvereinbarungen« (T)
IB »Hüterin der Dialektik und Hüterin der Zeit« (T)
AB »Dialektische Wippe« (T)
AB »No-Go-Regeln« (T)
AB »Entscheidungsbäume« (T)
AB »Vorgehen Funktionale Problemanalyse« (T)
CL »Übergabe« (T)
AB »Logbuch« (P)
CL »Visite« (T)
CL »Morgenrunde« (T)
CL »Wochenendplanung« (T)

Kapitel 2
AB »Arbeitsbeziehung vs. Freundschaftsbeziehung« (P)
CL »Reflexion therapeutische Haltung« (T)
CL »Reflexion Therapeutischer Prozess« (T)
AB »Mensch der Verantwortung« (P)
IB »Kanfers 11 Gesetze der Selbstmanagement-Therapie« (T)

Kapitel 3
IB »Verhaltensanalyse« (P)
AB »Verhaltensanalyse« (P)
AB »Zielanalyse« (P)
IB »Verstärkerplan« (T)
AB »Verstärkerplan« (T)

Kapitel 4
Kapitel 4.1
CL »Ablauf elektive Behandlung« (T)
CL »Ablauf Krisenintervention« (T)

Kapitel 4.2
CL »Ablauf einer Stunde« (T)

Kapitel 4.3
IB »Leitfaden für Bezugspflegegespräche« (online) (T)

Kapitel 4.4
CL »Hilfreiche Fragen zum Erheben von Ressourcen« (T)
AB »Ressourcenkoffer« (P)
AB »Ressourcen-Tagebuch« (P)
AB »Warmer Rücken« (T)

Kapitel 4.5
AB »Fokussierung vor dem Gespräch« (T)
IB »Meine Lebenslinie«
AB »Meine Lebenslinie«

Kapitel 4.6
CL »Anamnese« (T)
CL »Suizidalität für Anamnese« (T)
IB »Vorgehen bei (Verdacht auf) Suizidalität« (T)
CL »Psychopathologischer Befund« (T)
AB »Anamnesebogen« (P)
AB »Entschluss fürs Leben« (P)
AB »Non-Suizid-Vertrag« (P)

Kapitel 4.7
IB »Feedbackregeln« (P)
CL »Ablauf eines Angehörigengesprächs« (T)
IB »Erheben einer Fremdanamnese« (T)

Kapitel 4.8
AB »Meine Motivation für die Therapie« (P)

Kapitel 4.9
AB »Problemkuchen« (P)

Kapitel 4.10
IB »Vulnerabilitäts-Stress-Modell« (P)
AB »Meine Erkrankung, woher kommt es?« (P)
AB »Der gute Grund für mein Problemverhalten« (P)
AB »Behandlungsplanung anhand Funktions- und Bedingungsmodell« (T)

Kapitel 4.11
AB »Wichtige Lebensbereiche« (P)
AB »Geburtstagsrede« (P)
AB »Säulen meines stabilen Ichs« (P)

Kapitel 4.12
AB »Problemkuchen« (P; aus Kap. 4.9)
IB »SMARTe Ziele« (P)
AB »SMARTe Ziele« (P)
IB »Vier Wege im Umgang mit einem Problem« (P)

Kapitel 4.13
AB »Erarbeiten von Frühwarnzeichen« (P)
AB »Krisen- und Notfallplan« (P)
AB »Wochenplan« (P)
AB »Gesammelte Strategien« (P)
AB »Ziele nach Entlassung« (P)
AB »Ressourcenkoffer« (P; aus Kap. 4.4)
AB »To-Do-Liste nach Entlassung« (P)

Kapitel 4.14
AB »Postkarte zur Verabschiedung« (T)
AB »Baum der Hoffnung« (P)
CL »Entlassung« (T)
CL »Entlassung gegen ärztlichen Rat« (T)

Kapitel 4.15
–

Kapitel 5
Kapitel 5.1
IB »Überblick grundlegender Gesprächstechniken in der Psychiatrie« (T)

Kapitel 5.2
IB »Übersicht Validierungsstrategien« (T)

Kapitel 5.3
AB »Pro und Pro« (P)

Kapitel 5.4
–

Kapitel 5.5
–

Kapitel 5.6
–

Wir brauchen dieses Buch! Eine Einleitung

Ziele des Buches

Dieses Buch widmet sich der Behandlung von Patientinnen in der Psychiatrie. Es stellt Basismodule (→ Abb. 0-1) für die Psychotherapie von psychiatrischen Patienten zur Verfügung. »Psychiatrisch« bedeutet hier: Es geht nicht nur um die Behandlung von primär psychotherapiemotivierten und -fähigen Patienten. Es geht explizit auch um die nichtmotivierten, oft komorbiden, »psychisch schwerkranken« (Delespaul 2013; Franz 2019; Franz & Franz 2022) Menschen mit weniger hohem Funktionsniveau, eingeschlossen auch diejenigen mit herausforderndem Verhalten, inklusive die als »Systemsprengerin« oder – freundlicher – als »Systemprüferin« (Längle 2024) bezeichnet werden. Für eine angemessene Behandlung dieser Patienten braucht man Teams, die in psychiatrischen Kontexten diese Patienten behandeln. Sie werden mit den vorliegenden Psychotherapie-Basics grundlegend in die Lage versetzt, »typische« psychiatrische Patienten, von der einfachen Belastungsstörung bis zu komplexen, herausfordernden Fällen mit ihren Komorbiditäten und Funktionsstörungen von Anfang an, d. h. auch schon in der Krise, multiprofessionell mit psychotherapeutischen Mitteln zu behandeln, in einen sinnvollen Behandlungsplan zu integrieren, der in eine erfolgreiche störungsbezogene elektive Behandlung oder ganz zur Entlassung in ambulante Behandlung führt. Das Buch gibt einen psychotherapeutischen Basis-Leitfaden und Werkzeugkasten an die Hand, wie sich eine therapeutische Umgebung herbeiführen lässt, die sich an evidenzbasierten Regeln von Lernen und Verhalten orientiert, zielführendes Verhalten verstärkt, dysfunktionales Verhalten abschwächt und den Patienten die Kompetenzen vermittelt, die sie brauchen, um außerhalb der Psychiatrie leben und ambulante Behandlung nutzen zu können. Aufbauend auf der Umsetzung dieses Basis-Werkzeugkastens können bei Bedarf spezielle oder störungsspezifische Therapieformen leicht(er) eingeführt werden, weil sie auf ein psychotherapeutisch denkendes und geschultes Team treffen, das eine gemeinsame psychotherapeutische Betriebssprache spricht (Franz 2019; Lucke et al. 2020).

Der gute Grund für eine praktikable Psychotherapie für »psychiatrische« Patientinnen

Psychotherapie ist ein bedeutsamer, bei manchen Störungen ausschließlich wirksamer, Bestandteil leitliniengerechter Behandlung von Patienten in der Psychiatrie. In der Breite der psychiatrischen Versorgungs*praxis* haben traditionelle Psychotherapieverfahren jedoch bisher keine systematische Umsetzung gefunden. Störungsspezifische Verfahren der »dritten Welle der Verhaltenstherapie«, wie Dialektisch Behaviorale Therapie (DBT), Cognitive Behavioral Analysis System of Psychotherapy (CBASP), Akzeptanz- und Commitmenttherapie (ACT) u. a., konnten sich zumindest in einem Teil psychiatrischer Kliniken in Form entsprechend störungsbezogener, meist elektiver, Psychotherapieeinheiten etablieren. Sie ebneten insofern den Weg für mehr Psychotherapie in der Psychiatrie und stellten für monosymptomatische psychische Störungen mit intensiver Symptomausprägung einen wirklichen Fortschritt dar (vgl. Bohus 2020). Dieser Weg ist an zwei Grenzen gestoßen: Zum einen haben sie relativ hohe Zugangsvoraussetzungen wie z. B. Motivation, Verständnis und Interesse für eine Psychotherapie, hinreichendes Durchhaltevermögen, keine Suizidalität, die eine große Anzahl psychiatrischer Patienten nicht aufweisen. Sie kommen auch häufig in der Krise, ohne primäre Motivation für eine Therapie, zudem erfüllen sie mindestens zur Hälfte die Kriterien einer schweren psychischen Erkrankung (s. o.) mit entsprechendem Funktionsniveau. Zum anderen weisen psychiatrische Patienten extrem häufig behandlungsbedürftige Komorbiditäten auf, bei denen störungsspezifische Programme an ihre Grenzen stoßen. Die folgenden Daten verdeutlichen die Dimension: Am Beispiel der stationären Versorgung wurden alle 20 252 stationären Behandlungsfälle eines Jahres aus neun psychiatrisch-psychotherapeutischen Krankenhäusern eines Bundeslandes störungsbezogenen Fallgruppen im Hinblick auf ihre erfolgten fachlich-inhaltlichen Inter-

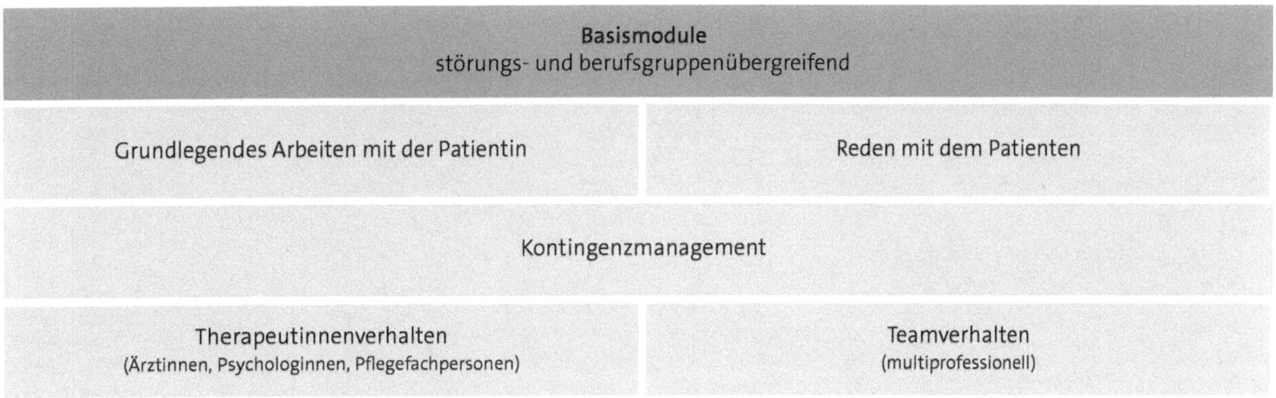

Abb. 0-1: Basismodule zum Erlernen und Umsetzen für Mitarbeiterinnen aller Berufsgruppen. Die einzelnen Module untergliedern sich in weitere Kapitel

ventionen zugeordnet (Franz et al. 2020). Deren Komorbiditäten, die (mit)behandelt, dokumentiert und abgerechnet wurden, zeigt →Abb. 0-2 (Franz et al. 2020). Lediglich 13 % aller Fälle hatten keinen weiteren, über die Hauptdiagnose hinausgehenden therapeutischen Behandlungsbedarf. Der Median lag bei drei Nebendiagnosen, die Hälfte der Behandlungsfälle hatte zwischen einer und fünf, etwa 10 % der Fälle hatten mindestens sieben Nebendiagnosen, die therapeutische Interventionen erforderten.

Somit wird klar, dass Psychiatrie *das* Behandlungssetting von Patienten mit Komorbiditäten und Funktionsstörungen ist. Störungsbezogene elektive Programme helfen bei diesen nicht weiter, störungsspezifische Behandlungen zeigen bei komorbiden Patientinnen einen schlechteren response (Riper et al. 2014). Es fehlt bisher eine praktikable Psychotherapie, die wie oben ausgeführt, die Krisenintervention und akute Notfallbehandlung, Postakutbehandlung einschließlich einer störungsbezogenen elektiven Psychotherapie oder Entlassung in einem durchgängigen Behandlungsplan umfasst.

Jedes Teammitglied bringt im herkömmlichen traditionellen Setting der Psychiatrie notgedrungen seine eigene Ausbildung, Sichtweise, Erfahrung ein. Ergebnis sind oft zeitraubende Aushandlungsprozesse, manchmal anstrengend oder demotivierend. Psychiatrischen Teams fehlt das gemeinsame Konzept mit gemeinsamen Modulen. Auch bei der Implementation einzelner störungsspezifischen Verfahren (wie CBASP, ACT, DBT etc.) in die Psychiatrie zeigt sich ein Haupthindernis darin, dass psychiatrischen Teams die Basics psychotherapeutischen Arbeitens in der Psychiatrie fehlen.

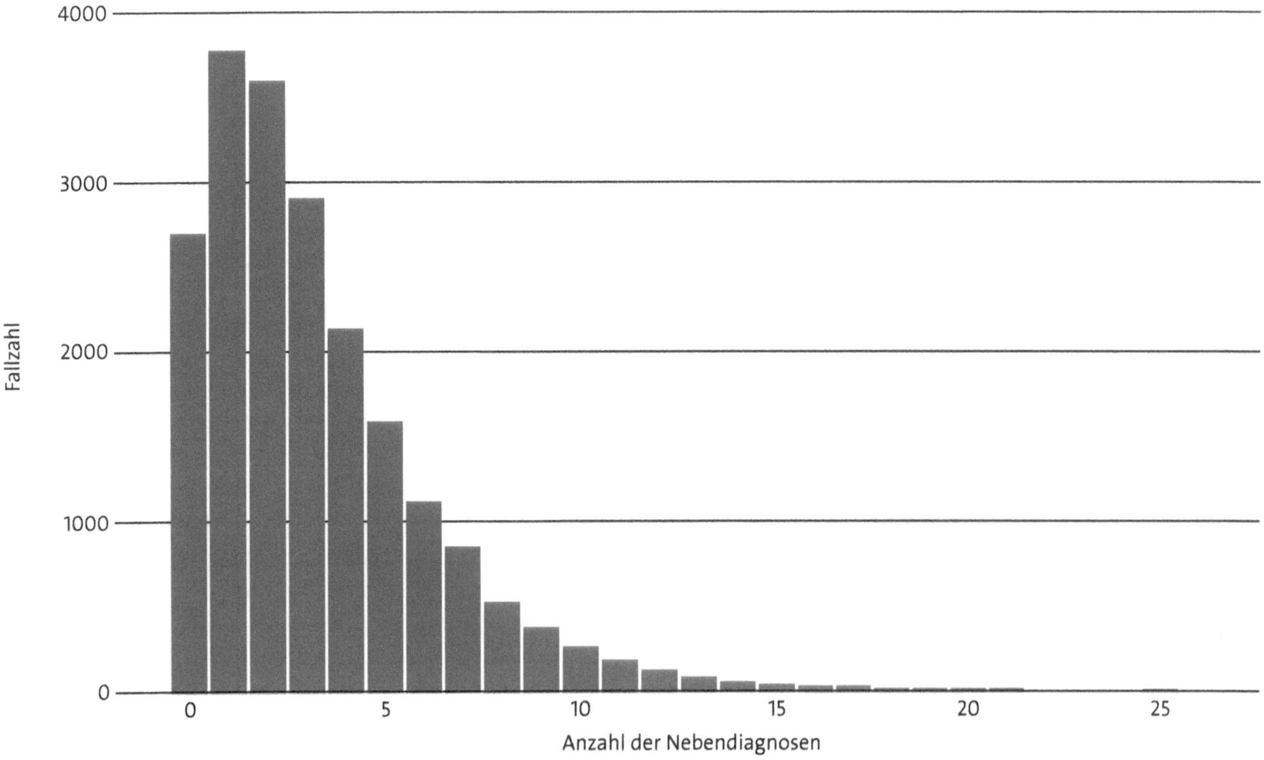

Abb. 0-2: Häufigkeit von Fällen mit unterschiedlicher Anzahl therapeutischer Interventionen pro Fall, N = 20 252 (Franz et al. 2020)

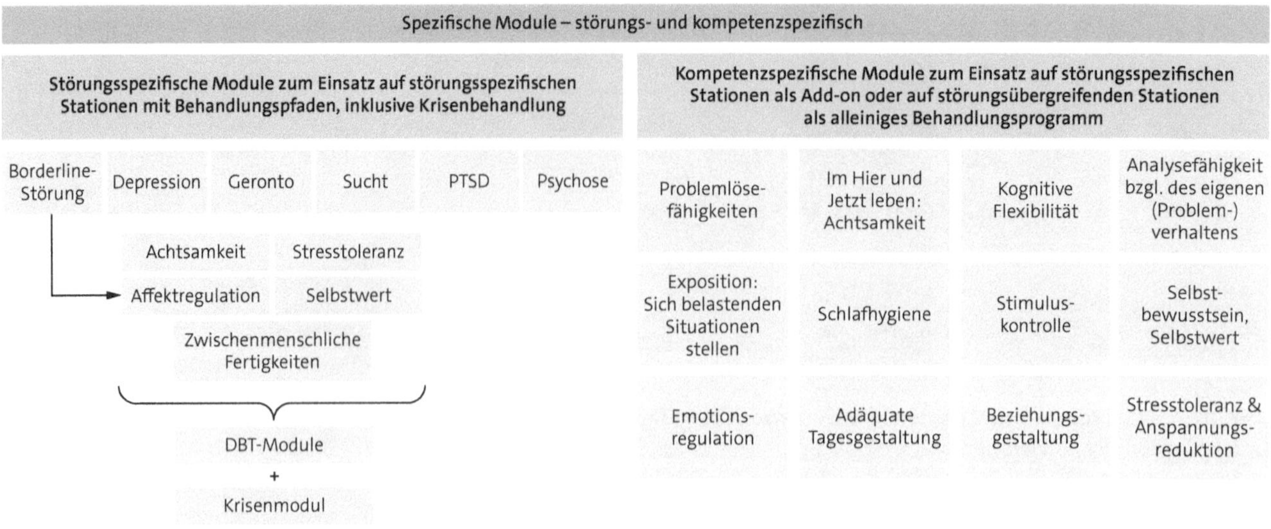

Abb. 0-3: Störungsspezifische Module zur Behandlung verschiedener Diagnosen bei Patientinnen von der Krisenbehandlung bis zur elektiven Therapie der jeweiligen Störung (am Beispiel der Borderline-Störung) sowie kompetenzspezifische Module, aus denen Patientinnen ein individuelles Behandlungsprogramm zusammengestellt bekommen nach vorheriger Diagnostik (Franz & Franz 2022 in Herpertz & Schramm 2022)

Wegen dieser »Lücke« haben wir den vorliegenden pragmatischen Ansatz einer modularen Psychotherapie für die Psychiatrie auf verhaltenstherapeutischen Grundlagen erarbeitet. Einen solchen Werkzeugkasten legen wir in zwei Schritten vor. Dieses Buch ist der erste in Form von störungsübergreifenden und berufsgruppenübergreifenden Basismodulen für das psychiatrisch-psychotherapeutische Arbeiten (→ Abb. 0-1). In einem weiteren Buch (Franz & Franz, im Druck) werden aufbauende, störungsspezifische und kompetenzorientierte Module dargestellt – psychotherapeutisches Handwerkszeug, um die erhobenen Probleme und abgeleiteten therapeutischen Ziele in der Behandlung mit der Patientin in Einzelsitzungen und Gruppentherapien anzugehen (→ Abb. 0-3).

Für wen ist das Buch relevant?

Es wird ein praktikables, verständliches, anwendungsorientiertes Basisbetriebssystem von Psychotherapie für die Psychiatrie vorgestellt, das für Ärztinnen und Pflegefachpersonen erlern- und umsetzbar ist und Psychologinnen Einstieg und Arbeit in psychiatrische Kontexte erleichtert. Auch Sozialarbeiterinnen und Ergo- und Physiotherapeutinnen brauchen psychotherapeutisches Wissen und werden von einer psychotherapeutischen Basissprache der Psychiatrie unbedingt profitieren, v. a. wenn sie in die Teams integriert arbeiten.

Einige Teile sind für psychiatrische Teams und angehende Therapeutinnen wichtig, andere unerlässlich. Aus der Erfahrung der Autoren gehören zu Letzterem beispielsweise der richtige, gezielte und bewusste Einsatz von Verstärkern (→ Kap. 3) für alle Professionen, sowohl in der Einzeltherapie als auch und gerade im Team. Viele von uns kennen Patientinnen, bei denen sich bereits in der Adoleszenz herausforderndes Verhalten zeigte und die über multiple Kliniksaufenthalte und -wiederaufnahmen hinweg ein immer dysfunktionaleres Verhalten entwickelten, was, trotz höchster Mühe und Einsatz aller Beteiligten, nicht selten Ergebnis unbemerkter intermittierender Verstärkung dysfunktionalen Verhaltens darstellt. Auch in der Arbeit mit schwer traumatisierten, emotional instabilen oder sehr psychotischen Patienten sowie in der Gerontopsychiatrie spielt das Beherrschen eines guten Kontingenzmanagements für alle Beteiligten eine zentrale Rolle. In der Psychiatrie ist es wichtig, dass allen Beteiligten klar ist, welchen Schaden man mit einem ungezielten Einsatz von Verstärkern anrichten kann. Was nützt es, wenn man die »richtigen« Medikamente, aber »falsch« verstärkt hat? Wir gehen davon aus, dass wir mit einem guten, früh einsetzenden Kontingenzmanagement bei vielen Patienten pharmakologische Ansätze der Reduktion dysfunktionalen Verhaltens verringern oder sogar überflüssig machen können. Unerlässlich erscheint auch, dass der Behandlungsplanung in der Psychiatrie eine funktionale Problemanalyse vorausgeht. Die Frage »woher kommt es« hat die psychiatrische Psychotherapie in den letzten 150 Jahren in gewissen Grenzen weitergebracht. In moderner psychiatrischer Behandlungsplanung ist die Frage »warum bleibt es« zu beantworten – aus den aufrechterhaltenden Faktoren von dysfunktionalem Verhalten leiten sich psychotherapeutisch wirksame Maßnahmen für eine Verhaltensänderung ab.

Die vorgestellten Strategien und Interventionen beziehen sich auf alle Patienten und alle Therapiestadien. Allerdings nehmen herausfordernde Patienten und Situationen einen besonderen Raum ein, was dazu führen könnte, dass dies proportional mehr erscheint, als ihrer Anzahl entspricht. Zugleich nehmen auch in der Versorgungsrealität herausfordernde, nicht entlassbare Patientinnen im Vergleich zu den restlichen Patientinnen einen großen Ressourcenraum ein, während sie in den klassischen Psychotherapieausbildungen eher zu kurz kommen – auch deswegen wird darauf öfter gesondert eingegangen.

Institutionelle Psychotherapieausbildung der einzelnen Berufsgruppen

Eine vertiefte Psychotherapieausbildung von angehenden *Fachärzten* zusätzlich zu den Ausbildungscurricula innerhalb ihrer jeweiligen Facharztausbildung wurde vielerorts gefordert (vgl. Bohus 2020; Heßler-Kaufmann & Fiedler 2019) und findet i. d. R. an Psychotherapie-Instituten statt. Diese bieten in erster Linie verfahrensgebundene Psychotherapie an, wie z. B. Verhaltenstherapie oder psychodynamische Psychotherapie/Psychoanalyse. Der Transfer dieser Lerninhalte in die reale psychiatrische Praxis ist aus vielen Gründen erfahrungsgemäß äußerst schwierig. Besonders bedeutsam ist diese Lücke im Bereich der psychiatrischen Krisenintervention. Genau in dieser liegt jedoch auch ein besonderer Schwerpunkt der Psychiatrie, gerade hier kann sogar ein Alleinstellungsmerkmal des Faches im Bereich Psychotherapie gesehen werden (vgl. Bohus 2020). Die Psychotherapieausbildung von Ärzten kann daher, trotz vieler Verbesserungen in der neuen Weiterbildungsordnung zum Facharzt für Psychiatrie und Psychotherapie, durch das Erlernen der anwendungsorientierten verhaltenstherapeutischen Praxis dieses Buches deutlich verbessert werden, da sie diese sofort im Patientenkontakt umsetzen können und insbesondere auch für die Krisenintervention ein praktikables Rüstzeug zur Verfügung gestellt bekommen. Auch wenn sie sich nicht für eine zusätzliche Institutsausbildung entscheiden, werden ärztliche Anfänger in der Psychiatrie durch die Basismodule direkt an die notwendigen Basics psychotherapeutischen Arbeitens herangeführt. Sollten sie sich für weiterführende Ausbildungen in störungsspezifischen Verfahren entscheiden, wird ihr Einstieg in diese wesentlich erleichtert.

Auch *Psychologen*, die eine Hochschul-Psychotherapieausbildung mitbringen, fällt es manchmal schwer, ihr im ambulanten Setting gewonnenes Wissen auf psychiatrische Patienten im akutpsychiatrischen Bereich zu übertragen und in psychiatrischen Teams zu arbeiten. Das Buch wird ihnen den Zugang erleichtern, u. a. wegen der Inhalte über Teamverhalten, Krisenintervention, schwierige Situationen und herausfordernde Patienten.

Im Gegensatz zu Psychologinnen und Ärztinnen ist die Anwendung psychotherapeutischer Interventionen durch *Pflegefachpersonen* in Deutschland (noch) nicht regelhaft üblich, noch immer stehen originär pflegerische und administrative Aufgaben im Vordergrund, während sie in den USA und Großbritannien seit Jahren zunehmend psychotherapeutische, durch v. a. verhaltenstherapeutische Ausbildungen unterstützt, Leistungen übernehmen (Wabnitz et al. 2019). In unserer eigenen Praxis erleben wir, dass Pflegefachpersonen weitgehend und erfolgreich in Einzel- und Gruppeninterventionen eingebunden werden können (Franz & Franz 2022), was die Entwicklung dieses Buches mit inspiriert hat. Es kann Pflegefachpersonen an psychotherapeutisches Arbeiten heranführen und seinen Einsatz »auf Augenhöhe« in der im Buch vorgegebenen Teamarbeit üben. Immer wieder geben Pflegefachpersonen Input, Rückmeldung und Inspiration, haben einen anderen »Draht« zu Patientinnen, weil sie 24/7 mit ihnen arbeiten und sie erleben. Ein eigenständiges rein pflegerisches Psychotherapiecurriculum kann gerade bei seinem Einsatz in multiprofessionellen Teams (collaborative care, vgl. Wabnitz et al. 2019) der Psychiatrie durch unseren Ansatz des »Basiswissens für alle« praktisch, sinnvoll und niederschwellig unterstützt werden.

Einsatzorte der modularen Psychotherapie-Basics für die Psychiatrie

Es macht für die vorgestellten psychotherapeutischen Basismodule keinen Unterschied, *wo* ein solches Team seine Arbeit tut – 24/7 oder nur tagsüber in einem Klinikgebäude, täglich Patientinnen zuhause aufsuchend (home treatment), ambulant oder ob es rein digital mit ihnen kommuniziert. Auch für Mitarbeiterinnen in Beratungsstellen bieten die vorgestellten Basics einen roten Faden für Beratungsgespräche. Grundprinzipien der Psychotherapie und verwendete Module sind gleich, das Setting reflektiert lediglich Selbstständigkeit und Hilfebedarf der Betroffenen. Da stationäre Teamarbeit (noch) die häufigste in Deutschland ist, und weil hier die herausforderndsten Patienten zu finden sind, wird sie meist beispielhaft herangezogen, die anderen Settings sind immer mitgemeint. Ziel ist, ein möglichst personenzentriertes, personalisiertes Vorgehen in allen verfügbaren Behandlungssektoren zu unterstützen, indem die hier vorgestellten psychotherapeutischen Basismodule von allen Beteiligten angewendet werden.

Danksagung

An der Inspiration zu diesem Buch haben eine Vielzahl von Menschen auf unterschiedliche Art einen Anteil, denen unser Dank gilt: Wir danken den multiprofessionellen Teams der verschiedenen psychiatrischen Kliniken, in denen wir schon tätig waren, für die grundlegenden Erfahrungen, die ein solches Buch inspiriert haben. Besonders gilt Dank den multiprofessionellen Teams der Vitos Klinik für Psychiatrie und Psychotherapie Gießen und Marburg für ihre Bereitschaft, sich auf mehr Psychotherapie in der Psychiatrie einzulassen und mit uns gemeinsam auf diesem Weg, geduldig und anstrengungsbereit, wichtige Erfahrungen bei der Umsetzung zu sammeln, was uns nochmal darin bestärkt hat, ein solches Buch zu schreiben. Weiter danken wir dem Vitos Konzern, für seine Rückendeckung, dass eine psychiatrische Klinik sich so intensiv mit Psychotherapie befassen kann, diese in Behandlungspfaden und Ansätzen modularer Psychotherapie vorantreiben zu dürfen und die Bereitschaft, die praktische Umsetzung in der Erwachsenenpsychiatrie zu unterstützen. Insbesondere danken wir hier Herrn Reinhard Belling als Vorsitzendem Konzerngeschäftsführer für sein umfassendes Vertrauen, sein grundsätzliches, bemerkenswertes und kontinuierliches Interesse und Verständnis für fachlich-inhaltliche Herausforderungen der Psychiatrie in Verbindung mit ihrer Refinanzierung und Zukunftssicherung, seine Unterstützung an der Umsetzung der Ideen der modularen Psychotherapie in der Psychiatrie sowie seine wertvollen Impulse in angeregten Diskussionen. Weiter danken wir Max Heuchert als Geschäftsführer des Vitos Klinikums Gießen für seine tatkräftige Unterstützung bei dem Umsetzungsprozess.

Wir danken den Oberärztinnen und Oberärzten der Erwachsenenpsychiatrie von Vitos Gießen, allen voran Frank Dannhoff, sowie der Pflegedirektorin Olga Oestreich und dem Team der Ärztlichen Direktion für deren Anstrengungsbereitschaft, den Weg einer so umfassenden Implementation mitzugehen zu wollen.

Insbesondere danken wir Emanuela Macchia für ihre wertvolle Mitarbeit an dem Buch, indem sie immer wieder die Perspektive der Pflege eingebracht hat.

Martin Bohus danken wir für seine anregenden Workshops, Supervisionen und Feedbacks zu Beginn unserer Vorarbeiten und nicht zuletzt für seine brillante Didaktik und den Verdienst, der DBT den Weg in den deutschsprachigen Raum und in die Psychiatrie (und so auch zu uns) gebahnt zu haben.

Wir danken Andreas Meyer-Lindenberg, Dorothee Sauter und Uwe Kropp für die Unterstützung unseres Werkes in Form eines Geleitwortes sowie Ulrike Albrecht vom Schattauer-Verlag für die flexible Betreuung unserer Schreibarbeiten.

Ein besonderer Dank gilt unseren Patientinnen und Patienten, durch deren Input, Kritik, angeregte Diskussionen wir unsere Vorstellung einer angemessenen und effektiven Psychotherapie in der Psychiatrie stetig weiterentwickeln und für die Versorgung optimieren können.

Last but not least danken wir Beate und Friedhelm Lucke, ohne deren vielfachen Einsatz im »Rücken freihalten« das Buch nicht in dieser Zeit hätte existieren können.

Gießen, Juli 2024
Sara und Michael Franz

Hauptteil

1 Verhalten im Team und als Team

Wenn mehrere Menschen zusammenkommen und gemeinsam arbeiten, braucht es zwangsläufig Vereinbarungen, vor allem, wenn zusätzlich die Arbeit im Schichtdienst geleistet wird (→ Kap. 1.2). Eine besondere Herausforderung ist es, wenn diese Gruppe als Hauptauftrag hat, mit weiteren Menschen zusammenzuarbeiten, die sich in psychischen Ausnahme- oder Krisensituationen befinden und es schnell in der Interaktion dynamisch werden kann. Dann braucht es nicht nur Vereinbarungen für den Umgang miteinander, sondern auch Vereinbarungen für den Umgang mit den anvertrauten Menschen, den Patientinnen (→ Kap. 1.3).

In einem multiprofessionellen Team kommen verschiedene Professionen zusammen, die unterschiedliche Dinge mitbringen – was grundsätzlich ein Gewinn für alle Beteiligten, Mitarbeiterinnen wie Patientinnen, ist. Gleichzeitig sind die Ausbildungen der beteiligten Berufsgruppen so verschieden, dass es hilfreich ist, eine gemeinsame Sprache zu entwickeln (→ Einleitung). Am besten nicht nur auf einer Station, sondern als ganze Klinik. Jedes Stationsteam wird seine Individualitäten haben, gerade, wenn die Klinik in störungsspezifische Einheiten unterteilt ist. Es ist ungeheuer hilfreich und von hoher Bedeutung für das Gelingen der Zusammenarbeit und den langfristigen Erhalt von Motivation und Freude an der Arbeit, wenn alle sich einig sind über die Grundzüge einer Behandlung, wie sie hier im Buch vorgestellt werden.

Die Haltungen im Team und als Team sind teilweise an die Dialektisch Behaviorale Therapie (DBT) angelehnt, da sie explizit ein Verfahren darstellt, das für die Arbeit in Teams entwickelt wurde und sich in der Praxis bewährt hat. In diesem Buch werden Aspekte der DBT dargestellt, die sich in der Psychiatrie als äußerst wertvoll in der Arbeit im Team und mit Patientinnen herausgestellt haben. Für eine ausführliche Beschreibung der DBT wird auf die Originalliteratur (v. a. Bohus 2019; Bohus & Wolf-Arehult 2013; Stiglmayr & Gunia 2017; Linehan 1996) sowie auf den Dachverband DDBT (Dachverband Dialektisch Behaviorale Therapie e. V.) verwiesen, auf dessen Homepage u. a. zahlreiche Informationen zu Aus- und Fortbildungskursen in DBT zu finden sind (www.dachverband-dbt.de).

1.1 Materialien

- IB »Teamvereinbarungen« (T)
- AB »Hüterin der Dialektik und Hüterin der Zeit« (T)
- AB »Dialektische Wippe« (T)
- AB »No-Go-Regeln« (T)
- AB »Entscheidungsbäume« (T)
- AB »Vorgehen Funktionale Problemanalyse« (T)
- CL »Übergabe« (T)
- AB »Logbuch« (P)
- CL »Visite« (T)
- CL »Morgenrunde« (T)
- CL »Wochenendplanung« (T)

1.2 Haltung im Team untereinander

Moderne Managementexperten wie Fredmund Malik und Peter F. Drucker weisen darauf hin, dass das Miteinander und die Organisation eines Teams das Ziel haben, Schwächen bedeutungslos zu machen und Stärken zum Einsatz zu bringen. Dazu formulieren sie in ihren Schriften verschiedene Regeln, die sich in unseren Teamregeln wiederfinden. Wenn ein Team es nicht schafft, Schwächen bedeutungslos zu machen und Stärken zum Einsatz zu bringen, wozu braucht man es dann (vgl. Malik 2006, Drucker 1992)? Leider finden wir in psychiatrischen Teams bisweilen das Gegenteil: Die eine Berufsgruppe führt die Schwächen der »anderen« bei jeder Gelegenheit, oder zumindest in Krisen- und Belastungssituationen, vor. Wenn Menschen zeitgleich auf einer Station tätig sind, bilden sie nicht automatisch ein Team – es kann sich auch um ein Zusammenarbeiten völlig unterschiedlicher Vorstellungen, Strategien, Ziele handeln, mit den Folgen, dass manche »Stations-Gruppen« eher einer zerstrittenen Großfamilie ähneln als der Definition eines modernen Teams, oder sie liegen mit anderen Stationen der Klinik in Fehde. Gleichzeitig gilt unter Managementgesichtspunkten Teamarbeit als die effektivste Form der Bearbeitung komplexer Aufgaben. Damit dies gelingt, haben sich folgende Haltungen bewährt.

1.2.1 Umgang mit den verschiedenen Professionen

In einem multiprofessionellen Team werden alle Professionen gleichermaßen *geschätzt*, die Begegnung passiert auf Augenhöhe. Ohne die Pflegefachperson, die rund um die Uhr für die Patientin ansprechbar ist, läuft der Betrieb genauso wenig wie ohne die Ärztin, die körperlich untersucht und medikamentös behandelt oder die Psychologin, die ihr psychotherapeutisches Expertenwissen hinsichtlich der Behandlung psychischer Störungen einbringt. Unabhängig von der Profession sind alle Mitarbeiterinnen auf einer Station, die therapeutisch wirksam mit Patientinnen arbeiten, in unserem Verständnis Therapeutinnen. So führen therapeutische Gespräche sowohl Pflegemitarbeiterinnen als auch Ärztinnen oder Psychologinnen, wenn auch, je nach Personalschlüssel, in unterschiedlicher Intensität durch. Folgerichtig behandelt das gesamte Team die Patientin gemeinsam, sofern es gemeinsame Regeln gelernt und akzeptiert hat, entscheidet gemeinsam nach diesen und übernimmt gemeinsam die Verantwortung, der Patientin zu helfen, deren Behandlungsziele zu erreichen.

MERKE

Wie bei allen Regeln gibt es auch hier Ausnahmen. Sie beziehen sich vor allem auf die medizinische (Letzt-)Verantwortung oder auch auf das Aufnahme- bzw. Entlassmanagement, bei denen gesetzlich Fachärztinnen, die Oberärztin oder approbierte Psychotherapeuten die Entscheidung treffen müssen, um den Facharztstandard zu wahren. Das bedeutet nicht, dass die anderen Professionen sich bei der Entscheidungsfindung nicht beteiligen können. Es bedeutet aber, dass die Konsequenzen der Entscheidung die Ärztin trägt und sie aufgrund der persönlichen Konsequenzen, die an der Entscheidung hängen, zu einem anderen Schluss kommen kann als möglicherweise andere im Team. Darüber darf sich (ressourcenschonend) ausgetauscht werden und gleichzeitig gilt für alle, Entscheidungen, die von den Verantwortlichen getroffen wurden, zu akzeptieren und weiterhin für einen reibungslosen Ablauf zu sorgen.

Wichtig: Gegenseitige Wertschätzung wird manchmal mit Vertraulichkeit verwechselt. Nähe und Vertraulichkeit suggerieren Sicherheit oder Spaß. Sie können jedoch zu »blinden Flecken« in der Bewertung von Verhalten bei »guten Kollegen« führen. Wirkliche Wertschätzung resultiert aus dem Inhalt der Rückmeldungen, dem Grad ihrer Glaubwürdigkeit und Loyalität zu den Zielen und Mitarbeitern des gesamten Teams.

1.2.2 Grundlegende Haltung im Team

Unabhängig davon, ob es um ein Gespräch über eine Patientin geht oder um ein Gespräch über die Organisation der Station, kommen schnell unterschiedliche Ansichten zusammen. Das ist einerseits bereichernd, andererseits lädt gerade der Ressourcenmangel (Personal und Zeit) dazu ein, sich bei Anspannung in Machtkämpfen zu verlieren, in denen es nicht mehr um die inhaltliche Sache an sich geht. Gleichzeitig kann es genauso passieren, dass man als ganzes Team eine einseitige Sicht auf eine Patientin einnimmt und die Patientin so keine Chance mehr bekommt, sich anders zu verhalten. Eine *dialektische Grundhaltung* und *Sichtweise* (→ Abb. 1-1) sind im Team daher in vielen Situationen äußerst hilfreich, um effektiv in der Sache weiterzukommen (siehe auch Franz & Lucke 2021).

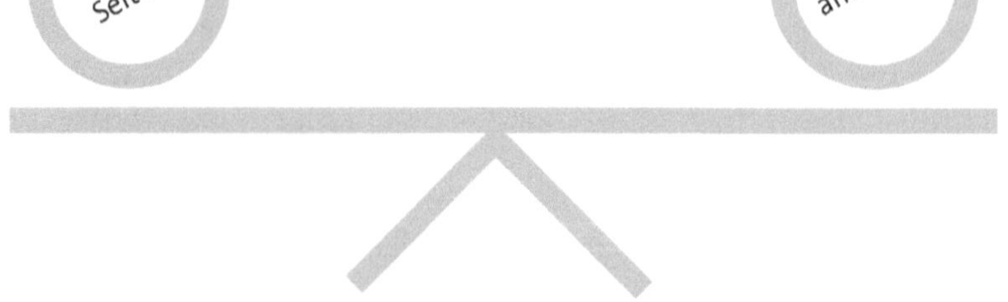

Abb. 1-1: Dialektische Wippe, die zwei verschiedene Pole zeigt, zwischen denen abgewogen wird

Dialektik kurz beschrieben: Es gibt zwei Pole (siehe Waagschalen in →Abb. 1-1), die beide betrachtet und balanciert werden. In jeder Schale befinden sich die Argumente für je eine der beiden Lösungen. Gerät man zu sehr auf eine Seite, verliert man also die Balance, wird das Ergebnis nachteilig. Durch die Balance der zwei Pole ergibt sich zwischen diesen beiden ein Arbeitsbereich, um zu einem guten Ergebnis zu kommen. Dialektische, ausbalancierte Lösungen werden der Komplexität von Dingen besser gerecht. Oft führt sie zu einer neuen Idee oder umfassenderen Perspektive, stellt das Beste aus zwei oder mehreren Meinungen dar. Vor allem, wenn es um besondere Anspannungen geht, wie z. B. bei Machtkämpfen, rettet die dialektische Haltung vor langen, fruchtlosen Auseinandersetzungen, indem Dinge *prinzipiell* von zwei Seiten betrachtet werden.

Im Eifer des Gefechts ist es völlig menschlich, dass wir die dialektische Sichtweise aus den Augen verlieren und von unserer eigenen Ansicht überzeugt sind. Damit uns das als Team oder einzelnen Teammitglied nicht passiert, ist es hilfreich, einen sog. »Hüter der Dialektik« einzuführen. Dieser wird in jeder Teambesprechung zu Beginn zügig festgelegt. Es sollte nicht lange diskutiert werden, wer den Job übernimmt, sondern schnelle Bereitschaft gezeigt und Verantwortung übernommen werden. Gleichzeitig sollten neue Teammitglieder eine Chance bekommen, ein paar Mal ein Modell erleben zu können, bevor sie sich selbst melden. Aufgabe der Hüterin der Dialektik ist es, das Team darauf hinzuweisen, wenn zu *einseitig* oder zu be*wertend* über etwas geredet wird. Das kann das Reden über einen Patienten sein, alle anderen Absprachen, die im Team getroffen werden, oder Auseinandersetzungen betreffen.

MERKE

Eine Hüterin der Dialektik entbindet die anderen Teammitglieder nicht von der dialektischen Haltung und auch nicht davon, Dinge zu benennen, die auffallen. Alle im Team sind für die Wahrung der Dialektik verantwortlich – auch wenn sie gerade nicht den »Hut« der Dialektik aufhaben. Die »Hüterin der Dialektik« wird für ihre Arbeit von anderen Teammitgliedern verstärkt (»Danke, dass dir das aufgefallen ist!«).

Alle weiteren Haltungen im Team haben als Grundlage die beschriebene dialektische Grundhaltung, die durch die Wippe bildlich dargestellt werden kann und sich auf verschiedene Aspekte in der Teamarbeit übertragen lässt.

1.2.3 Umgang mit Fehlern

Fehler dürfen sein und gehören dazu, wir sind alle fehlbar, auch wir als Therapeutinnen. Gleichzeitig versuchen wir Fehler zu vermeiden, weil sie im Allgemeinen negative Konsequenzen haben. Zwischen diesen beiden Polen bewegen wir uns beim alltäglichen Arbeiten, und wählen dabei einen Mittelweg (→Abb. 1-2).

Entscheidend ist der Umgang mit Fehlern innerhalb im Team (und auch gegenüber Patientinnen). Ein *offener und transparenter* Umgang mit Fehlern bedeutet, dass ich nicht warte, bis jemand meinen Fehler entdeckt und ich es erst dann bespreche oder dass ich versuche, den Fehler zu vertuschen. Offener Umgang bedeutet, dass ich proaktiv einen Fehler, den ich gemacht habe, mitteile. Damit gebe ich mir und dem ganzen Team die Chance, ihn einzudämmen und das Beste aus der Situation zu machen. Schließlich ist die Aufgabe eines guten Teams, gegenseitige Stärken zur Geltung zu bringen und Schwächen zu kompensieren, bedeutungslos zu machen und auszubalancieren. Eine solche Haltung führt im Team dazu, dass es die Gelegenheit bekommt, sich und die Abläufe auf Station weiter zu optimieren. Fehler bieten die Chance, daraus zu lernen und diese Chance sollten wir nicht ungenutzt lassen.

Das klingt einfacher als es ist, denn es liegt in der Natur von Menschen, dass sie sich bei Fehlern schämen. Menschen sind von der Evolution her Gruppenwesen, und Scham ist ein unangenehmes Warngefühl, das in Gruppensituationen auftritt, um uns zu sagen: Hey, Grenze überschritten,

Abb. 1-2: Dialektische Wippe zur Fehlerkultur, abgewogen wird zwischen kompletter Fehlervermeidung und Zulassen eines jeglichen Fehlers

pass auf, dass du nicht aus der Gruppe fliegst. Unser Bestreben ist daher bei Scham, sie schnell wegzubekommen und dabei nicht aus der Gruppe ausgeschlossen zu werden. Daher ist der Impuls sehr nachvollziehbar, zu schauen, ob den Fehler jemand mitbekommen hat und wenn nicht, ihn vertuschen zu wollen. Aus der Perspektive des Vorankommens als Team stellt das jedoch ein dysfunktionales Verhalten eines Einzelnen dar, weil die Chance etwas zu lernen, links liegen gelassen wird. Gleichzeitig entstehen Anspannung und Misstrauen im Team, wenn es »keiner gewesen sein will«. Was verhilft uns in einer solchen Situation zu einer funktionaleren Emotionsregulation von Scham, um zu einem selbstbewussten Umgang mit dem Fehler zu kommen? Es kann helfen, die antizipierte Bewertung der anderen zu entkatastrophisieren, in dem wir einen Perspektivwechsel machen: Wie würde ich es bewerten, wenn meiner Kollegin der Fehler passiert wäre? Wie viel Bedeutung würde ich dem Fehler zumessen? Wie sähe meine Reaktion gegenüber meiner Kollegin aus (v.a., wenn sie den Fehler von sich aus anspricht)?

Sollte ich im Allgemeinen eher zu Schamgefühlen neigen, kann es hilfreich sein, mich insgesamt um eine Stärkung meines Selbstwertes zu kümmern und immer wieder in schamauslösenden Situationen zu mir selbst und ggf. meinen Fehlern zu stehen und positive Erfahrungen zu machen.

MERKE

Fehler sind willkommen, um daraus zu lernen. Aus der DBT stammt der Merksatz oder auch Skill, der dem ganzen Team nach einem Fehler helfen kann, das Beste aus einer solchen Situation herauszuholen: Aus Zitronen Limonade machen.

1.2.4 Einbringen eigener Ressourcen ins Team

Im Gesundheitssystem herrscht Effektivitätsdruck mit gleichzeitigem Mangel an Ressourcen wie Zeit oder Personal. Teamarbeit gilt als die effektivste Form des Einsatzes von Ressourcen bei komplexen Aufgaben wie der Behandlung psychiatrischer Patienten. Die Chance im Team zu arbeiten, besteht unter anderem darin, dass ein Teil der fehlenden Ressourcen kompensiert werden kann, indem Patientinnen gemeinsam behandelt werden und ein jedes einzelne Teammitglied dabei seine Stärken einbringen kann und die Schwächen keine Bedeutung erlangen, da andere im Team sie ausgleichen können. Zum Beispiel kann es der einen Pflegefachperson liegen, Blut abzunehmen, während eine andere darin weniger geübt ist, dafür aber sehr gewinnbringend die Morgenrunde gestaltet. So ist es eine Win-Win-Situation, wenn beide Mitarbeiterinnen sich ergänzen.

Das Einbringen eigener Ressourcen hat noch einen weiteren Aspekt: Gerade in der Psychiatrie, in der Arbeit mit bedürftigen Menschen, ist gefühlt nie genug Zeit. Das Team hilft dabei, die persönlichen Grenzen der Mitarbeiter auszubalancieren. So arbeiten im idealen Fall alle Teammitglieder zwischen dem Fokussieren auf die eigenen Grenzen, die kommuniziert werden, und dem Erbringen maximaler Erfordernisse. Das bedeutet, dass es Phasen geben kann, in denen ich für die Station alles gebe, damit sie weiterläuft (z.B. in Urlaubszeiten oder Krankheitsphasen), und ich andererseits in ruhigeren Phasen schaue, dass ich meine eigenen Grenzen nicht überschreite, um langfristig selbst psychisch gesund zu bleiben (→ Abb. 1-3).

Um Einsatz in der Behandlung von Patientinnen und im Team zu bringen, spielt auch die Motivation der einzelnen Behandlerin eine wichtige Rolle. Jede kann und sollte für sich überlegen, was sie motiviert, um gute Arbeit zu leisten und was sie dafür tun kann. Es hilft mir nicht, zu denken, »ich bin unmotiviert« für den Fall, dass ich nicht genug von meiner Tätigkeit »zurückbekomme«. Ich muss mir überlegen, was mich dazu bringen würde, dass ich mehr leiste, mit dem ich zufrieden sein kann. Für viele von uns ist z.B. Therapiefortschritt oder die Verbesserung der Lebensqualität der Patientin wichtig. Wir sehen Patientinnen allerdings häufig nur während ihrer stationären Krisenintervention. Daher hat es sich in der Erfahrung der Autoren als Vorteil er-

Abb. 1-3: Dialektische Wippe zum persönlichen Arbeitseinsatz, abgewogen wird zwischen maximalem Einsatz und starrem Beharren auf den eigenen Grenzen

wiesen, wenn es regulär einen Post-Termin nach sechs Wochen gibt (bei einer der Bezugstherapeutinnen), um zu schauen, wie es mit der Patientin weitergegangen ist. Die Informationen kommen zurück ins Team und können so motivierend für die Arbeit wirken. Es sind auch andere, motivierende Maßnahmen denkbar – entscheidend ist, dass sich jede im Team mit Ideen einbringt, um selbst motiviert zu sein, in stressigen Zeiten maximale Erfordernisse zu leisten.

1.2.5 Vereinbarungen im Team

Neben allgemeinen Regeln, die im Krankenhaus, in der Klinik oder in der Institution gelten, in der gearbeitet wird, ist es hilfreich, wenn ein Team Vereinbarungen darüber schließt, wie miteinander gearbeitet werden soll (Beispiel → IB »Teamvereinbarungen«). Diese sollten gemeinsam ausgearbeitet werden und neuen Mitarbeiterinnen innerhalb der Einarbeitung vorgestellt werden. Vereinbarungen dürfen fortlaufend optimiert, aussortiert oder ergänzt werden, um sich dynamischen Geschehen anpassen zu können. Gleichzeitig sind manche Vereinbarungen vielleicht auch nicht verhandelbar, die dann häufig einen substanziellen Beitrag zur Team-Identität leisten.

Die dialektische Sichtweise bewegt sich zwischen einer rigiden Regeleinhaltung und dem anderen Pol, dass Regeln überhaupt nicht ernstgenommen werden (→ Abb. 1-4). Der Mittelweg ist hier, dass eine jede Regel eine *begründete* Ausnahme haben darf. Im besten Falle spreche ich die Ausnahme *vorher* im Team ab. Wenn das aus bestimmten organisatorischen Gründen nicht möglich ist, informiere ich umgehend danach die diensthabenden Mitarbeiterinnen über die Ausnahme und die dazugehörige Begründung. Wichtig ist an der Stelle, dass Ausnahmen nicht alltäglich sind, aber hin und wieder vorkommen dürfen. Wenn im Team Unzufriedenheit über Ausnahmen aufkommt, sollte es rechtzeitig thematisiert werden, um vorzubeugen, dass es zu Anspannung und Vorwürfen (»Was nimmt der sich immer raus …«, »Denkt wohl, er sei was Besseres.«) kommt.

Abb. 1-4: Dialektische Wippe, abgewogen wird zwischen alle Regeln rigide einzuhalten und dass Regeln prinzipiell nicht ernstgenommen werden

1.2.6 Integration von nicht ständig anwesenden Therapeuten ins Team

Ergänzt wird ein multiprofessionelles Team durch Spezialtherapeuten, Sozialarbeiterinnen und Erzieherinnen. Sie übernehmen ebenfalls eine wichtige Funktion in der Behandlung der Patientinnen und sind für sie häufig auch eine wichtige Säule in ihrer Behandlung. Gleichzeitig sind diese Berufsgruppen oft mehreren Stationen zugeordnet, damit Teil mehrerer Teams und nicht ständig präsent. Daher muss gemeinsam überlegt werden, an welchen Besprechungen in der Woche sich das Team eine Teilnahme wünscht und dieser Wunsch offen mit den betreffenden Therapeutinnen kommuniziert werden, die ebenfalls Wünsche für bestimmte Teilnahmen äußern können. Wichtig ist auch zu besprechen, ob an Teamtagen oder außerordentlichen Anlässen eines Teams eine Teilnahme beidseits gewünscht ist und dies dann entsprechend zu berücksichtigen, um möglichen Missstimmungen vorzubeugen.

1.3 Haltung als Team gegenüber Patientinnen

Die Haltung des Teams Patientinnen gegenüber ist genauso wichtig wie die Haltung im Team untereinander. Bereits durch ein funktionales Arbeitsklima der Mitarbeiterinnen untereinander herrscht im Stationsalltag eine angenehmere Atmosphäre für Patientinnen, um wieder gesund zu werden. Gerade weil in der Psychiatrie Menschen mit Persönlichkeitsstörungen behandelt werden, die interaktionelle Schwierigkeiten haben, ist es besonders wichtig, zu schauen, wie wir im Team und als Team mit ihnen kommunizieren.

Ziel ist es, als Team für Patientinnen eine therapeutische Umgebung zu schaffen, in der langfristig funktionales Verhalten gefördert und dysfunktionales Verhalten reduziert wird. »Dysfunktionales Verhalten« meint dabei ein Verhalten, das hilft, kurzfristig zu entlasten, aber langfristig mehr schadet als nutzt. So kann z. B. die Selbstverletzung einer Borderline-Patientin zur kurzfristigen Reduktion ihrer Anspannung als scheinbar sinnvoll für sie erscheinen, das Waschen einer Zwangspatientin ihre Angst, andere anzustecken, reduzieren, das Vermeiden körperlicher Anstrengung einer Patientin mit Panikstörung, die Angst, einen Herzinfarkt zu erleiden, reduzieren, die Nicht-Einnahme von Antipsychotika beim Schizophrenen unangenehme Nebenwirkungen vermeiden oder der Alkoholrückfall beim Süchtigen Stress und Anspannung reduzieren. Mittel- bis langfristig schaden diese Verhaltensweisen und halten die Störung aufrecht. Auf Station möchten wir eine Umgebung schaffen, die Patientinnen hilft, ein solches dysfunktionales Verhalten durch ein alternatives Verhalten zu ersetzen, das dasselbe Bedürfnis erfüllt, langfristig aber nicht schädlich ist. Im o. g. Beispiel wäre das: Die Anwendung von Stressregulations-Skills zur Reduktion der Anspannung seitens der Borderline-Patientin, mit der Zwangspatientin kognitives Entkatastrophisieren zu üben, um die Angst zu reduzieren und sich sicherer zu fühlen und ebenso mit der Patientin, die unter einer Panikstörung leidet, Entkatastrophisieren der Ängste, und durch wiederaufgenommene Bewegung (Exposition) ein verbessertes Körpergefühl zu erlangen, was zu mehr Sicherheit führt, den Schizophrenen unterstützen, Rückfall und Nebenwirkungen besser auszubalancieren, und dem Süchtigen Stressreduktionsmöglichkeiten ohne Alkohol zu vermitteln.

MERKE
Auch Suizidalität ist meist ein Lösungsversuch, ein Leiden zu beenden. Gleichzeitig ist es kein angenehmer Zustand, der ganze Organismus ist aktiviert und wirkt daraufhin, dass sich nicht »umgebracht« wird. Die entstehende Dissonanz ist extrem unangenehm und verursacht noch mehr Leiden. Darüber hinaus sind die mittel- und langfristigen Konsequenzen negativ.

Für die Umsetzung einer therapeutischen Umgebung gibt es verschiedene Aspekte zu berücksichtigen, die sich in der Haltung als Team, Schaffen einer therapeutischen Umgebung und Organisation einer Station einteilen lassen.

1.3.1 Haltung als Team

Der gute Grund eines Verhaltens

In der Verhaltenstherapie gehen wir davon aus, dass ein jeder von uns, ob Therapeutin oder Patientin, einen guten Grund für sein Verhalten hat. (Damit sind steuerungsfähige Menschen gemeint, die ihr Verhalten steuern können. Das liegt nicht immer vor, z. B. bei einer vorliegenden Demenz oder in einer akuten Psychose.) Der gute Grund liegt häufig nur in einem kleinen Zeitfenster direkt nach dem ausgeübten Verhalten (oder währenddessen). Zum Beispiel: Patientin hat einen Essanfall. Das Essen beruhigt sie und macht sie *für einen sehr kurzen Moment* sehr zufrieden. Sehr schnell folgen negative Konsequenzen wie Völlegefühl und Scham. Der gute Grund für ihr Verhalten lag in der kurzfristig eintretenden Beruhigung während des Essens. Wenn Problemverhalten bei uns auf Station oder außerhalb auftritt, validieren wir den guten Grund, aus dem heraus die Patientin so gehandelt hat. Wir fragen nicht danach, warum sie das gemacht hat, weil sie das eher anklagend in eine unangenehme Situation bringt und sie die Frage wahrscheinlich nur schwer beantworten kann. Wir schauen stattdessen, wann der erste Gedanke an »viel Essen« aufkam, was dafür auslösend war und an welcher Stelle die Patientin noch hätte anders reagieren können. Entscheidend ist, dass wir Patientinnen nicht dafür verurteilen, wenn sie etwas »immer und immer« wieder tun, obwohl sie es nicht wollen. Wir würdigen den guten Grund, suchen nach Auslösern und Üben alternatives Verhalten um ein Bedürfnis (hier Entspannung, Beruhigung) zu befriedigen.

Die Motivation einer Patientin

Wir gehen davon aus, dass jeder Mensch für etwas motiviert ist, auch wenn unsere Patientinnen uns manchmal unmotiviert vorkommen. Es gibt insofern keine unmotivierten Patientinnen. Oft ist ihnen nicht klar, dass die Dinge, für die sie Motivation verspüren, der Aufrechterhaltung ihrer Störung dienen. Was wir von ihnen für eine Zusammenarbeit brauchen, ist eine Therapiemotivation. Der Aufbau einer Motivation, etwas zu verändern, also eine *Veränderungsmotivation* bei der Patientin aufzubauen, ist *unsere* Aufgabe (Kandale & Rugenstein 2014). Dafür ist es hilfreich herauszufinden, wie die motivationale Lage im Moment aussieht und dann zu schauen, wie eine Veränderung möglichst attraktiv gestaltet werden kann (→ Kap. 4.8). Da Motivation sehr schwankt, nicht jeder jeden Tag gleich motiviert sein kann, sollten wir für den langfristigen Therapieverlauf eine dauerhaftere Einstellung dazu unterstützen im Sinne eines Commitments für die Therapie (→ Kap. 5.2).

MERKE
In der Akutpsychiatrie haben wir es auch mit Menschen zu tun, die unfreiwillig kommen und keine Motivation für eine Therapie mitbringen. Auch hier lohnt sich der Versuch des Aufbaus einer Motivation unbedingt, im besten Falle für eine Therapie, aber zumindest für die Mitarbeit bei der Krisenintervention an dem Ziel der »Entlassung«.

1.3.2 Haltung als Team *und* Schaffen einer therapeutischen Umgebung

Wertschätzung

Wir begegnen unseren Patientinnen wertschätzend, auch wenn wir manchmal selbst starke Emotionen wie Ärger spüren. Bei der Wahrnehmung solcher Emotionen sprechen wir sie in der Behandlungsplanung, wenn es um die jeweilige Patientin geht, an und benennen das *konkrete Verhalten* der Patientin, das die Emotion bei uns auslöst. Das hilft dabei, dass wir nicht die Patientin an sich bewerten, sondern ein Problemverhalten, an dem dann wieder gemeinsam mit der Patientin gearbeitet werden kann.

BEISPIEL
Teammitglied 1: Frau M. nervt mich so. Ich bin froh, wenn ich sie nicht sehen muss.
Teammitglied 2: Was genau nervt denn dich bei ihr?
Teammitglied 1: Hm. Dass sie so jammert. Sobald man mit ihr anfängt zu reden, fängt sie an zu klagen.
Teammitglied 2: Okay. Das wird ihr ja nicht nur im Team mit uns so gehen, sondern auch mit Menschen in ihrem Umfeld. Wahrscheinlich wäre es hilfreich für Frau M., wir melden ihr das Verhalten einmal empathisch zurück. Was haltet ihr davon? ... Wer hat in seinem nächsten Einzel mit der Patientin Zeit dafür? ...

MERKE
In der Arbeit mit Menschen kann es hilfreich sein, sich zu überlegen, wie würde ich selbst gerne behandelt werden? Würde ich mich auf unserer Station im Moment wohlfühlen? Was müsste dafür geändert werden? Würde ich unsere Station weiterempfehlen oder sogar meine Familie oder Freunde hier behandeln lassen?
Ein solcher Perspektivwechsel hilft, Optimierungsbedarf in den Stationsabläufen und im Teamverhalten zu erkennen.

Wertschätzend, auch wenn Patientinnen nicht anwesend sind

Um sich im Team einen wertschätzenden Umgang mit Patientinnen, auch denen, die einen persönlich herausfordern, anzugewöhnen, ist es weiterhin hilfreich, sich im Team vorzunehmen, *über* die Patientinnen nur so zu sprechen, wie wir auch *mit* ihnen sprechen würden. Wenn wir es schaffen, das zu berücksichtigen, beugen wir vor, dass wir bei einem nächsten Kontakt mit der Patientin voreingenommen (z. B. durch die Meinung anderer im Team), skeptisch oder genervt (z. B. weil wir uns im Team alle eingeschwungen haben auf das nervige Verhalten der Patientin) reagieren. Aus der Forschung ist bekannt, dass soziale Urteile nach negativen Äußerungen über Menschen selbst dann negative Bewertungen einer Gruppe nach sich ziehen, wenn die Inhalte der Äußerungen mittlerweile korrigiert wurden. Negative Inhalte bzw. deren zugehörige Emotionen persistieren also im Gehirn, selbst wider besseres Wissen (Downey & Christensen 2006). Patientinnen befinden sich in unserer Behandlung in einem sehr vulnerablen Zustand und bekommen ein solches Feedback, auch non-verbales, von uns sehr zügig mit! Auch wenn es nur ein kurzer Kontakt, zum Beispiel ein Blickkontakt auf dem Stationsflur ist. Solche Interaktionen wirken entgegengesetzt zu den eigentlichen Behandlungszielen.

Umgang mit Fehlern von Patientinnen

Wenn der Patientin ein Fehler unterläuft, gehen wir damit genauso dialektisch um, wie wenn uns im Team Fehler unterlaufen. Viele Patientinnen haben große Angst, Fehler zu machen und dafür Ärger zu bekommen. Unser Umgang mit eigenen Fehlern und den Fehlern anderer ist für die Patientinnen ein Modell auf dem Weg zu einem selbstbewussteren Leben. Daher sollten wir Fehler begrüßen und mit ihnen arbeiten.

BEISPIEL
Frau M. hat in der Belastungserprobung versäumt, Wäsche zu waschen und hat nun nicht mehr genug Kleidung zum Tragen.
Therapeutin: Prima, dass Ihnen das jetzt passiert ist. Dann können wir gemeinsam schauen, wie Sie in Zukunft an solch wichtige Dinge für sich denken können. Und dann schauen wir gemeinsam nach einer Lösung für Ihre Kleidung, die jetzt nicht für die nächste Woche ausreicht.

Therapeutische Umgebung schaffen

- *Verstärker auf Station*
  Bei der Teamhaltung ist es wichtig, dass jedem im Team bewusst ist, dass sie gemeinsam eine Umgebung für Patientinnen gestalten, in denen diese die Chance bekommen sollen, gesund zu werden. Um sie dabei zu

unterstützen, ihr altes Problemverhalten abzulegen und neues Verhalten aufzubauen, das ihnen langfristig dabei hilft, ihre Vorhaben umzusetzen und für ihre Bedürfnisse einzustehen, sollten wir uns im Team überlegen, womit wir das funktionale Verhalten konkret unterstützen können. Letztlich gestaltet ein Team eine 24/7-Umgebung von Verstärkern. Im optimalen Fall sind es im o.g. Sinn funktionale Verstärker. Wenn hier nicht gründlich hingeschaut und geplant wird, können es auch dysfunktionale Verstärker werden. Was leider nicht geht: Man kann nicht nicht-verstärken. Daher tut ein Team gut daran, den Einsatz von Verstärkern genau zu reflektieren und planen. Einsetzen von Verstärkern wird im Kapitel Kontingenzmanagement ausführlich behandelt (→Kap. 3).

- *Regeln auf Station*
  Klare Regeln (→Kap. 3): Patientinnen brauchen Struktur und Orientierung, um sich auf ihre Behandlung konzentrieren zu können. Dafür ist es hilfreich, wenn wir nicht jede Regel bei jeder Patientin wieder von vorne diskutieren, sondern uns als Team überlegen, wo für uns Grenzen in der Behandlung sind (No-Go-Regeln) und wie wir uns in Situationen, die in vielen Behandlungen vorkommen, zielführend verhalten (Entscheidungsbäume). Dabei ist es wichtig, dass wir alle im Team uns nach diesen gemeinsam festgelegten Abläufen richten, damit die Patientin merkt »Hier sind sich alle einig, wie sie mir helfen können.« Entscheidend ist daher,
  1. dass alle Regeln transparent kommuniziert sind,
  2. ein Wissenstransfer für neue Kolleginnen in der Einarbeitung sichergestellt ist,
  3. dass sie allen Patienten von Anfang an kommuniziert werden.

  Unterschieden werden zwei verschiedene Sorten von Regeln:
  - No-Go-Regeln: Wenn diese Regeln gebrochen werden, folgt eine sofortige Entlassung (bei klarer Absprachefähigkeit, ansonsten →unten Kap. 1.4 und →Kap. 3). Das kann auf einer Depressionsstation zum Beispiel Gewalt gegenüber Mitpatientinnen oder Konsum von Alkohol auf Station sein.
  - Entscheidungsbäume: Entscheidungsbäume geben für bestimmte, in einigen Behandlungen wiederkehrende Situationen (z.B. Konsum von Drogen, Unpünktlichkeit, unentschuldigtes Fehlen bei Therapien) Abläufe vor, wie mit dem auftretenden Problemverhalten umgegangen wird (→Abb. 1-5). Solche Algorithmen haben den Vorteil, dass wir im Team schnell eine Lösung parat haben und relativ ähnlich mit demselben Problemverhalten umgehen. Das schafft Routine und beugt immer wiederkehrenden Aushandlungsprozessen vor, die unnötig Zeit kosten. Entscheidungsbäume sollten nach einer Zeit evaluiert werden, ob sie überhaupt gebraucht werden (ansonsten archivieren und damit die Handlungsanweisungen im Alltag entschlacken), ob sie modifiziert werden müssen oder es für bestimmte Situationen neue braucht.

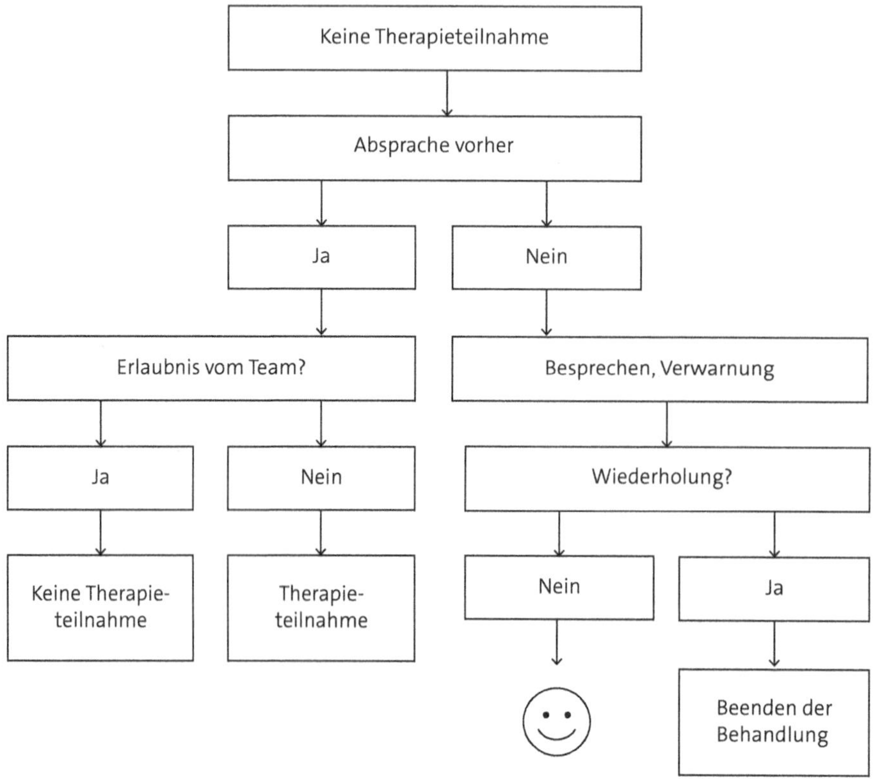

Abb. 1-5: Beispiel Entscheidungsbaum für die Situation »Keine Therapieteilnahme«

MERKE
Die Regeln bzgl. Problemverhalten gehen davon aus, dass die Patientin ausreichend steuerungsfähig ist und *Einfluss auf ihr Verhalten* hat. Wenn das nicht gegeben ist, muss auf fürsorgliche Art geschaut werden, wie die Patientin und ihre Mitpatientinnen geschützt werden können.

1.3.3 Struktur und Organisation der Station

Jede Station hat ihre Besonderheit in ihrer strukturellen Ausgestaltung. Im Folgenden werden für ein paar Säulen des psychiatrischen Stationsalltags, die sich in vielen psychiatrischen Stationen finden, unter Berücksichtigung der zuvor aufgeführten Haltungen im und als Team, Vorschläge in der Gestaltung gemacht.

Besprechungen im Team

Um, wie auch in der Arbeit mit Patientinnen, zielorientiert vorzugehen, brauchen Besprechungen im Team eine Struktur. Diese schützt ein kostbares Gut, das subjektiv und objektiv zu knapp im stationären Geschehen ist: Zeit. Zeit sollte daher entsprechend sorgsam genutzt werden. Eine transparente Struktur für alle Mitarbeiterinnen gibt außerdem Orientierung und Halt in der teilweise herausfordernden Arbeit mit psychiatrischen Patientinnen.

MERKE
Wenn wir davon ausgehen, dass wir nur begrenzt Zeit für alle stationären Prozesse haben, macht es Sinn, sich zu fragen, wie wir unsere Zeit prioritär nutzen und den Wochenplan des Teams, die Besprechungszeiten, die Aufteilung von Aufgaben etc. entsprechend gestalten wollen. Wünschenswert wäre, wenn jedes Team zu dem Schluss kommt, die meiste Arbeitszeit an der Patientin verbringen zu wollen und sich demgemäß aufzustellen.

Feste Bestandteile einer jeden Besprechung

- Hüterin der Dialektik (→ Kap. 1.2.2)
- Hüterin der Zeit
  Die Hüterin der Zeit wird ähnlich wie die Hüterin der Dialektik zu Beginn einer Sitzung vergeben. Ihre Aufgabe besteht darin, die Zeit im Blick zu behalten. Zum einen die Gesamtzeit und zum anderen, wie viel Zeit auf einzelne Themen oder für einzelne Patientinnen verbraucht wird. Die Gesamtzeit sollte nicht überzogen und daher früh genug darauf hingewiesen werden, wie viel Zeit noch bleibt. Insgesamt sollte auch die Zeitaufwendung für die einzelnen Patientinnen ausgewogen sein, gleichwohl es auch hier Ausnahmen von der Regel geben darf.
  Beispiele: »In Hinblick auf die Zeit ...«
  - »Wir haben noch zehn Minuten, aber noch zwei Themen. Entweder fällt eins hinten runter oder wir versuchen jetzt, streng für jedes Thema fünf Minuten zu nutzen.«
  - »In der letzten Behandlungsplanung haben wir sehr lange über die Ziele von Frau G. gesprochen. Ich würde daher heute vorschlagen, für sie nur zwei Minuten zu verwenden für ein sehr kurzes Update.«
  - »Okay, wir haben insgesamt fünf Themen zu besprechen, wie viel Zeit braucht jedes Thema?«

MERKE
Die Hüterin der Zeit bekommt, wie der Hüter der Dialektik, von allen anderen im Team Wertschätzung für seinen Job entgegengebracht und wird ernstgenommen. Darüber hinaus bemühen sich alle, die Zeit auch selbst im Blick zu haben, sich bei Wortbeiträgen auf das Wesentliche zu beschränken und das aktuelle Ziel vor Augen zu haben. Für manche Teams, die bislang ohne Struktur gearbeitet haben, mag dies ungewohnt sein. Es wird eingefordert werden, dass jeder frei erzählen und assoziieren darf. Dabei sollten wir uns die Frage stellen, wem dient das? Für die Patientinnen ist es von Vorteil, wenn durch die Zielorientierung in Besprechungen jeder im Team danach weiß, wie es in der Behandlung der Patientin weitergeht. Der Wunsch, sich weniger strukturiert und frei äußern zu können, darf auf Station natürlich auch »einen Platz« haben, sollte aber nicht der Normalfall sein. Das Team kann, wenn es wichtig erscheint, sich dafür etwas überlegen. Leitsatz bleibt auch hier: Die meiste Arbeitszeit sollte an der Patientin und nicht in Besprechungen über die Patientin verbracht werden.

- Übergabezettel, Protokoll oder Dokumentation
  Je nachdem, um was für eine Besprechung es sich handelt, kann in unterschiedlichen Formen das Besprochene festgehalten werden für die Mitarbeiterinnen, die gerade nicht im Dienst sind, sich in der Überwachung einer Patientin befinden o. Ä.
  - Übergabeliste: Eine Übergabeliste ist bedeutsam für alle Professionen, die nach einer Besprechung erst dazukommen, wie z. B. Pflegemitarbeiterinnen, die meistens in drei verschiedenen Schichten arbeiten, die Ärztin vom Dienst, Therapeutinnen, die am Nachmittag kommen, etc. Die Liste leitet durch den ganzen Tag und hält alle to-Dos für die einzelnen Patientinnen bereit oder sonstige wichtige Infos (bekommt Besuch; hat Ausgang; Betreuer wartet auf Rückruf etc.). So können sich alle Berufsgruppen schnell auf den neusten Stand bringen, für die Übergaben innerhalb der Pflege bietet sie außerdem eine wichtige Grundlage des Wissenstransfers, der Nacht-

dienst ist up-to-date und in einer täglichen Teamrunde bildet die Übergabeliste ebenfalls den Leitfaden.
- Protokoll: Ein Ergebnisprotokoll (nur die *Ergebnisse* der Sitzung werden festgehalten, nicht wer was gesagt hat!) ist hilfreich in allen Teambesprechungen, die das Konzept oder ähnliches betreffen. So ist auch hier sichergestellt, dass alle Mitarbeiterinnen auf die neuen Informationen Zugriff haben und sich, wenn sie wieder im Dienst sind, über neue Absprachen informieren können und auch selbstständig sollten.
- Dokumentation: Jedes Krankenhaus verfügt über seine eigenen Dokumentationssysteme. Diese eignen sich dafür, die im Team erstellte Behandlungsplanungen festzuhalten, damit auch darauf jede Mitarbeiterin Zugriff hat. Zielführend ist es, wenn sich dort auch eine Funktionale Problemanalyse findet, die das Problemverhalten der Patientin und deren Ziele skizziert (siehe unten, Behandlungsplanung). Das unterstützt die Routinen der Teams in der Analyse von Problemverhalten und dessen Aufrechterhaltung sehr. Auch Kurvenvisiten oder andere Besprechungen über Patientinnen sollten in der Krankenakte dokumentiert werden.

Behandlungsplanung im Team

Die Behandlung einer jeden Patientin sollte das Ziel verfolgen, sie dazu zu befähigen, wieder mit ambulanter Therapie eben zu können. Dafür müssen folgende Fragen beantwortet werden:
- Was ist das Problemverhalten der Patientin?
- Wodurch wird das Problemverhalten aufrechterhalten?
- Was braucht sie (von uns), um wieder außerhalb der Klinik leben zu können?

Eine Möglichkeit, diese Fragen gesammelt zu beantworten, bietet eine Funktionale Problemanalyse (was ist das Problem und unter welchen Bedingungen hat es sich entwickelt und wird nun aufrechterhalten), angelehnt an das SORCK-Modell der Verhaltenstherapie (Kanfer et al. 2006). Die Bezeichnungen Verhaltensanalyse, Bedingungsanalyse und Funktionale Problemanalyse sind gleichbedeutend (Stumm & Pitz 2010). Auf Grundlage einer Funktionalen Problemanalyse kann die Behandlung mit entsprechenden Therapieangeboten und Interventionen geplant werden, die an den verschiedenen Ebenen der Funktionalen Problemanalyse (→ Abb. 1-6) ansetzen. Da wir die Patientin im Team behandeln, sollte die Funktionale Problemanalyse auch im ganzen Team bekannt sein. Sie kann auch vom Team in einer Sitzung gemeinsam erstellt werden, allerdings ist das erfahrungsgemäß sehr aufwendig. Bewährt hat sich, dass das Therapeutentandem (eine ärztliche oder psychologische Kollegin und eine pflegerische Kollegin), das die Aufnahme gemacht hat, sie gemeinsam in Anschluss an diese erstellt und in der nächsten Behandlungsplanung kurz vorstellt. Das Team hat dann die Möglichkeit zu ergänzen oder zu modifizieren. Dadurch, dass allen die Funktionalen Problemanalysen der Patientinnen präsent sind, können Übergaben aufs Wesentliche konzentriert werden, im Sinne der Ziele der Patientinnen.

MERKE

Im Zentrum der Funktionalen Problemanalyse steht das *Problemverhalten* (nicht die Symptome!) der Patientin, unabhängig von der Diagnose. Jede Diagnose kann unterschiedliche Formen von Problemverhalten »liefern«, es geht hier um ein individuelles Analysieren und eine individuelle Planung von Interventionen. Leitgedanke ist auch hier wieder: Jedes Verhalten unserer Patienten macht Sinn im Hinblick auf deren Erlebnisgeschichte und die gegenwärtigen Bedingungen. Wir wollen das System der Patientin verstehen, um Entstehung und Aufrechterhaltung herauszuarbeiten und passende Behandlungsbausteine anbieten zu können.

Bei einer Funktionalen Problemanalyse werden verschiedene Fragen gestellt, führend ist immer die Frage nach dem Problemverhalten.

BEISPIEL

56-jährige Patientin mit unsicher-vermeidenden Persönlichkeitsanteilen hat sich komplett sozial zurückgezogen nach plötzlichem Tod ihres Mannes. Lebensmittel bestellt sie übers Internet, mit ihren Kindern pflegt sie kaum Kontakt. Ihr Bewegungsradius ist nur im Haus und im Garten. Seit einem Monat leidet sie an Panikattacken, die sie »verrückt« werden lassen und der Grund für die Aufnahme in die Psychiatrie sind.
1. Problemverhalten: sozialer Rückzug
2. Auslöser: Tod des Mannes
3. Vulnerabilität: selbstunsicher-vermeidende Persönlichkeitsanteile
4. Bewertung:
   - Gedanklich: »Alleine schaffe ich das alles nicht mehr.« – »Ich kann ohne meinen Mann nicht nach draußen gehen.«
   - Emotional: Angst
   - Körperlich: Unruhe, Anspannung
5. Kurzfristige Folgen: Angst, Anspannung und Unruhe reduzieren sich
6. Langfristige Folgen: soziale Isolation, Verstärkerverlust, Unselbstständigkeit und fehlende Selbstwirksamkeit, was zu verstärkten Ängsten führt wie Panikattacken
7. Steuerungskompetenz: Patientin ist steuerungsfähig, sieht sich aber in der neuen Lebenssituation als überfordert und handlungsunfähig an

MERKE

Problemverhalten ist nicht nur das, was ich auf der Verhaltensebene beobachte, sondern zusätzlich zu Handlungen auch Gedanken (z. B. Grübeln) oder auch Erleben (z. B. alle starren mich an).

Reihenfolge des ...

... Fragens:	... ursprünglichen Geschehens:		Intervention auf den verschiedenen Ebenen:
1. Problemverhalten → identifiziere das Problemverhalten!	Vulnerabilität	⟶	Gewohnheiten ändern
2. Auslöser → Was ging dem voraus?	Auslöser	⟶	Problemlösen, Meiden
3. Vulnerabilität → Was war der Kontext? → Wodurch hatten auslösende Ereignisse mehr Einfluss?	Bewertung	⟶	Metakognitive Kompetenz und Emotionsregulation
4. Bewertung → Was waren Gedanken, Gefühle und körperliche Reaktionen?	Steuerungkompetenz	⟶	Medikation
5. Folgen kurz → Welches sind direkte Konsequenzen des Verhaltens?	Problemverhalten	⟶	Skills
6. Folgen lang → Welches sind langfristige Konsequenzen des Verhaltens?	Folgen kurz	⟶	Kontingenzmanagement
7. Problemverhalten → Welche Möglichkeiten zur Kontrolle hat der Patient?	Folgen lang	⟶	Kontingenzmanagement

Abb. 1-6: Funktionale Problemanalyse: Dargestellt wird die Reihenfolge des Erfragens, die Reihenfolge des ursprünglichen Geschehens und die dazugehörigen Maßnahmen, die angesetzt werden können

Manchmal ist es auch sinnvoll, nicht das unmittelbar ins Auge stechende Problemverhalten anzuschauen, sondern das Verhalten, das entscheidend dazu beigetragen hat, dass das Problemverhalten auftrat, also das sozusagen darauf zusteuerte. Wir sprechen an der Stelle von dem »point-of-no-return« (siehe auch Stiglmayr & Gunia 2017).

BEISPIEL

Suchtkranke erleidet einen Rückfall. Anstatt den Rückfall an sich als Problemverhalten zu benennen, schaut Therapeutin, welches Verhalten hat direkt zu dem Rückfall geführt, sodass die Patientin nicht mehr anders konnte. Hilfreich ist es dafür, sich die 24 Stunden vor dem jetzt sichtbaren Problemverhalten (dem Rückfall) anzuschauen. Was ist vor dem Rückfall passiert? Was haben Sie gemacht? Ah, Sie haben sich mit Ihrer Tochter gestritten. Okay. Wie ging es Ihnen damit? Sie wussten nicht wohin mit sich und sind immer angespannter geworden, sind in der Wohnung hin und hergelaufen. Okay. Und dann, was haben Sie dann gemacht? Ah ja, dann haben Sie gedacht, ich gehe jetzt zur Tankstelle und hole mir was zu trinken und dann sind Sie losgegangen ...

MERKE

Der point-of-no-return ist in dem Beispiel der Entschluss, zur Tankstelle zu gehen und sich etwas zu trinken zu besorgen. Dazu hat ein Konflikt geführt, der mit vielen Gefühlen einhergegangen ist. Das Problemverhalten, was wir uns anschauen, ist dem Craving nachzugeben, anstatt rechtzeitig gegenzusteuern, um die Handlungsschiene aufzuhalten. Das Zielverhalten für die Patientin wäre eine alternative, funktionale Emotionsregulation in Folge des Konflikts. An den zwei Punkten können wir in der Behandlung explizit ansetzen: Anti-Craving-Strategien und Emotionsregulation erlernen. So haben wir das Problem »Rückfall« analysiert und die fehlenden Fertigkeiten der Patientin herausgearbeitet, um ihr im nächsten Schritt Alternativen zum Trinken anbieten zu können.

Es kann auf allen Ebenen der Analyse interveniert werden, (→ Abb. 1-6). Auch die Gabe von Psychopharmaka ist eine mögliche Intervention. Es ist hilfreich, wenn man sich nicht auf eine Intervention beschränkt, um langfristigen Erfolg bzgl. einer Verhaltensänderung zu erlangen.

MERKE

Die Einschätzung der Steuerungskompetenz der Patientin hilft dem Team, keine zu hohen Ansprüche an die Patientin zu stellen. Was kann von der Patientin erwartet werden an Verhalten(sänderung) und was nicht? Wo wird Unterstützung seitens des Teams notwendig?

Ordnen von verschiedenen Problemverhaltensweisen

Patientinnen bringen meistens nicht nur ein Problemverhalten mit, sondern mehrere. Manchmal kann man sie bündeln oder den gemeinsamen Nenner herausfiltern, der dann im Fokus der Behandlung steht.

BEISPIEL

Benannte Probleme: Selbstverletzung, Konflikte mit Partner eskalieren, schnelle Beziehungsabbrüche, Gegenstände werfen

Gemeinsamer Nenner und Thema für die Behandlungsplanung: Anspannungsregulation

So gelingt es leichter, sich nicht in vielen verschiedenen dysfunktionalen Verhaltensweisen zu verlieren und jede Woche »auf einen neuen Zug zu springen« anstatt an einer Sache konsequent und konzentriert zu arbeiten (siehe auch Metapher Acker umgraben, Franz & Lucke 2021).

Wichtig ist, dass Therapieziele außerdem in ihrer Notwendigkeit der Bearbeitung hierarchisiert werden. Das Team entscheidet, was als Problemverhalten in der Behandlung fokussiert wird. Das leitende Kriterium für die Auswahl des zuerst zu fokussierenden Problemverhaltens ist die Antwort auf die schon oben beschriebene Frage »Was braucht die Patientin (von uns), um wieder außerhalb der Klinik leben zu können?«. Gleichzeitig müssen schädliche Verhaltensweisen priorisiert werden. Die folgende Hierarchisierung aus der DBT (z. B. Stiglmayr & Gunia 2017) gibt eine Orientierung, anhand derer die Problemverhaltensweisen der Patientin eingeordnet und abgearbeitet werden können. Dabei ist zu berücksichtigen, dass es sich um einen dynamischen Behandlungsfokus handelt: Sobald ein Problemverhalten (neu) auftritt, das in der Hierarchie weiter oben steht als dasjenige, an dem gerade gearbeitet wird, springt die Fokussierung zu diesem.

BEISPIEL
Eine depressive Patientin lag zuhause nur noch im Bett, hat sich sozial völlig isoliert und leidet unter Schlafstörungen. Im Fokus der Behandlung steht zunächst ein Aktivitätenaufbau im Sinne einer Tagesstruktur und Steigern der Bewegung. Dann trennt sich während der stationären Behandlung für die Patientin unerwartet ihr Mann von ihr. Daraufhin wird die Patientin suizidal. Der Fokus springt nun weg von Aktivitätenaufbau hin zu Bearbeitung der Suizidalität. Erst nach erfolgreicher Bearbeitung werden wieder andere Therapieziele aufgenommen (→ Kap. 4.12).

Hierarchie der Therapieziele (angelehnt an Stiglmayr & Gunia 2017)

- Lebensbedrohliches Verhalten: Suizidalität, lebensbedrohliche Selbstverletzungen
  Suizidalität ist nicht gleich Suizidalität. Sie sollte genau analysiert und nachhaltig differenziert werden in Entlastungssuizidalität (»Ich brauche Hilfe und weiß nicht, wie ich mich sonst ausdrücken kann.«) bzw. chronische Suizidalität (»Ich denke schon lange, dass ich besser nicht mehr da wäre. Ich denke seit Jahren täglich an den Tod.«) und ernsthafte Suizidalität (»Ich habe den Wunsch zu sterben.«). Bei der Abklärung empfiehlt sich im Zweifelsfall das Vier-Augen-Prinzip und auf jeden Fall das Einhalten des Facharztstandards. Weiterhin ist eine gute Dokumentation, die für Dritte nachvollziehbar eine Absprachefähigkeit erkennen lässt, ratsam. Wenn diese nicht gegeben ist, sollten die entsprechenden eingeleiteten Maßnahmen gut dokumentiert sein.
- Therapie*zer*störendes Verhalten: Differenzierung in jeder therapeutischen Einheit in No-Go-Regeln (Verstoß führt zu sofortiger Entlassung) und Entscheidungsbäume (wenn Verhalten X, dann Konsequenz Y).
- Krisengenerierendes Verhalten: anhaltende schwere nichtsuizidale Selbstverletzungen (NSSV), Kontakt zu Tätern
- Therapiestörendes Verhalten: Verhalten, das den Fortschritt der Therapie behindert wie z. B. Unpünktlichkeit, Vereinbarungen für die nächste Stunde nicht ausführen, Dissoziationen
- Hospitalisierungsförderndes Verhalten, z. B. Belastungserprobungen verweigern, in Hinblick auf Entlassungen suizidal werden
- Problemverhalten

MERKE
Stationen wie z. B. Suchtstationen, auf denen Patientinnen nur eine sehr kurze Verweildauer haben, besitzen aufgrund der Vielzahl von Aufnahmen nicht die zeitlichen Ressourcen, eine ausführliche Funktionale Problemanalyse durchzuführen. Ein Kompromiss könnte dort sein, dass für alle Patientinnen mit Therapiemotivation solche durchgeführt und auch mit den Patientinnen als Therapieangebot mit dem Ziel Commitment aufzubauen besprochen werden.

Konzeptbesprechungen, Teamtage, Intervision, Teamsitzungen

Ein jedes Team definiert, über die für den operativen Alltag absolut notwendigen Besprechungen (Übergabe, Behandlungsplanung) hinaus, je nach Arbeitsweise weitere Besprechungen. Stationen, die sich konzeptuell noch im Aufbau befinden, können von gesondert organisierten *Konzeptbesprechungen* profitieren, um neue Umsetzungen zu evaluieren und die Abläufe weiter zu optimieren. Manche Teams machen dies wöchentlich, andere gebündelt in ganzen Tagen, was immer den Nachteil hat, dass nicht alle anwesend sein können oder Nachbarstationen aushelfen müssen, um die Patientenversorgung weiterhin sicherzustellen. Anderen Teams wiederum sind Intervisionen wichtig, um sich auszutauschen und mehr Zeit als in der Behandlungsplanung oder Übergabe zu haben, für Darstellungen der in Einzelsitzungen mit der Patientin bearbeiteten Inhalte. So oder so, auch hier zählt wieder: Wie viel Zeit verbringen wir an der Patientin und wie viel Zeit damit, über sie zu reden? Eine beispielhafte Strukturierung der Übergabe findet sich bei den Arbeitsblättern (→ AB »Vorgehen Übergabe«).

Supervision

Supervisionen sind für Teams aus verschiedenen Gründen förderlich, wenn das Ziel der Supervision geklärt ist. Wichtig ist zu unterscheiden, ob das Team eine Team- oder eine Fallsupervision wünscht und dies vorab festgelegt und klar kommuniziert wird (siehe auch Lohmann 2010). Ansonsten besteht die Gefahr, dass mit unterschiedlichen Erwartungen an den Supervisionsprozess herangegangen wird, die dann nicht erfüllt werden und es zu Enttäuschungen und Missverständnissen kommt. *Fall*supervisionen dienen dem gemeinsamen Reflektieren und Bearbeiten des therapeutischen Prozesses in der Behandlung einer Patientin (Fall).

Eine *Team*supervision hingegen fokussiert, wie das Miteinander im multiprofessionellen Team funktioniert und wie es ggf. weiterentwickelt werden kann.

Ein Kompromiss kann sein, dass grundsätzlich Fallsupervisionen stattfinden, bei Bedarf es aber auch eine Teamsupervision geben kann. Das würde auch der Haltung entsprechen, dass die meiste Arbeitszeit für Patientinnen genutzt werden soll. Das Supervisionsergebnis fließt direkt in die Arbeit mit der besprochenen Patientin ein. Sollte es grundsätzliche Teamprozesse in der Arbeit mit Patientinnen geben, können sie in einer Teamsupervision reflektiert werden und so indirekt auch wieder Patientinnen zugutekommen.

Beim Aufbau von Schwerpunkt-Einheiten mit bestimmten speziellen therapeutischen Verfahren (wie z.B. DBT, Cognitive Behavioral Analysis System of Psychotherapy [CBASP], Traumatherapie) kann es sinnvoll oder sogar notwendig sein, für die Fallsupervision einen Supervisor des jeweiligen fachlich zuständigen Instituts oder Netzwerkes heranzuziehen, insbesondere wenn hier eine Zertifizierung angestrebt wird.

Weiterhin sollte Supervision von Selbsterfahrung abgegrenzt werden. Selbsterfahrung findet am besten außerhalb des beruflichen Kontextes statt, damit Mitarbeiterinnen die Möglichkeit haben, sich zu öffnen, ohne bei der Arbeit durch die geteilten und mitunter sehr privaten Inhalte negative Konsequenzen zu erfahren.

Besprechungen mit der Patientin

Aufnahme- und Entlassmanagement

Die Aufnahme und Entlassung selbst werden ausführlich im grundlegenden Arbeiten mit der Patientin besprochen (→Kap. 4.6, 4.14).

Organisatorische Eckpfeiler

- Behandlungstandems: Hinsichtlich der Organisation auf Station hat es sich bewährt, Behandlungstandems zu bilden (eine Pflegemitarbeiterin und eine ärztliche/psychotherapeutische Kollegin), die gemeinsam für eine Patientin hauptverantwortlich sind. Beide sollten nicht gemeinsam Urlaub haben, sodass sichergestellt ist, dass zumindest eine Bezugstherapeutin auf Station ist und die Behandlung als Konstante weiterführt (natürlich gibt es auch hier Ausnahmesituationen, in denen das nicht immer gewährleistet ist).
- Warteliste, Vorgespräche: Weiterhin sollte jede Station sich ein Aufnahmeprozedere überlegen, abgesehen von den Krisenpatienten, die akut, ohne (frühzeitige) Anmeldung kommen. Oft werden Patientinnen einfach einbestellt, wenn sie überwiesen werden. Sinnvoller ist ein Vorgespräch, um die ggf. vorhandene Wartezeit zu überbrücken, eine Eignung des Stationskonzepts für die Patientin sicherzustellen und bereits ein erstes Commitment aufzubauen. Die Zeit, die für ein Vorgespräch benötigt wird, ist sicher keine verlorene, da dadurch das Aufnahmegespräch deutlich kürzer ausfallen kann – die meisten Infos sind ja bereits bekannt.
- Aufnahmegespräch: Im besten Falle wird es vom Behandlungstandem durchgeführt oder zumindest von zwei verschiedenen Berufsgruppen.
- Start auf Station: Für Patientinnen ist ein stationärer Aufenthalt meistens Neuland, sodass verschiedene Dinge einen Start in die Behandlung vereinfachen können.
  - Begrüßungsmappe: Wichtigste Infos zusammengefasst, helfen, sich zurechtzufinden. Je nach Klientel kann diese unterschiedlich aufwendig und detailreich gestaltet sein.
  - Mentorin: Oft ist es sowohl für die neue, als auch die bestehende Gruppe der Patientinnen und das Team hilfreich, wenn eine andere Patientin, die schon länger in Behandlung ist, in der ersten Woche als Mentorin zur Verfügung steht, um die neue Patientin in die Gruppe und die Stationsabläufe einzuführen.
  - Logbuch: Das Logbuch wird zu Beginn ausgehändigt, begleitet die Patientin aber bis zum Ende der Behandlung (→AB »Logbuch«). Es gibt eine Übersicht über die Ziele sowie deren Erreichung und die jeweiligen Aufgaben, die bearbeitet werden. Zudem haben die unterschiedlichen Therapeutinnen hier die Möglichkeit, Notizen füreinander zu hinterlassen (z. B. schreibt die Therapeutin der Gruppentherapie »Soziale Kompetenz« der Einzeltherapeutin die Info »Bitte im Einzelgespräch den Schwerpunkt auf Selbstachtung in Beziehungssituationen legen.«). Das bedeutet nicht nur Transparenz gegenüber der Patientin, sondern bringt sie auch in die Verantwortung, das Logbuch entsprechend zu pflegen und zu den einzelnen Therapien mitzubringen. Hier spiegelt sich auch der Leitsatz »Die Patientin wird vom ganzen Team behandelt.« wider.
- Zwischen-Tür-und-Angel-Gespräche: Patientinnen begegnen uns auf dem Flur oder stehen bei uns in der Bürotür, weil sie ein kleines Anliegen haben. Solche Kontakte spielen für psychiatrische Patientinnen oft eine zentrale Rolle und sollten von einer wohlwollenden Atmosphäre begleitet werden, auch wenn das im hektischen Stationsalltag nicht immer so einfach ist und wir als Therapeutinnen »Druck« verspüren, wenn dann noch jemand zusätzlich etwas von uns möchte. Gleichzeitig ist das unser Druck, den wir regulieren dürfen. Helfen kann, wenn wir der Patientin transparent machen, wofür wir jetzt Zeit haben und wofür nicht:
  - Schön Sie zu sehen, Frau M. Ich habe fünf Minuten, schaffen wir Ihr Anliegen in der Zeit? ... Okay, was ist Ihr Ziel?
  - Schön Sie zu sehen, Frau M. Ich habe leider gerade keine Zeit, der nächste Termin wartet schon. Direkt danach könnte ich. Reicht das? Ansonsten schauen Sie bitte im Stationszimmer vorbei.
- Entlassung: Eine einheitliche Verabschiedung von Patientinnen ist hilfreich, um dynamischem Gruppenge-

schehen vorzubeugen. Der Kreativität sind bei einer Verabschiedung keine Grenzen gesetzt. Manche Stationen greifen auf den »Baum der Hoffnung« (→Kap. 14) zurück, der neuen Patientinnen helfen kann, Vertrauen in die Behandlung aufzubauen.

Visite

Visiten können unterschiedlich gestaltet sein. Wenn man Patientinnen fragt, wie sie Visiten erleben, kommt häufig die Rückmeldung, dass sie sich wie auf einem Tribunal fühlen oder wie in der Schule. Auf der einen Seite sitzen die Prüfer, auf der anderen Seite sie, allein. Das ruft erst recht Anspannung hervor und die Angst zu versagen. Visite kann auch anders gestaltet sein, auf Augenhöhe mit der Patientin, die die Verantwortung für ihre Veränderung übernimmt und daher auch letztlich die Entscheidungen in ihrem Leben trifft (natürlich gibt es auch hier Ausnahmen, z. B. bei untergebrachten oder betreuten Patientinnen, bei denen andere mehr Führung übernehmen).

Teilnehmerinnen der Visite: Grundsätzlich gilt, so viele wie nötig, so wenige wie möglich, damit es eine angenehme Gesprächssituation ist. Eine sinnvolle Besetzung könnte z. B. so aussehen: Oberärztin (als Hauptverantwortliche für die Prozesse auf Station), Bezugstherapeutentandem (ärztliche oder psychologische Kollegin und Pflegemitarbeiterin).

Hilfreich ist es, wenn alle gemeinsam an einem Tisch sitzen, anstatt die Therapeutinnen auf der einen Seite und die Patientin auf der anderen Seite. Gerade, wenn doch viele Therapeutinnen im Raum sind, verstärkt dies das Gefühl von »Anklage« oder »Prüfung«.

(Optionale) Vorbesprechung: Optional erfolgt eine kurze, max. zweiminütige Vorbesprechung der Visite ohne die Patientin. Grundsätzlich trägt die Oberärztin oder die therapeutische Leitung dafür Sorge, dass alle an der Visite beteiligten Berufsgruppen Eindrücke über die Patientin, Ideen und Fragen bezüglich der Diagnostik und Behandlung einbringen können und Entscheidungen transparent nachvollziehbar sind. Das Therapeutinnentandem (und alle anderen Mitarbeiterinnen) bringen ihre Erkenntnisse aus der vergangenen Woche ein. Je funktionsfähiger die Klientel, desto mehr kann an einer Vorbesprechung gespart werden, da die Fragen gemeinsam mit der Patientin besprochen werden können. Je mehr Kontingenzmanagement, und damit Abstimmung untereinander, für die Patientin notwendig ist, desto wichtiger ist eine Vorbesprechung, um im Gespräch mit der Patientin möglichst klar aufzutreten.

Ablauf mit der Patientin: Eine Kollegin übernimmt die Moderation (das muss nicht die Oberärztin sein und kann auch zwischen den einzelnen Teilnehmerinnen rotieren), andere ergänzen bei Bedarf. Fragenreihenfolge:

1. Begrüßung
2. Gibt es medizinische oder ärztliche Anliegen von Ihrer Seite? (Ggf. von unserer Seite medizinische/ärztliche Anliegen ansprechen.)
   - Ggf. medizinische Befunde (Labor, MRT etc.) werden evaluiert.
   - Ggf. Erhebung des aktuellen psychopathologischen Befundes.
3. In der Visite geht es darum, gemeinsam mit uns zu schauen, wo Sie gerade in der Behandlung stehen, also, was Sie schon erreicht haben und was Sie noch erreichen wollen. Wie ist es bei Ihnen? Was haben Sie schon erreicht?
   - Evaluation des Behandlungsfortschrittes in Abhängigkeit der gemeinsam festgelegten individuellen und konkreten Ziele und des Commitments des Patienten (Ziele der Patientin sind im Logbuch festgehalten, was die Patientin in die Visite mitbringt; außerdem haben die Therapeutinnen die Ziele im Dokumentationssystem in der Behandlungsplanung vor sich).
   - Gemeinsame Reflexion bisheriger diagnostischer Parameter und Festlegung weiterer diagnostischer Schritte.
4. Welche Ziele haben Sie noch für die Behandlung?
   - Anpassung der Behandlungsplanung hinsichtlich pharmakotherapeutischer/biologischer, psychotherapeutischer und sozialpsychiatrischer Maßnahmen.
   - Konsensfindung mit Festlegung und Dokumentation gemeinsamer weiterer Ziele; im Sinne einer »informed option« werden für den Patienten in transparenter und nachvollziehbarer Weise und in Abhängigkeit von dessen Zielen nächste therapeutische Maßnahmen initiiert.
5. Optional, je nach Setting: Bislang war Suizidalität bei Ihnen kein Thema, wie ist es aktuell? Bzw. bei Suizidalität: Suizidalität ist bei Ihnen immer mal wieder ein Thema, wie ist es aktuell?
6. Brauchen Sie noch Bescheinigungen?
7. Wertschätzende Verabschiedung

Die Visite wird nachvollziehbar dokumentiert. Die Oberärztin trägt dafür Sorge, dass die Patientin die empfohlenen Maßnahmen versteht und sich frei für oder gegen mögliche Behandlungsschritte entscheiden kann.

Morgenrunde

Die Morgenrunde wird zumeist von Pflegemitarbeiterinnen durchgeführt, das ist aber kein Muss. Wenn zeitliche Ressourcen vorhanden sind, ist durchaus auch denkbar, dass sie von zwei verschiedenen Berufsgruppen gestaltet wird. Für Patientinnen ist es hilfreich, wenn die Morgenrunde nach ein und demselben Muster abläuft, das schafft gerade für neue Patientinnen Kontrolle.

Ziele der Morgenrunde: Eindruck von den Patientinnen bekommen, ggf. Gefährdungsaspekte erfahren, Tagesstruktur durchgehen, Beziehungsgestaltung zwischen Team und Patientinnen: »Ihr seid uns wichtig, es ist uns wichtig, wie es euch geht – auch wenn heute vielleicht kein Einzelkontakt stattfindet.«

Grober Ablauf (→ CL »Morgenrunde«)

- Start mit einer Achtsamkeitsübung, um im Hier und Jetzt anzukommen
- Patientinnen sind der Reihe nach dran und beantworten folgende Fragen:
  - Wie ist meine aktuelle psychische und körperliche Verfassung?
  - Was hat gestern gut funktioniert und wie bin ich meinen Zielen nähergekommen?
  - Was habe ich mir für heute vorgenommen? Brauche ich (dabei) Unterstützung?
- Besprechung des Tagesprogramms bzw. Änderungen, Ankündigungen

MERKE

Die Mitarbeiterinnen, die die Morgenrunde durchführen, vermitteln Zuversicht und Ruhe. Manchmal stecken Patientinnen sich untereinander an und einer nach dem anderen berichtet, dass es ihm schlecht gehe, dass nichts gut funktioniert habe und man sich nichts vorgenommen habe. Wenn das einmal vorkommt, darf es von den Therapeutinnen radikal akzeptiert werden: »Ich sehe, es geht Ihnen heute allen ähnlich schlecht. Manchmal gibt es solche Tage und das darf sein. Ich würde Sie bitten, dass Sie sich heute überlegen, was Sie als Gruppe machen können, damit der Start morgen wieder zuversichtlicher aussieht – Sie alle gemeinsam und jeder einzeln für sich.« Sollte diese Dynamik häufiger vorkommen, sollten wir das nicht einfach aussitzen und die Morgenrunden aushalten und hoffen, dass sie schnell vorbeigehen. Bei einem solchen Verhalten unsererseits würden wir selbst zum aufrechterhaltenden Faktor für dysfunktionales Verhalten werden. Viel mehr wird es in solchen Fällen darum gehen, eine der nächsten Morgenrunden zu nutzen (oder eine separate Sitzung mit den Patientinnen dafür anzuberaumen), um das Verhalten zu thematisieren und es gemeinsam mit allen Patientinnen zu analysieren. Dafür bietet sich eine Verhaltensanalyse (→ Kap. 3) an. Danach kann gemeinsam geschaut werden, wie die Patientinnen wieder in ein funktionales Verhalten kommen können und was sie dafür seitens des Teams an Unterstützung benötigen. Im besten Fall haben alle etwas gelernt und wir als Team haben aus Zitronen Limonade gemacht.

Wochenendplanung

Am Freitag findet vor dem Wochenende eine zusätzliche Sitzung mit den Patientinnen statt, um das Wochenende vorzubesprechen, die geplante Tagesstruktur sowie die Wochenendziele (z. B. Durchführung von individuell geplanten Belastungssituationen) zu erörtern. Es wird auch die körperliche und psychische Verfassung erfragt. Dies ist vor allem bei den Patientinnen gut zu prüfen, die in die Belastungserprobung gehen und das Wochenende außerhalb der Klinik verbringen. Sollten am Wochenende Kontakte zum Team notwendig sein, zusätzlich zu dem laufenden Basisprogramm (Mahlzeiten, Medikamentenausgabe), können diese jetzt schon besprochen und geplant werden. Auf manchen Stationen gibt es die Kapazitäten, dass am Wochenende Gruppen durchgeführt werden können. Die Teilnahme daran sollte dann auch in der Wochenendplanung besprochen werden.

Stationsgespräche

Als hilfreich hat es sich erwiesen, einmal pro Woche der Patientinnengruppe die Möglichkeit zu geben, Feedback zu den Abläufen auf Station zu geben. Das darf auch eine positive Rückmeldung sein. Hauptziel ist es, Patientinnen ein Forum zu geben, um Dinge anzusprechen und so Schwierigkeiten vorzubeugen, die sich daraus ergeben, dass alle eine Schieflage wahrnehmen, aber keiner etwas sagt. Es wird nicht für alles eine Lösung geben (z. B. das Essen schmeckt nicht) und gleichzeitig werden die Anliegen der Patientinnen ernstgenommen, validiert, und ihnen begegnet, wo es möglich ist. Das Stationsgespräch kann auch genutzt werden, um schwierige Dynamiken in der Gruppe anzusprechen und für diese gemeinsam eine Lösung zu finden. Ein frühzeitiges Ansprechen hat auch hier den Vorteil, dass aufkommende Konflikte zeitnah besprochen werden können, bevor es zu einem Verharren an verschiedenen Fronten kommt.

1.4 Schwierige Situationen

Im Folgenden soll auf besondere und schwierige Situationen eingegangen werden, die im alltäglichen Miteinander im Team und im Umgang mit Patientinnen entstehen können:

1.4.1 Konflikte im Team

Probleme, die im Team auftreten, werden im Team gelöst. Manchmal treten Konflikte auf, die sich nicht unter den einzelnen Mitgliedern lösen lassen. Dann muss der Konflikt auf die nächsthöhere Ebene in der Hierarchie gebracht werden. Wichtig ist dabei, dass ein Teammitglied, das sich an seine direkte Vorgesetzte wendet, dies vorher dem Team mitteilt: »Ich sage meiner Vorgesetzten Bescheid, dass wir im Team einen Konflikt haben und mit der eigenständigen Lösung überfordert sind.« Das schützt sowohl das Team, weil es sich darauf vorbereiten kann, dass der Konflikt nun auf eine höhere Ebene getragen wird, als auch das einzelne Teammitglied, dem bei einem »heimlichen« Weitergeben vorgeworfen werden könnte, es sei hinter dem Rücken tätig geworden. Zusätzlich ist es möglich, dass das Team eine Supervision für die Bearbeitung des Konflikts nimmt bzw. eine bestehende Supervision als Teamsupervision nutzt. Sollte sich ein Team dazu entscheiden, erst einmal eine Supervision zur Lösung des Konflikts zu nehmen, der Konflikt nach der Supervision aber weiter bestehen, sind unbedingt die Vorgesetzten zu informieren, damit der Konflikt nicht weiter verschleppt wird, was sich aufs Arbeitsklima und auch auf die Behandlungsatmosphäre der Patientinnen negativ auswirkt.

1.4.2 No-Go-Regel wird gebrochen, aber Patientin ist akut suizidal

Ein Brechen einer No-Go-Regel zieht eine direkte Entlassung der Patientin nach sich. Im Entlassgespräch wird die Selbstgefährdung abgefragt. Die akute Suizidalität mit ernsthaften Absichten sollte am besten im Vier-Augen-Gespräch geprüft und gesichert werden. Sollte die Patientin eine Suizidalität anführen, damit sie nicht entlassen wird, ohne dabei wirklich akut suizidal zu sein, und wir behalten sie in der Klinik, verstärken wir damit ihr dysfunktionales Verhalten, Suizidalität instrumentell einzusetzen, also vorzugeben, um etwas zu bekommen. Das Vier-Augen-Gespräch empfiehlt sich, da immer ein Restrisiko besteht, dass eine Patientin sich suizidiert, obwohl wir es anders eingeschätzt haben. Neben dem Vier-Augen-Gespräch ist daher eine umfangreiche und für Externe nachvollziehbare Dokumentation wichtig.

Sollte die Patientin *akut* suizidal sein, können wir sie nicht entlassen. Gleichzeitig können wir aufgrund ihres Verhaltens auch nicht mit ihr weiter zusammenarbeiten. Nach Möglichkeit sollte daher jetzt die gesamte Klinik als Team fungieren und die Patientin in ein Überwachungszimmer (notwendig, da Patientin akut suizidal) einer *anderen* Station verlegt werden. Das hat zwei Vorteile: Zum einen ist für die Patientin das zuvor therapeutische Setting spürbar beendet, da sie auf einer anderen Station von einem anderen Team behandelt wird. Zum anderen ist das Team, je nachdem um welches problematische No-Go-Verhalten es sich gehandelt hat, entlastet, weil es mit der Patientin erst einmal nicht mehr weiter zusammenarbeiten muss. Damit eine solche Möglichkeit umsetzbar ist, muss sich zuvor die ganze Klinik für ein solches Vorgehen committet haben. Jede Station sollte einer anderen Station in einem solchen Fall aushelfen können.

Wenn das nicht möglich ist, weil die Klinik noch nicht so weit ist, in solchen Fällen des Kontingenzmanagements als Team zusammenzuarbeiten oder alle anderen Überwachungszimmer belegt sind, kommt die Patientin ins eigene Überwachungszimmer mit Stufenplan (→ Kap. 3). Unabhängig davon, in welchem Überwachungszimmer sie sich befindet, wird auf eine baldige Entlassung hingearbeitet. Die Patientin sollte nicht aus dem Überwachungszimmer in eine Therapie übernommen werden. Es kann zu einem späteren Zeitpunkt eine neue Behandlung vereinbart werden. Das Verhalten, das zur Entlassung geführt hat, sollte dafür aufgearbeitet worden sein, z. B. durch eine Verhaltensanalyse. Patientin sollte ein Commitment besitzen, sich bei dem erneuten Aufenthalt an die Regeln zu halten. Die Bewertung hängt auch hier ab von der Steuerungsfähigkeit der Patientin.

Beispiel Steuerungsfähigkeit und Brechen einer No-Go-Regel: Wenn jemand mit einer akuten Psychose in seinem Zimmer randaliert und dabei eine Pflegekraft körperlich verletzt, ist das anders zu bewerten, als wenn eine Borderline-Patientin sich schwer selbstverletzt und ihre Tür mit dem Bett blockiert, sodass Pflegemitarbeiterinnen nicht zu ihr kommen können.

Infoblatt »Teamvereinbarungen«

Wertschätzender und respektvoller Umgang miteinander ist uns wichtig. Das gehört dazu:

- Alle Berufsgruppen kommunizieren auf Augenhöhe miteinander.
- Wichtige Informationen geben wir zeitnah weiter.
- Wir üben uns in Dialektik.
- Wir respektieren die Meinung einer jeden und werten sie nicht ab.
- Wir halten uns an Teamentscheide oder -beschlüsse.
- Wir lassen einander ausreden.
- Wir reden, als wären alle Kolleginnen im Raum anwesend.
- Wir sprechen Probleme und Kritik offen und ehrlich an.
- Fehler oder Kritik von Kolleginnen werden niemals vor Patientinnen angesprochen.
- Wir nehmen einander ernst.
- Wir wahren und akzeptieren unsere Grenzen. Gleichzeitig haben wir das ganze Team im Blick.
- Wenn ein Teammitglied Hilfe und Unterstützung benötigt, nehmen wir dies ernst und suchen zusammen nach einer Lösung.
- Wir übernehmen Verantwortung für den Auftrag unseres Teams

Infoblatt »Hüterin der Dialektik und Hüterin der Zeit«

Hüterin der Dialektik und Hüterin der Zeit helfen, die dialektische Haltung in Besprechungen zu wahren.

In jeder Teamsitzung zu Beginn festlegen: Hüterin der Dialektik und Hüterin der Zeit. (Keine lange Diskussion, schnelles Bereiterklären!)

Hüterin der Dialektik

Aufgabe: Das Team darauf hinweisen, wenn zu einseitig oder wertend über etwas geredet wird. Das kann das Reden über einen Patienten sein, alle anderen Absprachen, die im Team getroffen werden oder Auseinandersetzungen.

Dabei ist eine »goldene Regel« zu beachten: Jedes Gespräch über einen Patienten ist wie ein Gespräch mit einem Patienten. Vermeiden von verallgemeinernden Bewertungen, die im Hinterkopf bleiben und das nächste Gespräch mit dem Patienten beeinflussen und dadurch eine wertschätzende Atmosphäre behindern. Stattdessen Verhalten des Patienten und das dadurch bei einem selbst ausgelöste Gefühl konkret benennen.

Hüterin der Zeit

Aufgabe: Das Team darauf hinweisen, wenn nicht jeder Patient ähnlich viel Zeit bekommt. Außerdem darauf achten, dass die Zeiten der Teambesprechungen eingehalten und nicht überzogen werden.

Das Einhalten der beiden Rollen, Hüterin der Dialektik und Hüterin der Zeit, durch die jeweiligen Personen sollte vom Team durch Anerkennung verstärkt werden (z. B. der Hüterin der Zeit sagen: »Danke, dass du auf die Zeit achtest!« oder der Hüterin der Dialektik: »Gut, dass du uns auf unsere einseitige Sicht hinweist.«). Die Hüter sollten sich durch eine Glocke kurz bemerkbar machen können.

Auch diese Regel hat Ausnahmen, z. B. bei für uns besonders schwierigen Patienten.

Arbeitsblatt »Dialektische Wippe«

Die Wippe verkörpert die Dialektik mit zwei Polen.

Nehmen Sie bei Entscheidungen im Team, Konflikten oder bei anderen Betrachtungen die Wippe zur Hand.
Überlegen Sie sich: Was ist die eine Seite der Medaille und was die andere?
Versuchen Sie, einen Mittelweg zu finden oder beide Seiten auszubalancieren.

Arbeitsblatt »No-Go-Regeln«

Bitte überlegen Sie sich im Team, welches Verhalten bei Ihnen in der Einrichtung zu sofortiger Entlassung der Patienten führt (bei ausreichender Absprachefähigkeit). Die Patientinnen werden bei der Aufnahme darüber informiert und haben die Informationen auch, wenn vorhanden, in der Behandlungsvereinbarung stehen.

Es ist hilfreich, wenn nicht nur das Verhalten, das zur Entlassung führt (z. B. körperliche Gewalt, Alkohol oder andere Drogen auf Station) festgelegt wird, sondern das Auftreten eines solchen Falls auch bis zum Ende durchgespielt wird, um im Ernstfall möglichst routiniert reagieren zu können.

Wer führt die Entlassung durch? Vorher noch mal Teamentscheid notwendig oder Einzelentscheidung? Kann zu jeder Tages- oder Nachtzeit entlassen werden? Wann sollte nach Vier-Augen-Prinzip entlassen werden? etc.

Unsere No-Go-Regeln

Folgendes Verhalten führt bei uns zu sofortiger Entlassung:

- ______________________________
  ____
- ______________________________
  ____
- ______________________________
  ____
- ______________________________
  ____
- ______________________________
  ____

Arbeitsblatt »Entscheidungsbäume«

Entscheidungsbäume legt jede Behandlungseinheit für sich selbst fest. Die folgenden Bausteine können als Hilfe dienen, eigene Entscheidungsbäume zu generieren.

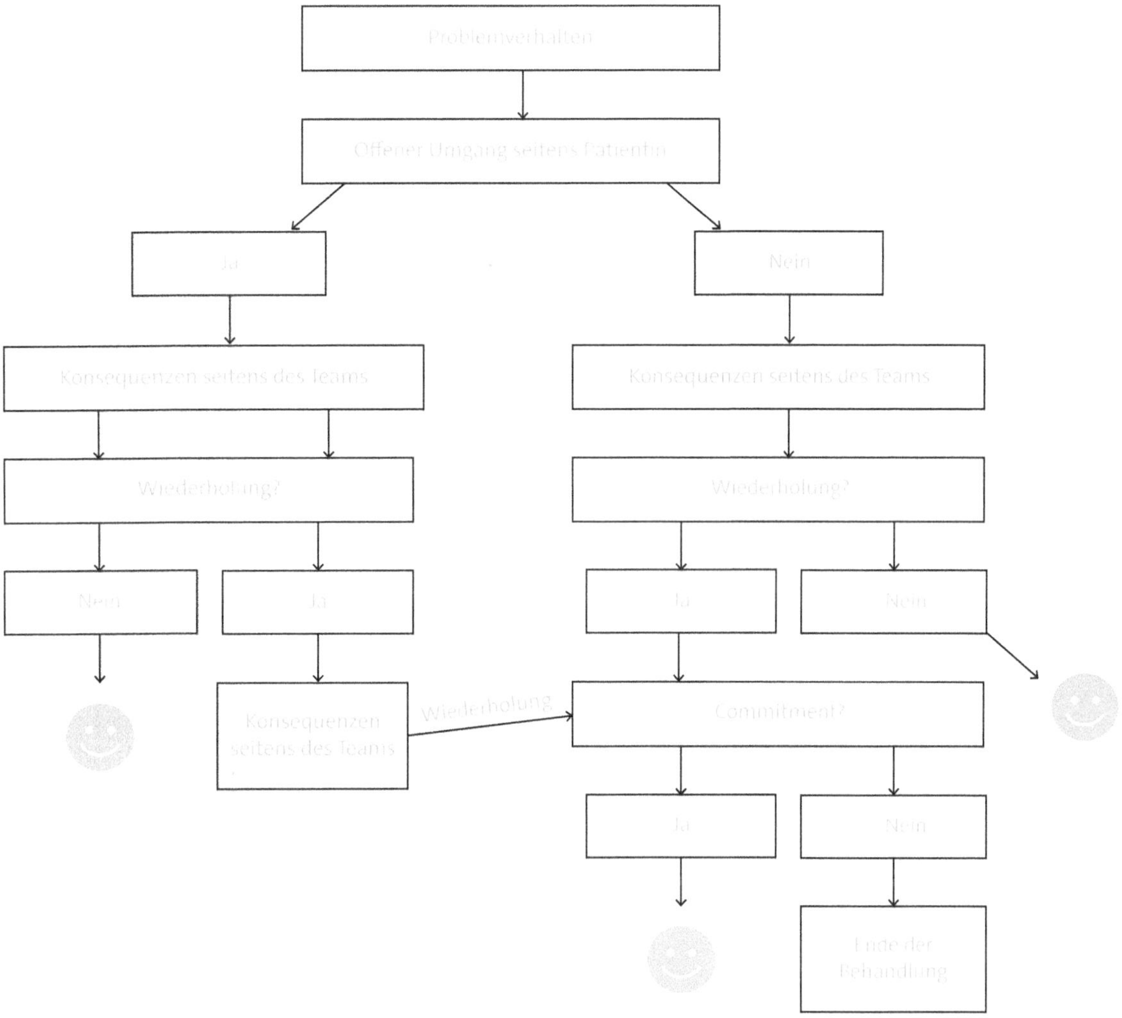

Arbeitsblatt »Vorgehen Funktionale Problemanalyse«

- Was ist das Problemverhalten, das zur stationären Aufnahme geführt hat?

___

___

- Was war der Auslöser für die stationäre Aufnahme bzw. das Problemverhalten?

___

___

- Welche Vulnerabilitäten sind vorhanden, die das Problemverhalten begünstigen?

___

___

- Welche Gedanken, Gefühle und körperlichen Reaktionen führen bei der Patientin zum Problemverhalten?

___

___

- Was sind die kurzfristigen Konsequenzen des Verhaltens?

___

___

- Was sind die langfristigen Konsequenzen des Verhaltens?

___

___

- Welche Möglichkeiten hat die Patientin, selbst ihr Verhalten zu steuern?

___

___

Checkliste »Übergabe«

- ☐ Achtsamkeitsübung (1–2 Min.)
- ☐ Das Wichtigste der Patientinnen
- ☐ Anträge von Patientinnen
- ☐ Gruppen
- ☐ Krankmeldungen
- ☐ Teamentscheide/Teambeschlüsse

Arbeitsblatt »Logbuch«

Therapieziele und Behandlungsplanung

(angelehnt an Goal Attainment Scaling [Kiresuk & Shermann 1968])

Patient/Patientin: ____

Therapeutin ärztlich/psychologisch: ________________________________

Therapeutin pflegerisch: ____

Aufnahmedatum: ____________________ Entlassungsdatum: ____________________

Übergeordnetes Ziel:

____

____

____

Wie viel bin ich meinem übergeordneten Ziel schon nähergekommen?

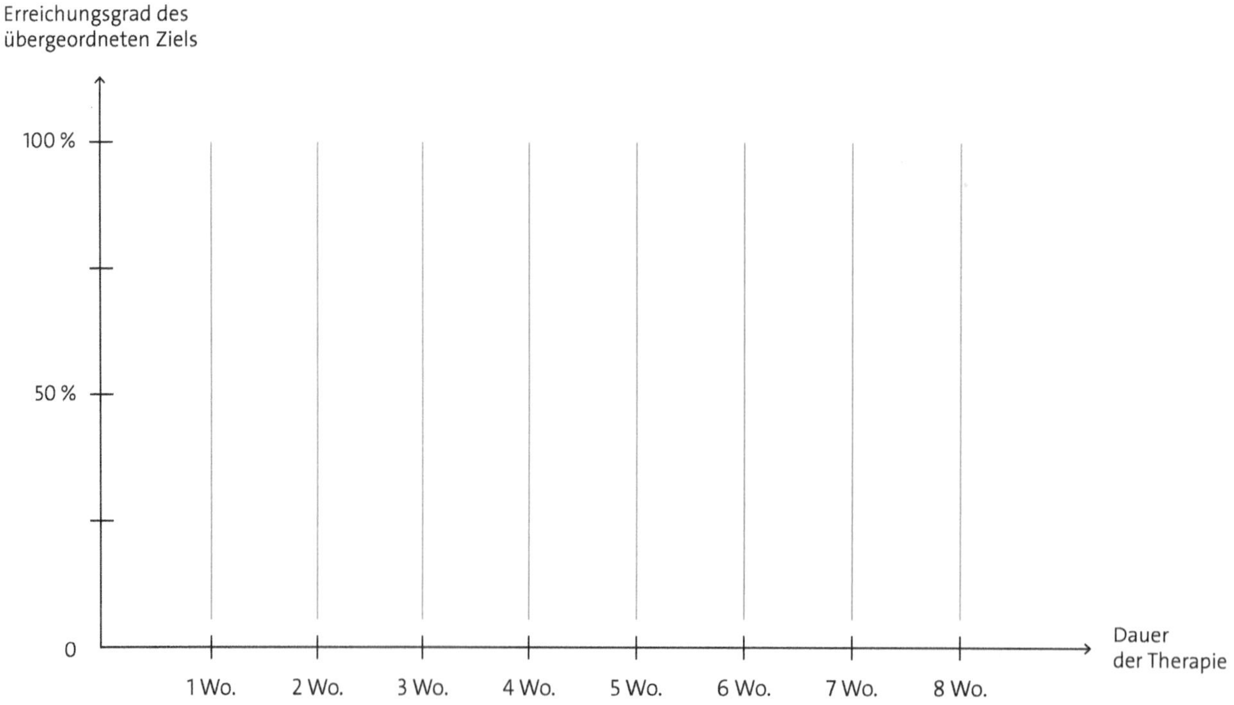

Überblick Therapiestadien

(angelehnt an Stiglmayr & Gunia 2017)

Therapiestadium 1: Schwerwiegende Probleme im Handeln

Lebensbedrohliches Verhalten
Suizidversuche, fremdgefährdendes Verhalten, potenziell lebensbedrohliche unbehandelte medizinische Zustände, Hochrisikoverhalten, lebensbedrohliches nicht-suizidales selbstverletzendes Verhalten (NSSV)

Therapiezerstörendes Verhalten, drohende Behandlungsabbrüche
Schwere Probleme im therapeutischen Setting (Nicht-Erscheinen, anhaltende Konflikte in der Gruppe, ...), Finanzierungsproblematik, Burn-Out des Therapeuten/des Teams (z. B. dauerhafte Beschimpfungen, zu viele Verhaltensanalysen, Ausbleiben von Fortschritt)

Krisengenerierendes Verhalten
Schwerwiegende familiäre Probleme (JA), fatale Partnerschaften, Täterkontakt, ungeplante psychiatrische Notaufnahmen, wiederholtes schweres NSSV

Verhalten, das den Therapiefortschritt gefährdet
Intoxikationen, Dissoziationen, anhaltende Psychose, Major Depression, schweres ADHS, Non-Compliance (z. B. bez. NSSV), schwere Schlafprobleme, schwere Ess- und Trinkstörungen

Verhalten, das die Lebensqualität beeinträchtigt
Partnerschaftsprobleme, Arbeitslosigkeit, Arbeitsplatzprobleme, Posttraumatische Belastungsstörung (PTBS) und andere Achse-I Störungen, Suchtprobleme, Essproblematik (z. B. Bulimie, Nicht-Essen)

Therapiestadium 2: Probleme des emotionalen Erlebens

Therapiestadium 3: Probleme der Sinnerfülltheit

Woche ____________ **vom** ______________________ **bis zum** ______________________

Termin Therapeutin ÄD: ______________________ Termin Therapeutin PD: ______________________

Termin Sozialdienst: ______________________ Sonstige Termine: ______________________

Wir versuchen nach Möglichkeit darauf zu achten, dass Ihre Therapietermine nicht parallel liegen. Sollten Sie aufgrund Ihres Einzeltermins nicht an einer Gruppe teilnehmen können, sagen Sie Ihre Gruppenteilnahme bitte rechtzeitig bei der Gruppentherapeutin ab!

Aktuelles Therapiestadium: ______________________

Wochenziel 1 ____

Wie weit bin ich in den vergangenen sieben Tagen meinem *Wochenziel* nähergekommen:

0	1	2	3	4	5	6	7	8	9

gar nicht — sehr viel

Wochenziel 2 ____

Wie weit bin ich in den vergangenen sieben Tagen meinem *Wochenziel* nähergekommen:

0	1	2	3	4	5	6	7	8	9

gar nicht — sehr viel

Wochenziel 3 ____

Wie weit bin ich in den vergangenen sieben Tagen meinem *Wochenziel* nähergekommen:

0	1	2	3	4	5	6	7	8	9

gar nicht — sehr viel

Vorschlag an die Einzeltherapeutin: ____

____

Vorschlag an die Bezugspflege: ____

____

Vorschlag an den Sozialdienst: ____

____

Vorschlag an die Patientin

von Einzeltherapeutin: ______________________________

von Bezugspflege: ______________________________

von Bewegungstherapeutin: ______________________________

von Ergotherapeutin: ______________________________

von Sozialdienst: ______________________________

eigene Vorschläge: ______________________________

Checkliste »Visite«

Begrüßung

- ☐ Medizinische oder ärztliche Anliegen
  - Ggf. medizinische Befunde (Labor, MRT etc.) werden evaluiert
  - Ggf. Erhebung des aktuellen psychopathologischen Befundes

- ☐ Stand der Behandlung
  - Evaluation des Behandlungsfortschrittes in Abhängigkeit der gemeinsam festgelegten Ziele und des Commitments des Patienten
  - Gemeinsame Reflexion bisheriger diagnostischer Parameter und Festlegung weiterer diagnostischer Schritte
- ☐ Weitere Ziele für die Behandlung
  - Anpassung der Behandlungsplanung hinsichtlich pharmakotherapeutischer/biologischer, psychotherapeutischer und sozialpsychiatrischer Maßnahmen
  - Initiieren nächster therapeutische Maßnahmen (Anordnungen etc.)

- ☐ Wenn notwendig, Abfragen der Suizidalität

- ☐ Brauchen Sie noch Bescheinigungen?

- ☐ Sonstiges

- ☐ Wertschätzende Verabschiedung

Checkliste »Morgenrunde«

Achtsamkeitsübung

- ☐ Patientinnenrunde
  - Wie ist meine aktuelle psychische und körperliche Verfassung?
  - Was hat gestern gut funktioniert und wie bin ich meinen Zielen nähergekommen?
  - Was habe ich mir für heute vorgenommen? Brauche ich dabei Unterstützung?

- ☐ Organisatorisches
  - Besprechung des Tagesprogramms
  - Änderungen
  - Ankündigungen

- ☐ Anliegen der Patientinnen?

- ☐ Wertschätzende Verabschiedung in den Tag

Checkliste »Wochenendplanung«

Diese Checkliste dient den Mitarbeitenden zur Vorbesprechung des Wochenendes von Patienten in Belastungserprobungen oder in teilstationärer Behandlung.

☐ Zeitraum der Belastungserprobung von ______________________ bis ______________________

☐ Pläne für das Wochenende

Freitag: ____

Samstag: ____

Sonntag: ____

☐ Überprüfung der geplanten Aktivitäten hinsichtlich Über- oder Unterforderung, ggf. priorisieren oder aktivieren

☐ Risikofaktoren prüfen, die am WE zu einer Krise führen könnten

☐ Notfallplan erstellen, falls noch nicht vorhanden

☐ Sind die Telefonnummern griffbereit notiert? (Ansprechpartner, Klinik/Station)

☐ Hinweis zum Suchtmittelkonsum während der Behandlung

☐ Information über frühzeitige Rückkehroption

☐ Möglichkeiten für die Rückfahrt in die Klinik besprochen?

☐ Suizidalität abklären
Wie ist es im Moment? Denken Sie daran, sich das Leben zu nehmen?
Welche Pläne gibt es?
Welche vorbereitenden Maßnahmen haben Sie bereits getroffen? (Medikamente gesammelt, Strick zurückgelegt, Rasierklingen gekauft …)
Haben Sie davon etwas zu Hause, was Sie im Falle einer Krise verwenden würden?

Vorgehen bei (Verdacht auf) Suizidalität:
Patientinnen nicht gehen lassen, Stationsärztin informieren, Vier-Augen-Prinzip, ggf. Bahnen stationärer Aufnahme, ggf. Non-Suizid-Vertrag. In allen Fällen saubere Dokumentation und Orientierung an Hierarchie der Therapieziele.

2 Verhalten als Therapeutin

Die einzelne Therapeutin, ob ärztlicher, psychologischer oder pflegerischer Dienst, ist Teil des Teams und arbeitet im (teil-)stationären Setting nicht für sich allein. Im →Kap. 1 werden bereits wichtige Aspekte behandelt, die hier nicht nochmals aufgeführt werden, obwohl sie natürlich einen Einfluss auf das eigene Verhalten als Therapeutin haben (und andersherum). Besonders zielführend ist es, wenn ich mich als Therapeutin mit meiner Arbeit in der Haltung des Teams wiederfinde und mich damit identifizieren kann. Wenn dies nicht der Fall ist, wird für beide Seiten, Therapeutin und Team, die Arbeit auf Dauer anstrengend, sodass es dann eher zu Konflikten oder Trennungen kommt. Die Autoren haben Verhaltensweisen und Haltungen gesammelt, die sich in ihrer Erfahrung auch in der Psychiatrie anwenden lassen, sowohl im stationären als auch ambulanten Setting (für eine Vertiefung wird empfohlen: Kanfer et al. 2006; Lammers 2017; Fiedler & Herpertz 2023).

2.1 Materialien

- AB »Arbeitsbeziehung vs. Freundschaftsbeziehung« (P)
- CL »Reflexion therapeutische Haltung« (T)
- CL »Reflexion therapeutischer Prozess« (T)
- AB »Mensch der Verantwortung« (P)
- IB »Kanfers 11 Gesetze der Selbstmanagement-Therapie« (T)

2.2 Haltung als Therapeutin

2.2.1 Reflexion der eigenen Rolle – für sich selbst und im Team

Gerade zu Beginn der Tätigkeit als Therapeutin, aber auch fortlaufend, macht es Sinn, sich zu fragen: Wie sehe ich mich als Therapeutin? Wie sehe ich meine Rolle in der Therapie und wie die Rolle der Patientin?

Es bietet sich an, dass jede im Team diese Frage für sich beantwortet und sich über die Antworten austauscht. So werden schnell ähnliche Einstellungen deutlich, aber auch Unterschiede, die sein dürfen. Wenn ein solches Wissen um die Unterschiede präsent ist, kann es zum Vorteil für die Patientinnen genutzt werden, indem manche Patientinnen bestimmten Therapeutinnen zugeordnet werden. Zum Beispiel gibt es Therapeutinnen, die sehr schnell selbst in einen Konflikt mit einer narzisstischen Patientin kommen, und andere wiederum können Menschen mit solchen Persönlichkeitsanteilen sehr geduldig behandeln, ohne sich einmal persönlich angegriffen gefühlt zu haben. Daher ist es hilfreich, wenn die Therapeutinnen im Team untereinander von ihren Stärken und individuellen Nuancen in der Haltung wissen, um einen möglichst guten Match mit den Patientinnen hinzubekommen. Ist das Wissen jedoch nicht reflektiert und untereinander ausgetauscht worden, kann es leicht Konflikte geben.

2.2.2 Haltung früh transparent machen

Die Frage nach der Haltung als Therapeutin kann nicht pauschal beantwortet werden. Als Beispiel für unterschiedliche Haltungen wird die in der Psychotherapie weit verbreitete Bergsteigermetapher als Analogie für die Therapie angeführt, aus der sich automatisch auch eine Haltung als Therapeutin ergibt. Diese kann, je nach Stil der Therapeutin, inhaltlich modifiziert werden, sodass die Rolle der Therapeutin z. B. eher eine führende oder eher eine begleitende ist. Die Metapher wird mit Patientinnen zu Beginn der Behandlung besprochen, und leitet insofern die Behandlung für beide Seiten ein. Daher soll ihre Anwendung an dieser Stelle genauer geschildert werden.

Ihre Besprechung kann je nach Funktionsniveau und krisenhaftem Verhalten der Patientin schon in der Aufnahmesituation erfolgen oder später im ersten psychotherapeutischen Gespräch. Mithilfe der Metapher bekommt die Patientin einen guten Eindruck, was sie erwartet von der Behandlung, was sie von der Therapeutin erwarten kann und was sie auch von sich selbst erwarten darf, nämlich eine aktive Rolle. Gerade bei Patientinnen, die sehr medizinisch geprägte Behandlungsvorstellungen mitbringen (»man macht etwas mit mir und dann wird es mir wieder besser gehen«), ist es hilfreich, zügig und transparent über die Rahmenbedingungen in der Behandlung aufzuklären, anstatt Erwartungen an die Patientin zu haben, die nicht kommuniziert wurden und die so das Entstehen von Missverständnissen erleichtern.

BEISPIEL FÜR EIN EINLEITENDES GESPRÄCH:
Ich möchte Ihnen etwas darüber mitteilen, was Sie in der Therapie ungefähr erwartet. Sie sind hergekommen und stehen vor Ihren Problemen vielleicht ein bisschen ratlos, wissen nicht, wie Sie diese bewältigen können. Stellen wir uns einmal vor, dass diese Probleme wie ein riesiger Berg sind und Sie stehen am Fuß dieses Berges und wollen ihn irgendwie erklimmen, auch wenn er Ihnen vielleicht sogar unüberwindbar erscheint. Sie haben sich das höchstwahrscheinlich nicht selbst ausgesucht, aber jetzt führt kein Weg mehr daran vorbei. Sie wollen da hoch, um weiterzukommen. Ähnlich wie eine Bergführerin, stehe ich und natürlich auch das restliche Team, Ihnen zur Seite bei dieser Bergbesteigung. Wir können zusammen Ihre Ausrüstung checken – was bringen Sie alles mit an Ressourcen? Aber auch schauen, ob alles vorbereitet ist, dass Sie starten können – kann Ihre Wohnung so lange allein bleiben, muss noch jemand versorgt werden …? Wir schlagen auch eine Route vor, einigen uns gemeinsam mit Ihnen auf Teilziele, die wir etappenweise erreichen können. Wir sind also an Ihrer Seite, wenngleich Sie jeden Schritt selbst gehen müssen, denn wir können Sie nicht tragen. Auch haben wir keinen Einfluss auf das Wetter, je nachdem müssen wir vielleicht eine Pause machen oder sogar ein Stück noch mal zurückgehen. Es ist also für uns alle eine Reise mit bestimmten Unbekannten, aber wir haben viel Erfahrung und Wissen dabei, um diesen Berg mit Ihnen zu erklimmen und werden Sie mit ganzen Kräften unterstützen, um dann mit Ihnen gemeinsam den Ausblick zu genießen – auf das, was Sie alles geschafft haben werden. Sollen wir losgehen?

Natürlich wird man diese Metapher je nach Funktions- und Aufmerksamkeitsniveau der jeweiligen Patientin vereinfachen, modifizieren oder elaborieren – aber die grundlegenden Bausteine (ein Weg – ich kann begleiten und helfen – nur du kannst ihn gehen – ich bringe Erfahrung und Wissen mit – du kannst es/wirst es am Ende so schaffen) sollten auf jeden Fall enthalten sein.

2.2.3 Kommunikation im therapeutischen Prozess

Die Kommunikation gerade mit kranken oder sehr krisenhaften Patienten ist oft herausfordernd. Bei herausfordernden Kommunikationen ist typisch, dass es zwischen »Sender« und »Empfänger« leicht einmal »aneinander vorbei« gehen kann. Die eine denkt, sie hätte der anderen etwas deutlich gemacht, es ist aber gar nicht bei der anderen angekommen. Die andere denkt, sie hätte das Gegenüber verstanden, in Wirklichkeit ist dieser Mensch gerade innerlich ganz wo anders. Für den therapeutischen Prozess als solches ist es sehr hilfreich, sich immer wieder die Zeilen, die Konrad Lorenz zugeschrieben werden, vor Augen zu führen.

> gedacht ist nicht gesagt,
> gesagt ist nicht gehört,
> gehört ist nicht verstanden,
> verstanden ist nicht einverstanden,
> einverstanden ist nicht angewendet,
> angewendet ist nicht beibehalten.
> *Konrad Lorenz (1903–1989, Wiener Verhaltensforscher und Nobelpreisträger)*

Die Herausforderung ist, dass wir nicht immer direkt bemerken, wenn etwas schiefgegangen ist, bzw. nicht was. Konrad Lorenz war Verhaltensforscher und hat an der zitierten Kommunikationstreppe deutlich gemacht, an welchen Stellen etwas schief gehen kann. Gerade, wenn es in der Therapie stockt oder »zu glatt« geht, sollte ich mich fragen, wo stehe ich und wo steht die andere? Hat sie mir zugehört? Hat sie mich verstanden? Weiß sie, was von ihr erwartet wird? Ist sie committet? Wendet sie es an? Was braucht sie von mir zur Unterstützung? Wie kann der Transfer in den Alltag gelingen?

Eine entscheidende Haltung in der Behandlung ist, dass die Therapeutin für diesen Prozess die Verantwortung übernimmt, also immer wieder analysiert und feststellt, wo stehen wir gerade, wo steht die Patientin und wo stehe ich – passt das zusammen? So stellen wir als Therapeutinnen sicher, dass wir unseren Patientinnen nicht davon galoppieren oder umgekehrt.

Eine häufige, aber wenig zielführende Haltung besteht darin, Patientinnen schnell bzw. pauschal verantwortlich zu machen (»ist nicht motiviert«, »ist eben narzisstisch«), anstatt die o. g. Kommunikationstreppe zu überprüfen.

Gleichzeitig: Wenn man anfängt therapeutisch zu arbeiten, gibt es erst mal viele Dinge, die es zu beachten gilt und die noch keine Routine sind. Schnell sind wir dann im Kopf mit allem Möglichen beschäftigt und vergessen dabei manchmal, wie wichtig die Haltung gegenüber der Patientin ist. Daher hilft es gerade zu Beginn, die therapeutische

Haltung im Einzelnen für sich zu reflektieren, um sie sich mehr ins Bewusstsein zu holen. Das ist auch später im Therapeutinnenleben immer wieder sinnvoll, zum Beispiel bei Patientinnen, die wir als herausfordernd erleben (→CL »Reflexion therapeutische Haltung«).

2.3 Die therapeutische Arbeitsbeziehung

2.3.1 Rechtlichen Rahmen kennen und beachten

Rechtliche Aspekte sowie Vorgaben der Institution stellen den Rahmen, in dem eine therapeutische Arbeitsbeziehung aufgebaut wird.

Schweigepflicht

Die Schweigepflicht gegenüber der Patientin ist rechtlich bindend und ein wichtiger Baustein im Vertrauensverhältnis. Sie ist in § 203 des Strafgesetzbuches (StGB) geregelt, zudem in den (Muster-)Berufsordnungen der einzelnen Professionen. Daher sollte die Patientin auch bereits im ersten Kontakt (als vertrauensstiftende Maßnahme) darauf hingewiesen werden, dass das Team der Schweigepflicht unterliegt und keine Informationen weitergegeben werden, es sei denn, die Patientin gibt dazu explizit ihr Einverständnis. Die Schweigepflicht gilt auch, wenn Patientin und Therapeutin sich außerhalb der Klinik treffen. Die Therapeutin hält sich mit Grüßen zurück, erst wenn die Patientin zu erkennen gibt, dass sie die Therapeutin kennt, reagiert auch diese.

Aufklärungspflicht

Als Therapeutinnen haben wir gegenüber den Patientinnen eine Aufklärungspflicht, die wir ebenfalls zu Beginn der Therapie wahrnehmen sollten. Wir klären die Patientin dabei über wesentliche Punkte der Therapie auf, ermuntern sie Fragen zu stellen oder auch Bedenken zu äußern. Auch wenn es erst einmal eine formale Pflicht (§ 630e, BGB) ist, nutzen wir diese, um Commitment aufzubauen für die Rahmenbedingungen einer Therapie: aktive Mitarbeit durch die Patientin, gemeinsames Vorgehen mit der Therapeutin und gemeinsame Auswahl der Vorgehensweise (siehe auch unten), Rollenerwartungen. Über folgende Punkte müssen Therapeutinnen verpflichtend aufklären:

- Diagnose
- Therapieplan (Art, Umfang, ungefähre Dauer und Durchführung der Therapie)
- Nebenwirkungen, Risiken der Therapie
- Notwendigkeit, Dringlichkeit, Eignung und Erfolgsprognose hinsichtlich Diagnose/Therapie
- Behandlungsalternativen, Möglichkeiten zur Unterbrechung/Beendigung
- Ggf. Schwierigkeiten durch die Diagnose/Aufenthalt in der Klinik hinsichtlich späterer Verbeamtung oder Abschluss Versicherungen (z. B. Berufsunfähigkeit)
- Ggf. Abrechnungs- oder Honorarfragen

Therapeutinnen sollten sich in der Formulierung der Informationen ihres Gegenüber anpassen, sodass die Aufklärung für die Patientin nachvollziehbar ist. Ansonsten ist keine »informierte Zustimmung« zur Therapie möglich. Psychiatrische Patientinnen sind bei der Aufnahme manchmal nicht in der Lage, eine Aufklärung zu erfassen. Sie sollte dann darauf beschränkt werden, was die Situation zulässt, und baldmöglichst nachgeholt und auch dokumentiert werden.

Dokumentationspflicht

Therapeuten haben eine Pflicht zu dokumentieren, im Krankenhaus gehört es zu festen Abläufen. Mehrere Aspekte sind dabei zu bedenken:

- Das Team liest mit und sollte aus der Dokumentation schnell die entscheidenden Informationen für sich herauslesen können. Bei ca. 20–25 Patientinnen auf Station ist keine Zeit, um sehr ausführliche, detailreiche Wiedergaben eines Gesprächs zu lesen. Es gilt: Ziel der Sitzung/des Gesprächs, durchgeführte Maßnahmen, weitere Aufgaben/Konsequenzen, relevante Infos seitens der oder über die Patientin.
- Die Patientin hat ein Recht auf Akteneinsicht. Therapeutinnen sollten also so dokumentieren, dass es ihnen später nicht unangenehm ist, sollte die Patientin Einsicht einfordern. Solange wir uns an unserer ohnehin wertschätzenden Haltung (→Kap. 1) orientieren, sollte das aber kein zu großes Nachdenken von uns fordern.
- Der Medizinische Dienst der Krankenkasse hat ein Recht, bei Prüfung der Fälle die Dokumentation zu lesen. In der Therapie achten wir sehr auf Ressourcenorientierung und Fortschritte der Patientin. Für die Krankenkassen allerdings sind die Defizite relevant, die es rechtfertigen, dass die Patientin weiterhin stationär behandelt wird. Es ist ein Fehler, nur Fortschritte zu dokumentieren, und genauso ein Fehler, nur Defizite. Auf beides sollte bei der Dokumentation geachtet werden.
- In manchen Fällen bekommen Staats-/Rechtsanwältinnen die Akte, z. B. wenn eine Patientin oder Angehörige wegen eines vermeintlichen Behandlungsfehler klagen. Daher sollte die Doku immer so gestaltet sein, dass ein Dritter später den therapeutischen Prozess gut nachvollziehen kann und vor allem sieht, dass die

Therapeutinnen ihren Fürsorgepflichten der Patientin gegenüber nachgekommen sind und der Facharztstandard gewahrt wurde.

Abstinenz

Therapeutinnen sind der Patientin gegenüber zu Abstinenz verpflichtet, und zwar auf verschiedenen Ebenen.

- Kein Kontakt im privaten Kontext, das bedeutet, dass wir uns außerhalb des professionellen Rahmens nicht mit der Patientin treffen/telefonieren/chatten etc.
- Keine persönliche Bindung, in der sich gegenseitig zu Vorteilen verholfen wird (Verschaffen von Vergünstigungen etc.).
- Kein sexueller Kontakt oder bereits Annäherungsversuche. Nach § 174c StGB (sexueller Missbrauch unter Ausnutzung eines Beratungs-, Behandlungs- oder Betreuungsverhältnisses) ist dies strafbar.

Körperlicher Kontakt

Körperlicher Kontakt darf nie, siehe vorheriger Punkt, sexuell motiviert sein oder so ausgestaltet werden. Inwiefern ansonsten körperliche Gesten zum Einsatz kommt, hängt vom Ziel, der Persönlichkeiten bzw. der Erkrankung der Patientin und dem Stil der Therapeutin ab. Wie immer sollten wir z. B. mit einer Geste ein Ziel verfolgen, wie z. B. die Patientin stützen, aufmuntern, bestärken etc. Die Therapeutin sollte sich sicher sein, dass die Patientin den Körperkontakt auch so, also positiv, erlebt. Bei traumatisierten Patientinnen ist besondere Vorsicht geboten, damit sie durch die körperliche Berührung nicht getriggert wird. Körperliche Gesten können eine leichte Berührung am Unterarm oder an der Hand sein, wenn die Patientin sehr aufgelöst ist, oder ein kurzes Klopfen auf Schulter/Rücken, um die Patientin zu loben bzw. zu ermuntern, dass sie die weiteren Schritte auch gut schaffen wird. Wenn es nicht zu dem Stil der Therapeutin passt, ist das völlig ok. Es spricht nichts dagegen, wenn eine Therapeutin während der gesamten Therapie körperlich völlig abstinent bleibt.

(Geld-)Geschenke

Je nach Compliance-Richtlinie der Klinik kann es unterschiedliche Höhen geben, in denen Geschenke seitens der Patientin erlaubt sind, wenn überhaupt. Eine Orientierung können die verschiedenen Aspekte sein:

- Geschenke am Ende der Behandlung als Zeichen der Dankbarkeit für die Behandlung (nicht währenddessen, um ungünstigen Beziehungsdynamiken vorzubeugen)
- Geschenke fürs ganze Team und nicht einzelne Therapeutinnen

2.3.2 Aufbau der Therapiebeziehung

Neben den rechtlichen Aspekten, die den Rahmen stellen, soll im Fokus des Therapeutinnenverhaltens der konkrete Aufbau einer therapeutischen Beziehung stehen. Denn: Unabhängig davon, welche Verfahren oder einzelne Techniken, die Therapeutin anwendet, spielt für das Therapieergebnis die therapeutische Beziehung eine entscheidende Rolle (Grawe 1994). Das zeigt sich über verschiedene Therapieschulen hinweg. Dem Aufbau der therapeutischen Beziehung kommt ein entscheidender Stellenwert zu.

Arbeitsbeziehung klären und schützen

Für manche Patientinnen versteht es sich von selbst, dass es sich bei einer therapeutischen Arbeitsbeziehung um einen professionellen Kontext handelt. Gleichzeitig erzählen Patientinnen der Therapeutin sehr private Dinge, die man eigentlich nur einem sehr nahestehenden Menschen anvertraut, sodass es sehr nachvollziehbar ist, wenn Patientinnen im Laufe der Therapie vom Verhalten eher in eine freundschaftliche Beziehung switchen.

Gerade bei Patientinnen, die unter einer Persönlichkeitsstörung und damit unter einer interaktionellen Störung leiden, die sich sehr wahrscheinlich auch in der therapeutischen Beziehung zeigt, empfiehlt es sich daher, in der Therapie (zu Beginn oder bei Bedarf) auf den Unterschied einzugehen (→ AB »Arbeitsbeziehung vs. Freundschaftsbeziehung«).

Erwartungen an die verschiedenen Rollen

Sowohl aufseiten der Therapeutin als auch aufseiten der Patientin haben wir Erwartungen hinsichtlich Respekts und Verantwortung:

Gegenseitiger Respekt

- Gegenüber der Therapeutin in Form von Respektieren ihrer Expertise
- Gegenüber der Patientin in Form von Respektieren der Eigenständigkeit und der Verantwortlichkeit in ihrem Leben, ihre Entscheidungen zu treffen

Verantwortung

- Therapeutin übernimmt Verantwortung für die Rahmenbedingungen der Behandlung und den therapeutischen Prozess (→ AB »Reflexion therapeutischer Prozess«).
- Patientin übernimmt Verantwortung für den Veränderungsprozess, auch wenn das kleinschrittig passieren kann und jeder Schritt in die Richtung von der Therapeutin verstärkt wird.

Bei manchen Patientinnen liegt eine Vermeidung von Verantwortungsübernahme vor, sodass es Sinn macht, für das Thema noch mal extra Zeit zu verwenden (→AB »Mensch der Verantwortung«). Dafür kann es hilfreich sein, auf Station einen Spiegel hängen zu haben, über dem ein Schild angebracht ist, auf dem steht: »Hier steht der Mensch der Verantwortung in meinem Leben.«

Dadurch ergibt sich automatisch, dass ein jeder sich selbst als der Mensch der Verantwortung in seinem Leben sieht. Spielerisch kann so verdeutlicht werden, dass die Patientin selbst die Entscheidung in ihrem Leben trifft und die Verantwortung dafür trägt. Wir als Therapeutinnen können unterstützen und begleiten.

Neben Respekt und Verantwortung bestehen spezifische Erwartungen an beide Seiten.

Rolle und Aufgaben der Patientin

Die Arbeitsbeziehung wird sowohl von der Therapeutin als auch der Patientin gestaltet. Im Rahmen der Aufklärung geht die Therapeutin automatisch auf die Erwartungen an die Patientin ein:

- aktive Mitarbeit
- Mitteilen von für die Therapie relevante Informationen
- Bereitschaft, sich auf neue Erfahrungen/Erkenntnisse/Verhaltensänderungen einzulassen

Ähnlich wie bei der Veränderungsmotivation ist es auch hier unser Job, für den Aufbau der beschriebenen Kriterien zu sorgen.

Rolle und Aufgaben der Therapeutin

Verschiedene Autoren haben Charakteristika der Rolle definiert, die bei einer Therapeutin im besten Falle eingenommen werden sollten (z. B. Kanfer et al. 2006; Schulte 1996). Therapeutinnen sind *Verstärker* und *Cheerleader* für Patientinnen, gleichzeitig *Modell* und die *Strukturgeber*. Im therapeutischen Prozess haben wir verschiedene Eigenschaften, die wir zum Einsatz bringen, und unterschiedliche Jobs zu erfüllen (siehe Aufzählung unten). Auch hier gilt wieder: Wann ist was meine Aufgabe? Was sage oder mache ich wie, um ein bestimmtes Ziel zu erfüllen?

Um dies für sich beantworten zu können, ist das Bild der Wippe hilfreich (→Kap. 1) aus der DBT, die auch den therapeutischen Prozess als solchen darstellen kann. Auf ihr kann man sich nicht nur zwei verschiedene Pole vorstellen, sondern auch die Therapeutin und die Patientin, die sich darauf bewegen. Zum Beispiel zwischen den beiden Polen Veränderung und Akzeptanz. Während der Therapie, einer einzelnen Sitzung, kann ich immer wieder reinspüren, wo befindet sich gerade die Patientin, wo befinde ich mich? Was muss ich tun, um in die Balance zu kommen? Gehe ich zu stark auf die Patientin zu bzw. fordere ich zu stark, sodass sie gleich die Wippe verlässt (→Abb. 2-1)? Sollte ich mich mehr zurücklehnen? So kann ich als Therapeutin durch Zurücklehnen (und damit der Patientin mehr Raum geben) oder Vorbeugen (um mein eigenes Engagement zu zeigen und die Patientin stärker zu unterstützen) den therapeutischen Prozess steuern und für eine Balance zwischen der Patientin und mir sorgen (→CL »Reflexion therapeutischer Prozess«). Zurücklehnen oder Vorbeugen kann die Therapeutin auch durch ihre Körperhaltung unterstreichen.

Anstatt einer Wippe kann man auch ein anderes Bild wählen (z. B. ein gemeinsamer Tanz, ein gemeinsames Bergsteigen, wie oben dargestellt, oder eine gemeinsame Bootsfahrt), das hilft, einen Eindruck zu bekommen, wo die Patientin und die Therapeutin sich gerade in der Beziehung befinden und was die Therapeutin tun muss, um mit der Patientin gemeinsam das nächste Etappenziel zu erreichen. Innerhalb des Bildes bringe ich als Therapeutin meine verschiedenen Rolleneigenschaften ein und erfülle die unterschiedlichen Aufgaben. Hilfreich sind in dem Zuge auch Kanfers 11 Gesetze der Selbstmanagement-Therapie (Kanfer et al., 2006), die aufgehangen im Therapiezimmer, einen immer wieder an wesentlichen Punkte der Rolle und Aufgaben erinnern können (→IB »Kanfers 11 Gesetze der Selbstmanagement-Therapie«).

Rolleneigenschaften: Positiv auf vielen verschiedenen Dimensionen und dabei flexibel

Flexibilität

Ganz vorneweg ist die Flexibilität, da nicht das *eine* Therapeutinnenverhalten in jede therapeutische Situation passt. Die Therapeutin muss von ihrer Seite verschiedene Anforderungen erfüllen und in ihrem Rollenverhalten, je nach

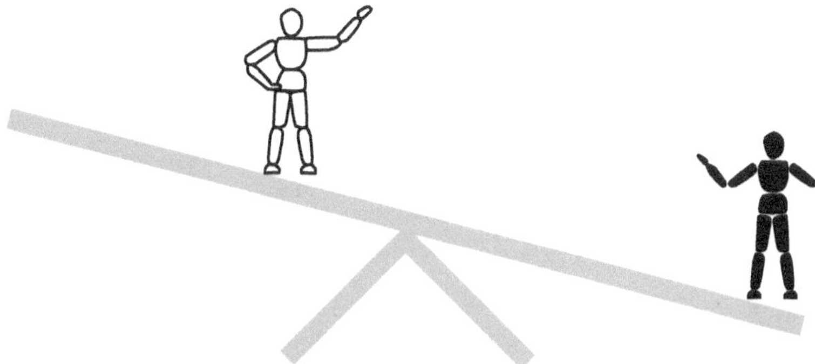

Abb. 2-1: Wippe als therapeutischer Prozess, auf dem sich Patientin und Therapeutin bewegen

Situation im therapeutischen Prozess, flexibel sein. So ist es etwas anderes, ob die Therapeutin auf eine aufgelöste Patientin eingeht, weil sie einen Konflikt mit ihrem Ehemann hatte, oder ob sie dieselbe Patientin zu einer Exposition motivieren möchte oder gar in der Exposition die Patientin zum Durchhalten auffordert. In der Krisenintervention verhält man sich oft anders als in der elektiven Therapie. Die folgenden Verhaltensweisen sollten wir also im besten Fall in unserem Repertoire haben, aber es gilt wie so oft der zielorientierte Einsatz.

Positive Ausstrahlung und Haltung gegenüber der Patientin
Patientinnen setzen nicht zuletzt ihre ganze Hoffnung auf uns als Therapeutinnen. Sie beobachten uns daher ganz genau, vor allem daraufhin, was wir ausstrahlen. Das können wir uns verdeutlichen, wenn wir daran denken, wie es uns bei (anderen) Ärztinnen geht, z. B. wenn wir auf eine Diagnose warten und genau schauen, wie die Ärztin sich während der Untersuchung verhält. Verzieht sie das Gesicht? Wirkt sie beunruhigt? Unseren Patientinnen geht es nicht anders mit uns, daher ist es zielführend, ein Augenmerk vor allem auf folgende Eigenschaften in der Ausstrahlung und im Verhalten zu legen:

- *Wertschätzende* Begegnung mit der Patientin, die sich zeigt durch aktive und engagierte Beteiligung an der Therapie. Die Patientin ist nicht eine von vielen, sondern gerade im Mittelpunkt unseres Interesses und wir setzen uns für ihr Weiterkommen ein. Die Therapeutinnen wollen ihr helfen, sie unterstützen und signalisieren ihr, sie ist die Anstrengung wert. Gerade in Situationen, in denen die Patientin Rückschritte macht, sind wir sehr zugewandt, um bindungsorientiert zu vermitteln: »Du bist wertvoll, ganz unabhängig von deiner Leistung.« Das ist eine wichtige Botschaft und Erfahrung für die Patientin, die sie so vielleicht bislang in ihrem Leben noch nicht gemacht hat.
- *Hoffnungsvoll, zuversichtlich, ressourcenaktivierend*: Nur wenn wir von einem Erfolg der Therapie ausgehen, kann das die Patientin auch tun. Dafür ist bereits der erste Kontakt entscheidend: Wenn die Patientin Hoffnung auf die Besserung ihrer Symptome bekommt, trifft das kurzfristig sogar schon zu, allein durch die gewonnene Hoffnung (Lammers 2017). Therapeutinnen können die Hoffnung der Patientin fördern, indem sie selbst überzeugt sind von dem, was sie tun und signalisieren, dass sie sich damit auskennen (siehe auch unten: Kompetente Expertin). Dadurch, dass wir auf ein ressourcenorientiertes Vorgehen achten (→ Kap. 4), stärken wir gleichzeitig die Hoffnung der Patientin, selbst voranzukommen durch eigene Fertig- und Fähigkeiten.
  Erfolge, relativ zügig in der Therapie, stärken außerdem weiter das Vertrauen der Patientin. Dafür kann es manchmal hilfreich sein, sich nicht unbedingt vorrangigen Therapiezielen zu widmen, die aber schnell einen Erfolg versprechen und so auch die Mitarbeit der Patientin verstärken. Zum Beispiel: Eine Patientin, die unter einer PTSD leidet, hat zusätzlich soziale Ängste. Durch gezielte Übungen im Stationsalltag (Ansprechen der Pflege, Ansprechen der Mitpatientinnen, sich einer Gruppe anschließen usw.) macht sie schnell positive Erfahrungen und setzt so auch mehr Hoffnung in die eigentlich anstehende Traumatherapie.
- *Empathisch, validierend und akzeptierend*: Damit die Patientin sich möglichst gut öffnen kann und Vertrauen fasst, ist es wichtig, dass sie sich angenommen fühlt von der Therapeutin und nicht be- oder gar abgewertet. Patientinnen erleben Bewertungsprozesse (aufgrund ihrer psychischen Erkrankung oder einer Konsequenz davon) meist zur Genüge im sozialen Umfeld. Wir begegnen in der Therapie unseren Patientinnen empathisch. Wir haben das System der Patientin verstanden, ihr Verhalten hat aus unserer Sicht einen guten Grund und wir fühlen uns in ihr Erleben (Gedanken, Gefühle, körperliche Wahrnehmung) ein. Das fordert von uns zum einen Achtsamkeit, damit wir mit der Patientin in Kontakt sind und uns einfühlen können. Gleichzeitig akzeptieren wir den Ist-Zustand der Patientin, ohne sie zu drängen jetzt schon weiter zu sein. Wir nehmen an, was gerade da ist. Zusätzlich validieren Therapeutinnen die Perspektive der Patientin, also ihre Sichtweise der Dinge (→ Kap. 5.2). Cave: Empathisch-validieren bedeutet gleichzeitig nicht, dass wir jedes Verhalten gutheißen oder bei der Akzeptanz des Verhaltens stehenbleiben und Veränderung vermeiden. Wir akzeptieren den Ist-Zustand, um von dort aus gemeinsam in die Veränderung gehen zu können. Die empathische Grundhaltung ist die Grundlage, um überhaupt mit der Patientin in Veränderungsprozesse kommen zu können.

Kompetente Expertin
Die Therapeutin bringt ihr Fachwissen über psychische Störungen und deren Behandlung ein. Umsetzung:

- Patientin Erklärungsmodell für ihre Probleme geben
- Einordnen der Symptome
- Strategien und Techniken der Patientin verständlich erklären
- Kompetenz explizit verdeutlichen: »Ich habe schon einige Menschen mit ähnlichen Schwierigkeiten behandelt.« oder »Als Team sind wir auf Erkrankungen wie die Ihrige spezialisiert.«

MERKE
Als junge Therapeutin können Patientinnen einen schnell verunsichern, ob man wirklich ausreichend kompetent ist aufgrund des jungen Alters. Hier hat es sich bewährt, Patientinnen nichts »vorzuspielen«, sondern das vermeintliche Infragestellen der Patientin aufzugreifen: »Ich kann verstehen, dass Sie sich fragen, ob ich kompetent genug bin, Sie zu behandeln. Sicher haben Sie mehr Lebenserfahrung, die Sie gerne in die Behandlung einbringen dürfen. Gleichzeitig habe ich viel Theoriewissen und auch schon praktische Erfahrung und bin mir sicher,

dass ich Ihnen weiterhelfen kann. Ich werde auch alles geben, was mir möglich ist. Sollen wir es mal probieren?« Es kommt so gut wie nicht vor, dass Patientinnen dies dann verneinen. Wenn doch, gibt es unterschiedliche Möglichkeiten. Manchmal lässt sich ein Therapeutinnenwechsel einrichten, immer mit Verweis darauf, dass dabei wertvolle Zeit verloren geht. Ist dem nicht der Fall oder es kommt nicht infrage, weil es ein Problemverhalten der Patientin (z. B. entwertendes Verhalten anderen gegenüber) verstärken würde, kann die Sorge der Patientin weiter validiert werden und eine Pro-pro-Liste (→ Kap. 5.3) angelegt werden. So kann gemeinsam geschaut werden, was spricht für ein Beibehalten der Therapeutin, was spricht für den Verzicht auf Einzelgespräche.

Kritikfähigkeit

Es ist hilfreich, wenn wir Kritik seitens der Patientin willkommen heißen und nicht persönlich nehmen. Im besten Fall kann es helfen, dass wir unser therapeutisches Verhalten weiter optimieren, was uns sicher weniger gut gelänge, ohne Rückmeldungen seitens der Patientin. Gleichzeitig brauchen wir uns für Fehler auch nicht über Gebühr zu rechtfertigen. Uns sollte bewusst sein, dass wir gerade in einem Moment der Kritik Modell für die Patientin sind hinsichtlich Umgangs mit Kritik und vielleicht auch Fehlern.

BEISPIEL

Patientin: »Ich habe mich von Ihnen letzte Stunde ganz schön übergangen gefühlt. Sie sind einfach weiter im Thema, für mich war der Konflikt auf Station aber sehr schlimm.«

Therapeutin: »Das ist gut, dass Sie mir das sagen, weil das gar nicht das ist, was ich wollte. Ich dachte, für Sie sei der Konflikt tatsächlich schon geklärt.«

Patientin: »Nein, war es nicht. Ich wollte mit Ihnen darüber reden. So habe ich die ganze Zeit weiter gegrübelt.«

Therapeutin: »Ach Mensch, da bin ich wohl wirklich einfach zum nächsten weitergaloppiert und war zu wenig bei Ihren Gefühlen und Bedürfnissen. Ich werde versuchen, noch achtsamer zu sein.«

Patientin: »Okay.«

Therapeutin: »Sie lade ich ein, beim nächsten Mal ruhig sofort etwas zu sagen, wenn Sie bei einem Thema noch nicht fertig sind. Ich verstehe aber auch, dass Sie sich vielleicht erst einmal trauen mussten, mir das zu sagen.«

Patientin: »Genau. Außerdem ging das so schnell, mir ist das danach erst richtig bewusst geworden.«

Therapeutin: »Das verstehe ich. Toll, dass Sie es jetzt noch gesagt haben. Sollen wir uns denn jetzt noch mal kurz dem Konflikt widmen? ... Was wäre für Sie das Ziel dabei? ...«

Aufgaben als Therapeutin

Förderung einer kooperativen Arbeitsbeziehung

Die Therapeutin und die Patientin arbeiten gemeinsam transparent mit abgestimmten Techniken an den Zielen der Patientin. Umsetzung:

- Ziele der Patientin und Therapeutin bzw. des Teams stimmen überein, wurden gemeinsam festgelegt und sind allen Beteiligten bewusst.
  - Ziele, die die Patientin darüber hinaus hat, werden validiert und in andere Settings (z. B. ambulant) verortet (→ Kap. 4.12).
  - Ziele, die die Therapeutin sieht, die aber nicht ihrem Arbeitsauftrag entsprechen, lässt sie fallen.
- Therapeutin sieht die Aufgabe der Veränderung nicht einseitig bei sich oder bei der Patientin, sondern bei ihnen gemeinsam: »Wir sollten schauen, wie wir das zielführend umsetzen können.«
  - Therapeutin ist flexibel in der Zielbearbeitung: Wenn ein anderes Ziel wichtiger wird oder eines hinzukommt, wird darauf fokussiert (→ Kap. 1).
  - Therapeutin kommuniziert transparent ihr Vorgehen, die eingesetzten Techniken sind mit der Patientin abgestimmt und sie ist zur Durchführung committet.

MERKE

Die vorgeschlagenen und erläuterten Techniken in einer Behandlung können bei der Patientin auf Ablehnung stoßen. Das darf sein und dem kann begegnet werden, indem die Gründe dafür erörtert werden. Dabei kann geschaut werden, ob sich die Gründe auflösen lassen, z. B. bei Überforderung noch kleinschrittigere Teilziele vereinbaren oder bei Missverständnissen erneutes Erklären der Intervention. Bei tatsächlich der Technik entgegenstehenden Gründen (z. B. lehnt Patientin die Trauma-Exposition ab, da sie eine Destabilisierung in ihrer jetzigen Lebenssituation als junge Mutter nicht riskieren möchte) kann gemeinsam überlegt werden, ob es eine andere Lösung für das Problem gibt und wenn ja, wie diese aussehen kann. Sollte die Therapeutin eher ein Vermeidungsverhalten der Patientin vermuten, können gemeinsam die Vorteile überlegt werden, wenn die Patientin die Technik ablehnt bzw. sich doch darauf einlässt. Es ist erst einmal wieder unser Job als Therapeutin, in solchen Fällen ein neues Commitment für die Veränderung und die damit einhergehenden Technik aufzubauen (→ Kap. 4.8).

- Feedback: Damit ich als Therapeutin weiß, ob die Patientin und ich noch in einem Boot sitzen bzw. die Patientin noch committet ist, ist es hilfreich, immer wieder abzufragen, wie die Patientin die Therapie erlebt. Das kann zum einen am Stundenende geschehen in Form einer Zusammenfassung der Stunde (→ Kap. 4.2) oder auch zwischendrin über die Therapie an sich:
  - Erscheint Ihnen die Therapie sinnvoll? Sind Sie Ihren Zielen bereits nähergekommen? Was sollte noch pas-

sieren? Gibt es etwas, was Sie stört? Kann ich noch etwas tun, um Sie noch besser zu verstehen? Fühlen Sie sich verstanden? Denken Sie, wir sind ein gutes Team und bekommen das hin?

- Förderung des Selbstmanagements: Eine Therapie, unabhängig vom Setting, ist endlich. Unsere Aufgabe als Therapeutinnen ist es, der Patientin dabei zu helfen, dass sie nach der Therapie ohne uns ihre Probleme bewältigen kann. Auch wenn im (teil-)stationären Setting danach häufig noch eine ambulante Therapie ansteht, sollte das Ziel dennoch sein, dass die Patientin ohne unsere Hilfe den ambulanten Alltag bewältigen kann. Dafür leiten wir sie zum Selbstmanagement an (Kanfer et al. 2006). In der Therapie ist es hilfreich, wenn wir Patientinnen dazu verhelfen, selbst zu Erkenntnissen zu kommen und die Lösungen für ihre Probleme selbst zu finden mithilfe von verhaltenstherapeutischen Techniken, die wir ihnen im Rahmen der Behandlung gezeigt haben. Zum Beispiel: Durchführen einer Verhaltens- inklusive Zielanalyse zusammen mit der Patientin und Schulen der Patientin in dieser Technik führen dazu, dass sie für sich selbst herausfinden kann, was der gute Grund für eine ihrer problematischen Verhaltensweisen ist und was sie tun kann, um zu ihrem wirklichen Ziel zu kommen. So bekommt die Patientin eine Strategie an die Hand, um fortan selbst ihr Problemverhalten zu analysieren und einen Weg zu ihren eigentlichen Zielen zu überlegen. Ein anderes Beispiel ist das Training in Achtsamkeit, was Patientinnen überhaupt erst dazu befähigt, ihre eigenen Gedanken, Gefühle und körperlichen Reaktionen wahrzunehmen, um darauf reagieren zu können. Auch das Skillstraining ist nichts anderes als ein Training im Selbstmanagement von Emotions- und Stressregulation.
- Strukturieren der Stunde, der Therapie: Es ist unsere Aufgabe, die Therapie zu strukturieren, am besten transparent, damit die Patientin Kontrolle über die Situation bekommt. So hat sie genug Sicherheit, ihre Kapazitäten für die eigentliche Arbeit in der Therapie einzusetzen. Therapeuten strukturieren den Rahmen der Therapie, also den Behandlungsplan, die Struktur der Stunde an sich (→Kap. 4.1). Dazu gehört auch die Patientin bei Bedarf wieder zum Thema zurückzuführen, Techniken anzuleiten und die Zeit im Blick zu haben.
- Verstärken: In der Therapie verstärken Therapeuten im direkten Kontakt funktionales Verhalten der Patienten. Da gerade in einem (teil-)stationären Setting dem ganzen Team hierbei eine wichtige Bedeutung zukommt, soll an dieser Stelle nicht weiter darauf eingegangen werden. Der Einsatz von Verstärkern wird in einem separaten Kapitel behandelt (→Kap. 3).
- Cheerleaden: Verhaltensänderungen sind schwierig und anstrengend. Es ist wichtig, dass uns jemand anfeuert, Mut zuspricht und an uns glaubt, wenn wir uns vorgenommen haben, etwas anders als bisher zu machen. Das gilt privat genau wie in der Therapie. Die DBT hat daher das Konzept des Cheerleadings entwickelt. Man könnte es auch als eine Sonderform oder besonders starke Form des Verstärkens ansehen. Wir sollten als Therapeutinnen Patientinnen bei ihrem Weg anfeuern, sie ermutigen und Erfolge mit ihnen gemeinsam feiern, sich mit ihnen gemeinsam freuen. Wenn wir das nicht tun, riskieren wir eine Reduktion des Therapieerfolgs. Beispiele für Cheerleading:
  - »Ich glaube an Sie! Sie haben schon so viel geschafft, das werden Sie jetzt auch schaffen.«
  - »Sie bekommen das hin. Bei Ihrem Durchsetzungsvermögen und Ihrer Willensstärke mache ich mir da überhaupt keine Gedanken.«
  - »Klasse, dass Sie sich das vorgenommen haben. Allein das ist ein so wichtiger Schritt, die Umsetzung bekommen Sie jetzt auch hin, ich habe da volles Vertrauen in Sie!«

Besondere Situation: Aufbau einer therapeutischen Beziehung mit persönlichkeitsgestörten Patientinnen

Wenn Patientinnen zu uns kommen, die eine Störung wie eine Depression oder eine Angststörung haben, treten diese Patientinnen meistens zielorientiert auf und sind an der Lösung ihrer Probleme interessiert. Wir als Therapeutinnen sind dafür wichtig als Experten, die gemeinsam mit ihnen an ihren Problemen arbeiten. Es geht ihnen weniger um die Ausgestaltung der Beziehung zur Therapeutin, auch wenn diese natürlich auch in einer Behandlung solcher Störungen eine wichtige Arbeitsgrundlage darstellt. Der Kern von Persönlichkeitsstörungen liegt dagegen in einem unflexiblen Interaktionsstil, Symptome entstehen erst, wenn der Interaktionsstil zu immer mehr Problemen führt. Daher sind Patientinnen, die eine Persönlichkeitsstörung mit sich bringen, sensitiver und irritierbarer bzgl. der Ausgestaltung der Beziehung zu ihrer Therapeutin. Sie sind mit ihrer Aufmerksamkeit eher beziehungsorientiert anstatt veränderungsmotiviert. Häufig zeigen sich in der therapeutischen Beziehung interaktionelle Schwierigkeiten, die auch außerhalb bestehen. Auch in der therapeutischen Beziehung kann es zu der Erfahrung kommen, dass wichtige Bedürfnisse der Patientin aufgrund ihres interaktionellen Stils nicht befriedigt werden. Die Veränderung von Problemen steht für eine persönlichkeitsgestörte Patientin häufig weniger im Vordergrund (Sachse 2002).

Daher ist es wichtig, beim Aufbau einer therapeutischen Beziehung mit einer persönlichkeitsgestörten Patientin ein paar Dinge zu beachten, damit es auf Grundlage dieser Beziehung auch zu veränderungsmotiviertem (und nicht beziehungsorientiertem) Arbeiten kommen kann. Durch die Interaktionsstörung der Patientin besteht die Gefahr, dass es zu einer negativen Entwicklung in der Therapie kommt. Als Therapeutinnen merken wir schnell, wenn der Gesprächsfluss sich nicht so unkompliziert gestaltet wie mit anderen Menschen, wir »stolpern« mehr, laufen auf, werden nicht schlau aus dem, was die Patientin sagt. Darauf können wir, wenn wir nicht in Ruhe hinschauen, schnell mit Hilflosigkeit, Ärger, Ablehnung oder Schuldgefühlen reagieren. Das führt bei Patientinnen meistens zu mehr Problemverhalten, weil sie es erneut mit ihrem Interaktionsstil nicht schaffen, ihre Bedürfnisse zu erfüllen. Um einen solchen Teufelskreis erst gar nicht zuzulassen, brauchen wir als Therapeutinnen *Selbstwahrnehmung, Selbstreflexion und eigene Verhaltensregulation* (siehe auch Lammers 2017):

- Welche Gefühle und Handlungsimpulse löst die Patientin bei mir aus?
- Welches Bild versucht die Patientin von sich zu vermitteln?
- Welche Reaktionen versucht die Patientin bei mir zu erreichen? Direkter oder indirekte Appell?
- Welche Handlungen unterdrücke ich aufgrund einer antizipierten Reaktion meiner Patientin?

Wenn ich mir sicher bin, dass meine Patientin eine Persönlichkeitsstörung hat oder zumindest eine starke Akzentuierung, sollte ich überlegen, was in unserem therapeutischen Setting an Arbeit möglich ist. Im (teil-)stationären Setting ist zu berücksichtigen, dass wir nicht genügend Zeit haben, um eine Persönlichkeitsstörung »bis zuletzt« zu behandeln. Daher geht es im Folgenden darum, wie der Aufbau einer therapeutischen Beziehung so gelingt, dass an den Gründen, die zu einer stationären Aufnahme geführt haben, gearbeitet werden kann, ohne dass die interaktionelle Störung ständig behindert.

MERKE

Als Therapeutin kann es uns manchmal schwerfallen, nicht auf die schwierigen Interaktionsmuster der Patientin zu reagieren. Wir regulieren unsere eigenen Verhaltensimpulse und halten es aus. Wenn wir Patientinnen als unangenehm oder anstrengend erleben, schauen wir hin, wie wir uns professionell in der Beziehung (siehe unten) verhalten können. Nur wenn wir das ablaufende Interaktionsmuster kennen, können wir uns so verhalten, dass eine korrigierende Beziehungserfahrung ermöglicht wird. Gleichzeitig setzen wir als Therapeuten Grenzen und halten sie ein. Das ist wichtig, auch für unsere eigene psychische Gesundheit. Wenn wir das tun, sind wir als Therapeutinnen weniger durch dysfunktionales Verhalten unserer Patientinnen belastet im Vergleich dazu, wenn wir keine Grenzen setzen würden (Hellmann et al. 1987).

Leitfaden für die Gestaltung der Beziehung zu persönlichkeitsgestörten Patientinnen:

- Der Anlass für die Aufnahme in die Therapie ist mein Therapieauftrag seitens der Patientin, den ich ernstnehme.
- Ich mache ein darauf passendes, spezifisches Beziehungsangebot trotz interaktioneller Störung.
- Wenn die Patientin von sich aus kein klares Ziel formulieren kann, analysiere ich das vorliegende Kompetenzdefizit – was braucht die Patientin, damit ich sie wieder ins ambulante Setting entlassen kann?
- Wir vermeiden einen zu hohen Veränderungsdruck hinsichtlich des unflexiblen Persönlichkeitsstils. Insbesondere je ich-syntoner die Persönlichkeitsstörung ist, desto weniger Veränderungsmotivation besteht zu Beginn einer Therapie.
- Es kann auch überlegt werden, ob ein Therapievertrag geschlossen wird. Gerade instabilen und unstrukturierten Patientinnen kann es eine hilfreiche Orientierung sein, die dann von uns Therapeutinnen auch verlässlich eingehalten werden sollte.
- Ich verhalte mich komplementär zu dem Bedürfnis der Patientin, um eine tragfähige Beziehung aufzubauen. Komplementär bedeutet ergänzend, ich erfülle also das Bedürfnis der Patientin, vor allem zu Beginn der Therapie.
  Beispiel: Patientin bringt ein starkes Bedürfnis nach Sicherheit mit – ich erfülle es, indem ich mich möglichst transparent verhalte, viel erkläre und die Patientin Entscheidungen treffen lasse.
- Bedrohungsmonitoring: Patientinnen mit einer Persönlichkeitsstörung haben auf der einen Seite interaktionelle Bedürfnisse, die ihr Verhalten in der Beziehung leitet, auf der anderen Seite »screenen« sie die Beziehung ganz genau daraufhin, ob etwas eintritt, was sie als bedrohlich wahrnehmen (→ Tab. 2-1). Auch hier schauen wir, dass wir uns komplementär zu der befürchteten Bedrohung verhalten. Zum Beispiel würden wir uns bei einer paranoiden Patientin, die ihre Umgebung darauf untersucht, ob ihr gegenüber jemandem falsche Versprechen macht, sehr klar und strukturiert verhalten. Wir würden sehr darauf achten, nur Zusagen zu machen, die wir auch einhalten können.
- Optional: Sollte eine Therapie länger andauern, können wir die therapeutische Beziehung nutzen als Lern- und Experimentierfeld, um der Patientin so korrigierende Beziehungserfahrungen zu ermöglichen. Gemeinsam können dann die Bedürfnisse, die seitens der Patientin versucht werden, in Beziehungen allgemein zu erfüllen, herausgearbeitet werden. Es kann überlegt und geübt werden, wie die Patientin ihre Bedürfnisse in Interaktionen funktional erfüllen kann, sodass Beziehungen dabei nicht gefährdet werden. Üblicherweise steht wenig Zeit in der stationären Behandlung zur Verfügung, sodass wir die komplementäre Beziehungsgestaltung nutzen, um eine tragfähige Arbeitsgrundlage zur Bearbeitung der zur Aufnahme geführten Umstände zu haben. An der Persönlichkeitsstörung an sich arbeiten wir nicht intensiv. Nur, wenn es sich anbietet, kann bzgl. eines Verhaltens mehr Flexibilität vorgeschlagen und geübt werden. Beispiel: Eine zwanghafte Patientin könnte einmal ausprobieren, was passiert, wenn sie erst um halb sieben aufsteht, anstatt jeden Morgen um Punkt sechs Uhr. Als nächstes könnte sie einmal schauen, was passiert, wenn sie sich gar keinen Wecker stellt usw. Wir versu-

Persönlichkeitsstörung	Bedrohungsmonitoring	Therapeutisches Verhalten
Paranoid	Macht jemand falsche Versprechen? Droht (emotionale) Verletzung meiner Person?	Klare Strukturen, nur haltbare Aussagen treffen
Schizoid	Kommt mir jemand (emotional) zu nah?	Nüchtern, nicht auf Verstehen und Vertrauen hinwirken
Schizotyp	Sind da Gefahren? Ist da was Unsichtbares? Liegt Magie in der Luft?	Kurze, klare und deutliche Sätze; keine Schachtelsätze mit Auslegungsspielraum
Antisozial	Will der andere mir schaden? Ist der andere schlauer?	Klare Regeln und Konsequenzen, sehr zielorientiert, keine therapeutische Selbstöffnung
Histrionisch	Gibt es sexuelle Konkurrenz, bzw. Konkurrenz bzgl. Attraktivität? Stehe ich im Mittelpunkt?	Klarheit, Struktur, emotionsfokussiert; bedingtes emotionales Mitschwingen
Narzisstisch	Werde ich besonders anerkannt? Werden meine besonderen Leistungen gesehen?	Anerkennung des Menschen, wertschätzender Umgang; Abgrenzung von Entwertung
Vermeidend-selbstunsicher	Werde ich zurückgewiesen? Droht Stress und Wegfall meiner Routinen?	Wertschätzender Umgang, transparente Struktur, Verlässlichkeit
Dependent	Droht eine Trennung? Lässt mich jemand im Stich?	Verlässlichkeit, Abwesenheiten früh ankündigen, Entscheidungen gemeinsam abwägen
Zwanghaft	Könnte ich einen Fehler machen? Habe ich einen Fehler gemacht?	Verlässlichkeit, viel Kontrolle der Patientin geben, Modell für Umgang mit Fehlern

Tab. 2-1: Bedrohungsmonitoring

chen nicht, die Persönlichkeitsstörung selbst umfassend zu »therapieren« (es sei denn, genau das wäre der Auftrag). Dazu gibt es spezielle Verfahren, die meist ambulant durchgeführt werden (z. B. Schematherapie).

MERKE

Als Therapeutin setze ich mich fortlaufend mit eigenen Reaktionen auf die Patientin auseinander. Beispiel: Wenn ich merke, dass ich nach einem Kontakt mit einer Patientin immer sehr erschöpft bin, schaue ich hin, was mich in der Interaktion so erschöpft. Das kann mir einen Aufschluss darüber geben, was in der Interaktion abläuft (z. B. viele Forderungen und hohe Ansprüche an mich seitens der Patientin) und ich kann mir überlegen, wie ich damit professionell umgehe (offen ansprechen, Wunsch der Patientin validieren und gleichzeitig Grenzen setzen, verdeutlichen, wofür ich die Verantwortung übernehmen und wofür die Patientin).

2.4 Schwierige Situationen

2.4.1 Konflikte mit Patientinnen

Trotz Achtsamkeit im stationären Alltag auf das Verhalten von Patientinnen kann es zu Konflikten kommen (auch mit deren Angehörigen). Auch in dieser Situation sind wir Modell für die Patientinnen bzgl. Konfliktfähigkeit. Therapeuten signalisieren Offenheit, gemeinsam mit der Patientin hinzuschauen, was passiert ist. Wir suchen gemeinsam mit ihr nach einer Lösung. Im besten Fall kann die Patientin an dem Konflikt lernen, wie sie auch außerhalb der Klinik mit Konflikten umgehen kann.

- Validieren der Gefühle, die durch den Konflikt ausgelöst wurden.
- Auslöser für den Konflikt analysieren.
- Was waren der gute Grund für beide Seiten, Patientin und Therapeutin, sich so zu verhalten?
- Anerkennen der guten Gründe für beide Seiten.
- Brain-Storming, wie die unterschiedlichen Bedürfnisse erfüllt werden können.
- Ggf. Schließen eines Kompromisses oder einer anderen Vereinbarung für die Zukunft.

2.4.2 Patientin möchte von einer Kollegin weiterbehandelt werden

Sei es, dass es zu einer Vertretungssituation wegen Urlaub oder Krankheit gekommen ist, oder Patientinnen sich untereinander ausgetauscht haben, es kann immer einmal der Wunsch aufkommen, dass eine Patientin gerne von einer Kollegin behandelt werden möchte. Auch hier sind wir Modell, diesmal im Umgang mit Kritik. Bevor eine Entscheidung (im Team) getroffen wird, ob ein Therapeutenwechsel sinnvoll ist, können mit der Patientin gemeinsam die Gründe für den Wunsch besprochen werden.

- Was wünschen Sie sich von mir in der Behandlung? Was vermuten Sie könnte mit der anderen Behandlerin anders laufen?

Wenn Gründe vorgebracht werden, die für die Therapeutin nachvollziehbar sind, kann sie sich für die Rückmeldung bedanken und gemeinsam mit der Patientin besprechen, wie sie die Therapie anders gestalten können, sodass die Patientin eine gute Arbeitsgrundlage sieht.

- Vielen Dank, dass Sie das äußern. Ich brauche Ihr Feedback, wir sitzen ja in einem Boot. Geben Sie Ihnen und mir denn noch eine Chance, dass wir das in Zukunft anders hinbekommen? (Commitment einholen)

Therapeutisches Ziel ist, dass die Patientin lernt, dass sie Kritik oder Bedürfnisse äußern darf, ohne, dass der andere gekränkt reagiert. So kann sie die wichtige Erfahrung machen, dass Unstimmigkeiten in einer Beziehung nicht zum Abbruch der Beziehung führen müssen.

- Ich möchte Sie ermutigen, das nächste Mal sofort bei Unzufriedenheit zu kommen. So können wir schnell nach einer Lösung suchen und die Zeit nutzen, um weiterzukommen.

Es kann sein, dass die Patientin trotzdem auf einen Therapeutenwechsel beharrt. Die Gründe sollten dann im Team besprochen werden und gemeinsam eine Entscheidung getroffen werden. Diese sollte davon abhängig sein, ob ein Therapeutenwechsel einen höheren Therapieerfolg in Aussicht stellt oder eher dysfunktionales Verhalten verstärkt wird.

BEISPIEL 1

Eine depressive Patientin mit traumatischen Erlebnissen in der Vergangenheit hat einen männlichen Therapeuten. Sie hat daher bislang nichts von ihrer Traumatisierung (sexueller Übergriff) berichtet. Sie schafft es, sich bei einer Therapeutin auf Station zu öffnen und äußert danach den Wunsch, eine weibliche Bezugstherapeutin zu bekommen. Grundsätzlich kann eine traumatisierte Patientin auch von einem männlichen Therapeuten profitieren, und in manchen Fällen mag es auch indiziert sein, damit die Patientin Vermeidungsverhalten bzgl. Männern ablegt. Gleichzeitig kann es sein, dass bei einer ersten Selbstöffnung der Patientin sie tatsächlich eine höhere Aussicht auf Erfolg bei einer weiblichen Therapeutin hat.

BEISPIEL 2

Eine Patientin mit einer histrionischen Persönlichkeitsstörung leidet unter Depressionen. Ihre Therapeutin ruft in ihr Insuffizienzgefühle aus, da sie ihr sexuell attraktiver erscheint. Daher möchte sie gerne von dem Stationsarzt behandelt werden. An dieser Stelle würden wir davon ausgehen, dass die Patientin mehr davon profitiert, wenn sie bei ihrer Therapeutin bleibt und in der Interaktion neue, korrigierende Erfahrungen machen kann und einem Wechsel nicht zustimmen.

BEISPIEL 3

Ein schizophrener Patient mit medikamentöser Non-Compliance lehnt einen Therapeuten aus einem Team nach dem anderen ab, weil er sie jeweils paranoid verarbeitet. Hier würden wir statt eines erneuten Therapeutenwechsels mit ihm gemeinsam einen Weg suchen, wie er das Ausmaß seiner Psychose reduzieren kann, und was ihn daran hindert, dies z. B. mit antipsychotischen Medikamenten zu unterstützen.

2.4.3 Patientin fragt viel Privates, möchte mit der Therapeutin auf eine private Ebene kommen

Gerade bei persönlichkeitsgestörten Patientinnen, die in einer Therapie eher beziehungsorientiert auftreten anstatt veränderungsmotiviert (siehe oben), kann es passieren, dass ein ausgeprägter Wunsch vorhanden ist, die Therapeutin näher kennenzulernen.

- Bedürfnis validieren
- Abgrenzung zwischen Arbeitsbeziehung und freundschaftlicher Beziehung (→ A B »Arbeitsbeziehung vs. Freundschaftsbeziehung«)
- Vorteile einer Arbeitsbeziehung sammeln
- Commitment der Patientin einholen, dass die Therapeutin sie an gegebener Stelle unterbrechen darf, wenn sie »privat« wird

2.4.4 Patientin ist dissozial

Dissozialität bringt verschiedene Schwierigkeiten mit sich, die ein konsequentes Kontingenzmanagement erfordern (→Kap. 3). Je nach Ausprägungsgrad ihrer dissozialen Persönlichkeit sind solche Patienten in einem für unsere therapeutischen Verhältnisse dysfunktionalen Ausmaß manipulativ, an egoistischen Zielen orientiert und haben keine Veränderungsmotivation bzgl. ihrer Persönlichkeit – höchstens bezüglich komorbider psychischer Störungen, sofern diese mit Leidensdruck verbunden sind. Sie nutzen die therapeutischen Angebote und Haltungen der Teams in der Psychiatrie, um sich Vorteile zu verschaffen, aber nicht um bei sich etwas zu ändern. Als Therapeutin kommt man schnell zu dem Punkt: Was von meiner Haltung gilt bei einer dissozialen Patientin? Wie verhalte ich mich?

- Entscheidend ist, wie in allen therapeutischen Situationen, dass Therapeuten zielorientiert vorgehen und dysfunktionales Verhalten versuchen zu reduzieren. Sie sollten die Motive dieser Patientin genau prüfen und schauen, inwiefern sie eingespannt werden für »andere Ziele« (z. B. Bescheinigung über Therapie bekommen) und gar kein Commitment für therapeutische Ziele vorliegt. Im Falle eines Commitmentproblems und fehlgeschlagenen Versuchen Commitment aufzubauen, wirkt der Therapeut auf ein baldiges Ende der Therapie hin. Die Behandlungen Dissozialer in psychiatrisch-psychotherapeutischen Kontexten sollten so kurz wie möglich sein, da Dissoziale aufgrund ihrer manipulativen Fähigkeiten und dysfunktionalen Motivation bildlich gesprochen meist am längeren Hebel sitzen, sich z. B. Regeln kaum durchsetzen lassen, wenn die Betroffene das nicht will. In der Forensik und JVA ist dies anders, hier sind therapeutische Prozesse aufgrund der stärkeren Durchsetzbarkeit von Bedingungen und Regeln über längere Zeiträume möglich und sinnvoll. Gerade bei dissozialen Patientinnen sollten wichtige Entscheidungen im Team getroffen werden, besonders auch über das Ende der Therapie hinaus. Das ganze Team sollte gegenüber der Patientin das gleiche Verhalten zeigen und die gleichen Regeln verfolgen. Als Therapeutinnen schützen wir uns, indem wir die Patientin nicht zu nah an uns heranlassen. Wenn bei anderen Patientinnen es vielleicht unserem therapeutischen Stil entspricht, dass wir auch mal etwas über uns erzählen, sollten wir das hier strikt unterlassen. Es ist wichtig, hier besonders stark darauf zu achten, dass wir nur Gedanken und Gefühle, kein dissoziales Verhalten, validieren.
- Allgemein kann die Berücksichtigung folgender Aspekte helfen, sie können zur Orientierung angewendet werden und müssen für den Einzelfall überprüft werden (je nach Ausprägung der Dissozialität, vorhandenem Commitment, Ressourcen im Team):
  - Gute Kommunikation im Team, klare gemeinsam festgelegte Verhaltensregeln für die Patientin, Verstöße werden sofort geahndet (»Zero-Tolerance«)
  - Nur Krisenbehandlung: Verzicht auf psychotherapeutische Angebote und Zielvorstellungen im Team, ausschließlich am nächstliegenden Ziel orientiert, neutral beraten, was man als Nächstes tun kann, um dahin zu kommen, das Ziel ist die baldige Entlassung, sobald der Aufnahmegrund wegfällt, dafür
  - Keine fürsorgliche Beratung
  - Ausführliche und gute Dokumentation jedes manipulativen Verhaltens, auch zur eigenen Absicherung
  - Gute Dokumentation von aggressiven Übergriffen bzw. kriminellem/strafbarem Verhalten. Anzeige erstatten ist eine wichtige Maßnahme, damit dissoziale Patienten die Möglichkeit erhalten, eine Akte bei der Staatsanwaltschaft zu bekommen. Bei kontinuierlichem oder zunehmendem dissozialen Verhalten ist diese unverzichtbar, damit Patienten den Weg dorthin finden können, wo sie begrenzt und ggf. ihr Verhalten geändert werden kann: Maßregelvollzug oder JVA
  - Dokumentation der Fähigkeiten und Fertigkeiten, die der Patient »plötzlich« zeigt, wenn er sie gerade für seine aktuellen Ziele braucht
  - Höchstes Misstrauen bei somatischen und psychischen Symptomen aller Art, gleichzeitig sich absichern durch die allernotwendigsten Untersuchungen. Dissoziale lernen schnell und nutzen das Gelernte für ihre Manipulationskünste. Daher ist die Psychiatrie keine gute Umgebung für sie
  - Supervision durch erfahrene Forensiker oder erfahrene Psychologen, die auf viel Erfahrung mit dissozialen Patienten zurückgreifen

Arbeitsblatt »Arbeitsbeziehung vs. Freundschaftsbeziehung«

Therapeutische Arbeitsbeziehung	**Freundschaftliche Beziehung**
Zeitlich begrenzt, klares Ende	Flexible Dauer, meist auf Langfristigkeit ausgelegt
Fester Rahmen, feste Termine	Spontane Zeitpunkte und Treffpunkte möglich
Klare Rollenverteilung: Therapeutin ist Expertin für Fachwissen, Patientin ist Expertin für sich und ihr Leben	Keine klaren Rollen in dem Sinne, meistens auf Gegenseitigkeit ausgelegt
Patientin gibt viel Privates preis, Therapeutin so gut wie nichts	Beide öffnen sich zum Beziehungsaufbau
Probleme der Patientin und deren Ziele stehen im Fokus	Themen können willkürlich gewählt werden, von beiden Seiten

Checkliste »Reflexion therapeutische Haltung«

Was sind die Stärken, Leistungen, Fähigkeiten meiner Patientin?
Was schätze ich an ihr? (Ressourcenaktivierung!)

- ☐ Begegne ich der Patientin empathisch?
- ☐ Wie drücke ich den Respekt gegenüber meiner Patientin aus?
- ☐ Wie drücke ich meine Wertschätzung gegenüber der Patientin aus?
- ☐ Kennt die Patientin ihre Ressourcen, weil ich sie thematisiere?
- ☐ Woran kann die Patientin merken, dass ich gerne mit ihr zusammenarbeite?
- ☐ Behandle ich die Patientin als eigenständigen Menschen? Gestehe ich ihr die Entscheidungen über ihr Leben zu?
- ☐ Vermeide ich etwas anzusprechen? Kann ich mir Hilfe holen, damit es mir leichter fällt, meine Patientin mit etwas Problematischem zu konfrontieren?

Raum für Notizen:

Checkliste »Reflexion therapeutischer Prozess«

Es ist sinnvoll, von Zeit zu Zeit innezuhalten und zu prüfen, wo man in der Behandlung steht, und die Fragen nach und nach in der Therapie für sich zu beantworten.

- ☐ Habe ich das Problem der Patientin verstanden?
- ☐ Kenne ich die aufrechterhaltenden Faktoren?
- ☐ Haben wir gemeinsame Ziele?
- ☐ Ist die Patientin mit meinem Vorgehen einverstanden?
- ☐ Arbeitet die Patientin aktiv mit?
- ☐ Sind die Rollen in der Therapie klar verteilt?
- ☐ Habe ich die Verantwortung für die Rahmenbedingungen übernommen?
- ☐ Hat die Patientin die Verantwortung für die Veränderung übernommen?

Raum für Notizen:

Arbeitsblatt »Mensch der Verantwortung«

Manchmal fällt es uns schwer, Entscheidungen zu treffen, oder es ist uns alles zu viel, sodass wir gerne die Verantwortung für sämtliche Dinge in unserem Leben abgeben würden. Das ist absolut nachvollziehbar, das Leben hält viele Anforderungen bereit, die uns schon mal über den Kopf wachsen können.

Gleichzeitig ist es genauso wichtig, dass wir uns immer wieder bewusst machen, dass wir die Zügel in unserem Leben in der Hand halten und nur wir Entscheidungen treffen sollten. Denn an erster Stelle müssen wir mit den Konsequenzen leben.

Wenn wir in einen Spiegel schauen, dann sehen wir – wie der jeder andere – den Menschen der Verantwortung in unserem Leben. Nämlich uns selbst.

Hier steht der Mensch
der Verantwortung
in meinem Leben:

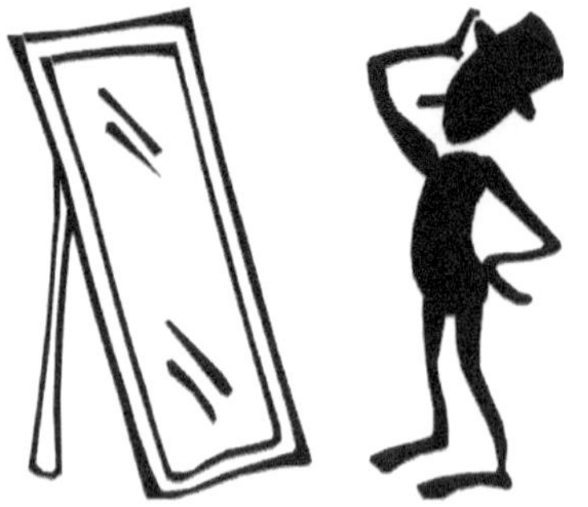

Infoblatt »Kanfers 11 Gesetze der Selbstmanagement-Therapie«

(nach Kanfer et al. 2006, S. 479–481)

1. Verlange niemals von Patienten, gegen ihre eigenen Interessen zu handeln!
2. Arbeite zukunftsorientiert, suche nach konkreten Lösungen und richte die Aufmerksamkeit auf die Stärken von Patienten!
3. Spiele nicht den »lieben Gott«, indem du Verantwortung für das Leben von Patienten übernimmst!
4. Säge nicht den Ast ab, auf dem die Patienten sitzen, bevor du ihnen geholfen hast, eine Leiter zu bauen!
5. Patienten haben immer recht!
6. Bevor du ein problematisches Verhalten nicht plastisch vor Augen hast, weißt du nicht, worum es eigentlich geht!
7. Du kannst nur mit Patienten arbeiten, die anwesend sind!
8. Peile kleine, machbare Fortschritte von Woche zu Woche an und hüte dich vor utopischen Fernzielen!
9. Bedenke, dass die Informationsverarbeitungskapazität von Menschen begrenzt ist!
10. Wenn du in der Therapiestunde härter arbeitest als deine Patienten, machst du etwas falsch!
11. Spare nicht mit Anerkennung für die Fortschritte von Patienten!

3 Kontingenzmanagement

Wir Therapeutinnen brauchen im Team Wissen darüber, wie wir eine therapeutische, lernförderliche Umgebung gestalten können und wie unsere Verhaltensweisen einen Einfluss auf das Verhalten unserer Patientinnen haben. Gleichzeitig eignen wir uns damit auch Wissen über das Entstehen von Verhalten an, was uns wiederum hilft, zu verstehen, warum es zu dem jetzigen problematischen Verhalten unserer Patientinnen gekommen ist. Das erleichtert es noch einmal, ihnen empathisch(er) zu begegnen.

3.1 Indikation

- Alle Patientinnen und Patienten
- Kontingenzmanagement liegt allen Interaktionen auf Station zugrunde

3.2 Ziele

- Therapeutische Umgebung für Patientinnen schaffen, in denen alternatives, neues Verhalten aufgebaut wird und altes, langfristig problematisches Verhalten reduziert wird
- Möglichst klare, effektive und gleichzeitig motivierende Lernatmosphäre auf Station für Patientinnen und Therapeutinnen

3.3 Materialien

- IB »Verhaltensanalyse« (P)
- AB »Verhaltensanalyse« (P)
- AB »Zielanalyse« (P)
- IB »Verstärkerplan« (T)
- AB »Verstärkerplan« (T)

3.4 Wichtig vorab

Die hier vorgestellten lerntheoretischen Hintergründe können auf manche etwas technisch wirken und insofern als nicht ausreichend für die Arbeit mit Menschen. Sicherlich sind Verhalten und Interaktionen ein komplexer Vorgang. Es spielen auch andere Dinge eine Rolle wie Charaktereigenschaften oder Motivation. Grundlegendes Wissen über Verhalten erscheint dennoch gerade in der Psychiatrie sinnvoll, in der wir es mit sehr viel verschiedener Pathologie zu tun haben und uns auf eine Vielzahl von Verhaltensweisen blitzschnell einstellen müssen, um selbst möglichst förderlich zu reagieren. Es geht darum, wie man Menschen darin unterstützen kann, zu tun, was getan werden kann und sollte. Die vorgestellten Prinzipien sind Gesetze, die universell eine Rolle spielen, wenn sich Verhalten ändert – in der Interaktion mit anderen Menschen, im Gespräch mit dem Chef, beim Aufschlag im Tennis (Pryor 2017). Normalerweise wenden wir die Prinzipien nicht richtig an. Wir drohen, wir streiten, wir üben Zwang aus, oder wir entziehen etwas. Wir kritisieren, wenn etwas schiefläuft, wir verpassen die rechtzeitige Gelegenheit, zu loben, wenn die Dinge gut laufen. Wegen dieser »Härte« haben wir am Ende noch Schuldgefühle, werden inkonsequent, verwickeln uns immer mehr, und haben am Ende das Verhalten, das wir reduzieren wollten, manchmal noch verstärkt (vgl. Pryor 2017). Die Regeln der Verstärkung (oder Bestärkung, Pryor 2017) sind einfach, sie anzuwenden ist schon eher eine Herausforderung. Manche Menschen machen das automatisch richtig, für andere kann ein solches Kapitel wegweisend sein. In der Psychiatrie mit ihren speziellen Herausforderungen stellt das Kontingenzmanagement, also das Management der gewünschten Lernprozesse, ein Rückgrat aller Abläufe dar, ohne dass die restlichen Interventionen kaum funktionieren können. Während diese Grundregeln in der Vergangenheit oft missverstanden, oder sogar verleumdet wurden (»Skinner! – wie kann man nur«), sind sie mittlerweile allgemein anerkannt, bestens untersucht und fundiert. Und doch werden sie i. d. R. nicht richtig und konsequent angewendet – gerade im Hinblick auf herausfordernde Patienten (→ Einleitung).

3.5 Allgemeine Einführung

Kontingenzmanagement ist ein sperriger Begriff. Er beschreibt, dass die Wahrscheinlichkeit für das Auftreten eines Verhaltens davon abhängt, ob es eine unangenehme oder eine angenehme Konsequenz nach sich zieht. Folgt eine angenehme Konsequenz, steigt die Auftretenswahrscheinlichkeit (die Wahrscheinlichkeit dafür, dass etwas auftritt) für das Verhalten. Bei einer unangenehmen Konsequenz hingegen sinkt die Auftretenswahrscheinlichkeit. Ohne zu sehr in lerntheoretische Hintergründe zu gehen, werden im Folgenden wichtige Begriffe und Mechanismen erklärt, um dann die Umsetzung von Kontingenzmanagement im Stationsalltag darzustellen.

Einige Annahmen, die dem Kontingenzmanagement zugrunde liegen:

Konsequenzen

- Konsequenzen, die auf unser Handeln folgen, beeinflussen, was wir lernen und was wir das nächste Mal tun werden (→ Tab. 3-1).
  - Konsequenzen können wir als angenehm empfinden, dann *verstärken* sie unser Verhalten, wir zeigen es sehr wahrscheinlich erneut. Solche Konsequenzen nennen wir auch Verstärker.
  - Konsequenzen können wir als unangenehm bewerten, dann *schwächen* sie unser Verhalten *ab*, wir zeigen es wahrscheinlich nicht wieder
- Manchmal erwarten wir Konsequenzen, nehmen also vorweg, dass auf unser Handeln etwas Bestimmtes folgt. Solche antizipierten Konsequenzen, die auf unser Handeln hin dann aber ausbleiben, beeinflussen ebenfalls, was wir lernen und was wir das nächste Mal tun werden (→ Tab. 3-2).
  - Angenehme Konsequenzen, die ausbleiben, *schwächen* ebenfalls unser Verhalten ab, wir zeigen es wahrscheinlich seltener.
  - Unangenehme Konsequenzen, die ausbleiben, *verstärken* ebenfalls unser Verhalten, wir zeigen es wahrscheinlich erneut. Ein solcher Fall wird *negative Verstärkung* genannt.
- Wir unterscheiden zwischen kurz- und langfristigen Konsequenzen (→ Tab. 3-3).
  - Kurzfristige Konsequenzen sind unmittelbar nach Ausführen des Verhaltens vorhanden, wirken häufig nur kurz.
  - Langfristige Konsequenzen treten erst mit der Zeit auf, je nach dem, um welches Verhalten es sich handelt und der Häufung des Verhaltens, kommen die Konsequenzen schneller oder langsamer.
- Kurzfristige Konsequenzen auf spontane Verhaltensweisen sind häufig angenehm, weil etwas Verstärkendes passiert oder etwas Unangenehmes wegfällt.
- Langfristige Konsequenzen auf spontane Verhaltensweisen sind häufig unangenehm, weil etwas Verstärkendes ausbleibt oder etwas Unangenehmes folgt.
- Typischerweise richten Menschen ihr Handeln spontan nach den kurzfristigen Konsequenzen auf ihr Verhalten aus und nehmen langfristige Konsequenzen in Kauf, auch wenn sie sich über diese ärgern oder sich davor fürchten.

Verhaltensweise	Konsequenz	Unsere Bewertung der Konsequenz	Zukünftige Verhaltensweise
Ich lächle jemanden an.	Jemand lächelt zurück.	Angenehm	Ich lächle jemanden wieder an.
Ich bin bei jemandem unpünktlich.	Jemand ärgert sich über mich.	Unangenehm	Ich bin bei jemandem pünktlich(er).

Tab. 3-1: Einfluss von Konsequenzen auf zukünftiges Verhalten I

Verhaltensweise	Konsequenz	Unsere Bewertung der Konsequenz	Zukünftige Verhaltensweise
Ich lächle jemanden an.	Jemand lächelt *nicht* zurück.	Unangenehm, die erwartete angenehme Konsequenz bleibt aus.	Ich lächle jemanden nicht wieder/seltener an.
Ich bin bei jemandem unpünktlich.	Jemand ärgert sich *nicht* über mich.	Angenehm, die erwartete unangenehme Konsequenz bleibt aus.	Ich bin bei jemandem wieder unpünktlich.

Tab. 3-2: Einfluss von Konsequenzen auf zukünftiges Verhalten II

Verhaltensweise	Kurzfristige Konsequenz	Langfristige Konsequenz
Ich vermeide, auf eine Geburtstagsfeier zu gehen.	Angenehm: Anspannung sinkt Unangenehm: keine	Angenehm: keine Unangenehm: ich werde nicht wieder gefragt; Freundschaften gehen in die Brüche; ich traue mir immer weniger zu, unter Leute zu gehen
Ich esse drei Stück Kuchen, obwohl ich Diabetes habe.	Angenehm: Entspannung, Glücksgefühl Unangenehm: keine	Angenehm: keine Unangenehm: meine Blutzuckerwerte werden schlechter; gesundheitliche Risiken aufgrund des Diabetes steigen; ich fühle mich inkompetent, weil ich es nicht schaffe, der Versuchung zu widerstehen

Tab. 3-3: Unterscheidung kurzfristige und langfristige Konsequenzen

Zusammenhang zwischen Auftreten Verhalten und Konsequenzen

- Kontingenz sagt etwas aus über die Zuverlässigkeit und Vorhersagbarkeit des Auftretens des Verhaltens und dem Nachfolgen einer Konsequenz.
  - Hohe Kontingenz liegt vor, wenn auf das Verhalten *immer* die erwartete Konsequenz folgt, z. B.: Am Ende eines Monats, in dem ich gearbeitet habe, folgt *immer* mein Gehalt.
  - Niedrige Kontingenz liegt vor, wenn auf das Verhalten *manchmal* die erwartete Konsequenz folgt, manchmal aber auch *nicht*, z. B.: Meine Partnerin lobt mich ab und an, wenn ich den Müll rausgebracht habe.
- Kontiguität sagt etwas über die Zeitspanne aus, in der die Konsequenz auf das Verhalten folgt.
  - Hohe Kontiguität liegt vor, wenn die Konsequenz sofort auf das Verhalten folgt, z. B.: Ich fasse auf die Herdplatte und verbrenne mir sofort die Finger.
  - Niedrige Kontiguität liegt vor, wenn die Konsequenz irgendwann auf das Verhalten folgt, z. B.: Ich räume meine Kaffeetasse an meinem Arbeitsplatz nicht weg, zwei Wochen später beschwert sich meine Kollegin bei der Teambesprechung darüber.

MERKE

Wenn wir Verhalten zuverlässig in eine bestimmte Richtung verstärken bzw. anderes abschwächen wollen, müssen wir dafür sorgen, dass die Verstärkung möglichst immer, sofort und von allen im Team kommt. Kommt es nur von einem Teil der Mitarbeiterinnen und nur manchmal, wird unvorhersehbar, was wirklich verstärkt wird – im Zweifelsfall das dysfunktionale Verhalten.

Verhaltensanalyse

Mit unseren Patientinnen besprechen wir die dargestellten Gesetzmäßigkeiten ebenfalls grundsätzlich. Sie sind die Grundlage einer jeden Verhaltensanalyse, die in der Verhaltenstherapie angewendet wird. Eine Verhaltensanalyse dient dazu, herauszufinden, was der Grund für ein aufgetretenes Verhalten ist. Das geschieht, indem man im Rückblick analysiert: Was ist vor dem Verhalten geschehen? Wie war die Situation? Wie haben wir es kognitiv und emotional bewertet? Wie ging es uns körperlich? Und dann wird geschaut, was sind die unmittelbaren Konsequenzen auf das Verhalten, der *gute Grund*, und was die langfristigen Folgen (→ IB »Verhaltensanalyse«). Unmittelbare Konsequenzen (»guter Grund«) sind wichtig zu erkennen, denn sie sind letztlich die aufrechterhaltende Kraft für ein problematisches Verhalten. Wenn Patientinnen lernen, Verhaltensanalysen durchzuführen, werden sie immer mehr selbst Expertin für ihr Verhalten und bekommen wertvolles Werkzeug, um es überlegt zu steuern. Dafür ist es wichtig, dass bei einer Verhaltensanalyse nicht stehen geblieben wird, sondern eine Zielanalyse folgt – was müsste ich machen, um mich anders zu verhalten, um das Ziel zu erreichen, das ich bisher für einen kurzen Moment mit Problemverhalten erreichte. Das Arbeitsblatt »Verhaltensanalyse« kann gemeinsam mit der Patientin besprochen und genutzt werden. Wichtig ist, dass bei Aushändigen des Arbeitsblatts und selbstständigem Ausfüllen der Verhaltensanalyse seitens der Patientin, wir die Verantwortung wahrnehmen, die Analyse auch mit der Patientin zu besprechen. In keinem Fall sollte bei auftretendem Problemverhalten, z.B. auf Station, das Aushändigen einer Verhaltensanalyse einer Art Bestrafung (»Strafarbeit«) gleichkommen. Eine Verhaltensanalyse ist ein wertvolles Mittel, das konstruktiv eingesetzt, eine wichtige Arbeitsgrundlage in der Therapie darstellt, um *gemeinsam* die Gründe für ein Verhalten herauszufinden und gemeinsam ein alternatives Zielverhalten zu finden sowie einen Weg, diese zu erreichen.

MERKE
Mithilfe einer Verhaltensanalyse (oder auch einer ausführlicheren Funktionalen Problemanalyse) erkennen wir, wodurch das Problemverhalten entsteht und aufrechterhalten wird. Anhand eines Kontingenzmanagements versuchen wir dann systematisch mit Konsequenzen alternatives Verhalten aufzubauen. Die Verhaltensänderung ist demnach ein zweistufiger Prozess: Zuerst versuchen wir die Probleme zu verstehen (und zu akzeptieren) und dann entwickeln wir alternative Lösungen, gemeinsam mit der Patientin.

Verhaltensaufbau

Für den Aufbau von Verhalten spielt es eine Rolle, wie *zuverlässig* und wie *schnell* es zu einer Konsequenz nach dem Auftreten eines Verhaltens kommt. Verhalten kann sich je nachdem schneller oder langsamer aufbauen, es kann stabiler oder instabiler sein, oder sogar unerwünschtes Verhalten entstehen.

- Schneller Verhaltensaufbau, aber instabiles Verhalten: Eine hohe Kontingenz (immer auf das Verhalten eintretende Konsequenz) und eine hohe Kontiguität (sofortiges Eintreten der Konsequenz auf das Verhalten) führen zu einem schnellen Aufbau von Verhalten. Das aufgebaute Verhalten ist allerdings nicht sehr stabil, da es bei Ausbleiben der Verstärker schnell wieder eingestellt wird. Beispiel: Ich drehe den Wasserhahn auf, es kommt immer (hohe Kontingenz) sofort (hohe Kontiguität) Wasser aus dem Hahn. Wenn ich den Wasserhahn aufdrehe und kein Wasser mehr kommt, stelle ich das Aufdrehen des Wasserhahns zügig ein, weil ich nicht weiter erwarte, dass Wasser kommt.
- Langsamer Verhaltensaufbau, aber stabiles Verhalten: Bei einer niedrigeren Kontingenz und einer niedrigeren Kontiguität wird Verhalten nicht ganz so schnell aufgebaut, dafür bleibt es länger bestehen, auch wenn Verstärker ausbleiben. Beispiel: Ich versuche mich im Glücksspiel und gewinne in einer Runde etwas, die übrigen vier Runden gehe ich leer aus. Es dauert vielleicht, bis ich wieder zum Glücksspiel gehe, weil mir die Ausbeute zu klein erscheint. Als ich es dann spaßeshalber nochmal versuche, gewinne ich in zwei Runden etwas. Ich werde also mal für meinen Einsatz verstärkt (Gewinn) und mal nicht. Dadurch, dass ich nicht weiß, ob ich gewinne oder nicht, entwickle ich für jede Runde eine Hoffnung, gewinnen zu können. Wenn die Verstärker wegfallen, zeige ich das Verhalten also weiter, weil die Hoffnung besteht, dass ich doch wieder etwas gewinnen könnte. Das trifft dann meistens auch wieder ein, sodass ich weiterhin das Verhalten zeige.
So entsteht ein sehr robustes Verhalten trotz wegfallender Verstärker. Man nennt diesen Vorgang auch »intermittierende Verstärkung«, da die Verstärker zwar regelmäßig kommen, aber auch regelmäßig wegbleiben und nicht vorherzusehen sind. Dies ist für die Psychiatrie sehr relevant! Denn häufig ist dies der Grund, warum problematisches Verhalten von unseren Patientinnen weiter gezeigt wird, weil eine intermittierende Verstärkung zu einer Verhaltensstabilisierung geführt hat.
Ein häufiges Beispiel aus der Psychiatrie: Das in der Frühschicht anwesende Team beschließt, ein bestimmtes Verhalten zu verstärken, bespricht dies auch mit der Patientin. In der Spätschicht sind einzelne Mitarbeiterinnen (der Nachdienst, Arzt vom Dienst [AvD] und andere Therapeutinnen), die dies nicht mitbekommen haben oder anders sehen, und sich daher wieder anders gegenüber der Patientin verhalten. Nach einiger Zeit entsteht im Team eine Diskussion, ob die Patientin richtig verstanden habe, worum es geht, bzw. dass sie »nicht motiviert« sei, weil sich ihr Problemverhalten verstärkt habe. In Wirklichkeit wurde es durch uns im Team intermittierend verstärkt.

MERKE
Kontinuierliche Verstärkung bedeutet hohe Kontiguität und hohe Kontingenz, was zu einer schnellen Änderung der Verhaltensrate (das Verhalten wird schnell immer häufiger gezeigt), aber auch zu einer geringen Stabilität (wenn die Verstärker wegfallen, zeige ich das Verhalten nicht mehr) führt.

Intermittierende Verstärkung bedeutet geringe Kontiguität, geringe Kontingenz oder eine Kombination von beidem, was zu einer langsamen Änderung der Verhaltensrate (das Verhalten wird langsam, aber stetig gesteigert) und gleichzeitig hoher Stabilität (wenn man nicht weiß, wann eine Konsequenz kommt oder ob sie überhaupt diesmal kommt, zeigt man das Verhalten immer wieder in der Hoffnung, dieses Mal wieder verstärkt zu werden) führt.

Intermittierende Verstärkung beim Ausbilden von *funktionalem* Verhalten ist demnach gewünscht, damit es zum Ausbilden eines stabilen Verhaltens kommt. Daher

KONTINGENZMANAGEMENT

sollten wir uns das Prinzip in der Therapie zu nutzen machen. Gleichzeitig erklärt eine intermittierende Verstärkung in der Lerngeschichte unserer Patientinnen, warum ein problematisches Verhalten so robust gegenüber Änderungen ist. Das geschieht nicht nur im realen Alltagsleben, sondern leider auch bei langjährigen Hospitalisierungen. Das ist erst einmal so und wir müssen es hinnehmen, können es aber der Patientin erklären und damit begründen, warum sie besonders hart arbeiten muss, um etwas zu ändern. Gleichzeitig ist es wichtig, dass wir als Team das Problemverhalten nicht auch beginnen, intermittierend zu verstärken. Es gilt also: funktionales Verhalten erst mal stabil und erst *nach und nach* intermittierend verstärken; dysfunktionales Verhalten gar nicht verstärken, auf gar keinen Fall intermittierend.

Shaping

Ein weiterer, gezielter Prozess zum Aufbau von erwünschtem Verhalten nennt sich »shaping«. Es geht um ein schrittweises »Formen« des Verhaltens. Dabei wird nicht erst verstärkt, wenn der erwünschte Endzustand des Verhaltens eingetreten ist, sondern alle Verhaltensweisen, die in *Richtung* des erwünschten Verhaltens gehen. Zum Beispiel »Kind lernt Spiele aufräumen«: Es geht darum, alles in Richtung erwünschtes Verhalten (das Kind räumt auf) zu verstärken, also auch *zufälliges* Verhalten, das sich an die gewünschte Verhaltensweise (Kind räumt das Spiel zusammen) annähert oder bereits das gewünschte Verhalten ist (Kind räumt das Spiel zusammen und räumt es ins Regal). In der Verhaltenskette wird jedes Verhalten verstärkt, dass sich dem Zielverhalten *noch* weiter annähert (Kind räumt Spielfiguren in die Pappschachtel; Kind verschließt Spiel mit dem Deckel; Kind stellt Spiel zur Seite; Kind räumt Spiel ins Regal ...). Die vorangegangenen Stufen der Verhaltenskette werden jedoch nicht länger verstärkt. Man erwartet also immer einen kleinen Schritt mehr für die nächste Verstärkung. Auf diese Weise können auch komplexe Verhaltensweisen erlernt werden.

3.6 Umsetzung im psychiatrischen Setting

Die dargestellten lerntheoretischen Hintergründe gilt es auf die Praxis zu übertragen, um eine therapeutische Umgebung zu schaffen, in der Patientinnen neues, funktionales Verhalten lernen können. Dafür sind zum einen die allgemeine Haltung im Team (→Kap. 1) und das Klima auf Station wichtig, und zum anderen der spezifische Umgang mit dem Problemverhalten einer Patientin.

3.6.1 Allgemein: Schaffen der therapeutischen Umgebung

Wir Menschen leben davon, dass wir von anderen Menschen oder angenehmen Dingen verstärkt werden, also angenehme Konsequenzen erfahren. Es gibt in unserem Gehirn dafür extra ein System, das dies von klein auf steuert (das Dopaminsystem). In der Depressionsbehandlung gibt es sogar ein Erklärungsmodell, das sog. Verstärker-Verlust-Modell, das davon ausgeht, dass wir bei zu wenigen Verstärkern in unserem Leben depressiv werden können (Ferster 1973). In einer Behandlungseinheit wirken die oben dargestellten Mechanismen genauso wie auch sonst, wo Menschen zusammenkommen. Frei nach Watzlawik kann man auch sagen: Man kann nicht nicht verstärken (Watzlawik et al. 1969), denn jedes Verhalten hat einen kommunikativen Aspekt und kann so einen Verstärker darstellen. In verhaltenstherapeutischen Behandlungseinheiten sollte ein besonderes Augenmerk darauf liegen, weil die Menschen, die zu uns kommen, meistens ein Problem mit ihrem eigenen Verhalten haben und wir genau damit arbeiten. Daher ist es für uns Therapeutinnen und uns als Team besonders wichtig, zu wissen, wo wir wann welches Verhalten unserer Patientinnen verstärken.

Ein Team kann für sich verschiedene Frage beantworten, um sich die eigenen Verstärkermechanismen auf Station bzw. in der Behandlungseinheit zu verdeutlichen und ggf. zu optimieren:

Was für Verstärker haben wir auf Station?

Welche angenehmen Konsequenzen können einer Patientin demnach widerfahren?

Beispiele sind Aufmerksamkeit, Gespräche, mit einer Mitarbeiterin Rauchen gehen oder Rauchen gehen allgemein, erweiterter Ausgang, Nutzen von stationsübergreifenden Therapieangeboten wie Musik-/Tanz- oder Sporttherapie, Nutzen bestimmter Einrichtungen im Haus (z.B. Bibliothek oder Fitnessraum)

Was wollen wir als Verstärker nutzen?

Es kann auch den Fall geben, dass wir als Station etwas besitzen, das wir als Verstärker nutzen könnten, uns aber dagegen entscheiden. Zum Beispiel verfügen wir über eine Dachterrasse, die wir aber allen Patientinnen immer zugänglich machen möchten, weil sie ein wichtiger Bestandteil für eine angenehmen Atmosphäre auf Station sind. Nach der Auswahl von potenziellen Verstärkern wird daher danach eine Entscheidung dafür getroffen, welche Verstärker auch gezielt bzw. selektiv zum Einsatz kommen sollen.

Wie setzen wir die Verstärker auf Station ein?
Wenn wir wissen, *welche* Verstärker wir auf Station nutzen, ist das ein wichtiger erster Schritt zum Schaffen einer therapeutischen Umgebung. Wichtig ist es, dass diese gezielt eingesetzt werden, also ganz bewusst einem Verhalten einer Patientin folgen. Ansonsten laufen wir Gefahr, dysfunktionales Verhalten zu verstärken. Das ist leichter gesagt als getan, da von uns gefordert ist, in den meisten Situationen unter Zeitdruck schnell zu reagieren und wir nicht jedes Mal vorher ausreichend überlegen können, wie wir eigentlich auf das Verhalten eingehen möchten. Daher ist es hilfreich, sich als Team bestimmte Entscheidungsalgorithmen zurechtzulegen (→Kap. 1), sich einige Grundhaltungen zu überlegen und für alle Beteiligten festzuhalten.

Wir verdeutlichen das am Verstärker Aufmerksamkeit, der für die Psychiatrie eine große Rolle spielt:

Einer der wertvollsten Verstärker, über den wir als Therapeutinnen verfügen, ist unsere Zeit und damit unsere (volle) Aufmerksamkeit für die Patientin. Wenn wir sie zielorientiert einsetzen, kann dieser Verstärker eine tolle Wirkung haben. Setzen wir ihn eher unbedacht ein, vielleicht aus einem Bauchgefühl heraus, können wir mal richtig liegen und manchmal damit auch einen größeren Schaden anrichten.

BEISPIEL FÜR FUNKTIONALES EINSETZEN

Patientin kommt aus der Belastungserprobung am Wochenende wieder und berichtet, dass sie mehrfach kurz vor der Entscheidung war, sich selbst zu verletzen und es dann jedes Mal geschafft hat es zu verhindern, indem sie die in der aktuellen Behandlung gelernten Strategien eingesetzt hat. Trotzdem würde die Patientin gerne die Situation, die sie am Wochenende so unter Druck gebracht hat, mit einer ihrer Bezugstherapeutinnen kurz besprechen. Wir gratulieren der Patientin zu ihrem Erfolg, freuen uns authentisch mit ihr und verstärken ihr neues Verhalten, indem wir ihr ein gewünschtes kurzes Gespräch außer der Reihe anbieten, um die Situation vom Wochenende nachzubesprechen. Die Patientin bekommt so Aufmerksamkeit und fühlt sich bestärkt. Die Wahrscheinlichkeit, dass die Patientin das neue Verhalten erneut zeigt, ist gestiegen, wobei gleichzeitig die Wahrscheinlichkeit gesunken ist, dass sie sich erneut selbstverletzt.

BEISPIEL FÜR DYSFUNKTIONALES EINSETZEN

Patientin kommt aus der Belastungserprobung am Wochenende wieder und hat sich stark selbst verletzt, die Wunden offengehalten und nicht versorgt. Wir wenden uns ihr und den Wunden ausgiebig zu, haben bei der Versorgung der Wunden ein offenes Ohr und sprechen lange mit der Patientin. Die Patientin bekommt so Aufmerksamkeit und fühlt sich bestärkt, in ihrem Problemverhalten. Es hat zu viel Zuwendung geführt. Die Wahrscheinlichkeit, dass die Patientin ihr Problemverhalten erneut zeigt, ist gestiegen, wobei gleichzeitig die Wahrscheinlichkeit gesunken ist, dass sie neue Strategien anwendet anstatt sich selbst zu verletzen. Leider werden diese hochrelevanten Strategien manchmal als »nicht-verstehen« oder »nicht-empathisch« missverstanden oder gar diskreditiert. Aber was geschieht mit der Patientin, wenn man auf eine Selbstverletzung mit Zuwendung reagiert, anstatt wertschätzend und korrekt mit der Patientin umzugehen, gleichzeitig die Zuwendung auf die Fortschritte und Ansätze von Alternativverhalten zu fokussieren? Ihr Gehirn wird ihr dieses dysfunktionale Verhalten immer wieder vorschlagen und je öfter sie so verstärkt wird, immer »drängender«.

Die beiden Beispiele verdeutlichen, wie schnell es passieren kann, obwohl wir es nur gut meinen und uns kümmern wollen, dass wir uns selbst dysfunktional verhalten hinsichtlich der Ziele unsere Patientin. Daher empfiehlt es sich, für sich selbst, aber auch im ganzen Team zu überlegen, an welcher Stelle wir unsere Aufmerksamkeit gezielt einsetzen wollen und an welchen Stellen wir damit eher begrenzt umgehen möchten. Situationen wie eine Selbstverletzung sind dabei herausfordernd, da wir aufgrund unserer Verantwortung als Therapeutinnen mehrere Ziele (z. B. Wundversorgung) im Blick haben müssen. Situationen, die diese zwei Ziele vereinen, also sich auf der einen Seite um die Patientin kümmern *müssen*, und auf der anderen Seite, der Patientin möglichst wenig Aufmerksamkeit schenken, können im Team besprochen werden. Gemeinsam kann eine Grundhaltung herausgearbeitet werden, die der einzelnen Mitarbeiterin in der Situation Orientierung gibt. Manchmal ist dabei nicht entscheidend, *ob* wir etwas tun, sondern *wie* wir etwas tun.

BEISPIEL FÜR DIE SITUATION MIT DER SELBSTVERLETZUNG

Patientin kommt aus der Belastungserprobung am Wochenende wieder und hat sich stark selbst verletzt, die Wunden offengehalten und nicht versorgt. Unsere Grundhaltung in solchen Fällen könnte sein, dass die Patientin so viel wie möglich von den Konsequenzen selbstständig übernehmen soll, um Verantwortung für ihr Verhalten selbst zu tragen und keine unnötige Aufmerksamkeit unsererseits zu bekommen. Dann könnte ein Algorithmus wie folgt aussehen: Wir entscheiden, ob die Wunden ärztlich in einem somatischen Krankenhaus versorgt werden müssen oder ob die Wunden selbst versorgt werden können.

1. Sollten die Wunden ärztlich extern versorgt werden müssen und die Patientin ist absprachefähig und nicht suizidal, fährt die Patientin allein ins Krankenhaus und lässt sich die Wunden versorgen, kommt dann wieder auf Station zurück.
2. Die Wunde muss zwar ärztlich versorgt werden, kann aber durch die Ärztinnen vor Ort durchgeführt werden. Eine Ärztin versorgt die Wunde, ist dabei höflich, aber distanziert und knapp. Der Fokus liegt auf der Versorgung der Wunde, es findet dabei kein therapeutisches Gespräch statt.

3. Die Wunde muss versorgt werden, aber nicht ärztlich. Die Patientin versorgt ihre Wunde selbst im Stationszimmer (o. Ä.), auch dabei findet kein Gespräch statt. Der Kontakt ist *wertschätzend, nicht strafend (!)*, gleichzeitig auf das Wesentliche beschränkt.

In allen drei Fällen wird der Patientin, wenn nicht bereits erfolgt, *kurz* nochmal der Sinn des aktuellen Verhaltens erklärt und sie schreibt nach der Wundversorgung zu der Situation am Wochenende zunächst für sich eine Verhaltensanalyse. Diese wird im nächsten Einzelgespräch mit der Patientin besprochen, vorher nicht. Die Patientin bekommt dann im nächsten Einzelgespräch Aufmerksamkeit für das Schreiben der Verhaltensanalyse, was an sich ein funktionales Verhalten darstellt. Sollte sie die Analyse nicht geschrieben haben, kann sie die Zeit im Einzelgespräch dafür nutzen. Dafür geht dann ihre wertvolle Therapiezeit als Konsequenz drauf. Auch an der Stelle beschäftigen wir uns intensiv mit der Patientin, so wie sie ohnehin viel Zeit und Aufmerksamkeit – in diesem Fall auf einer Borderline-Station – bekommt, aber wir verstärken kein dysfunktionales Verhalten.

Auch andere Verstärker, die auf Station vorhanden sind, sollten so gezielt eingesetzt werden wie im Beispiel mit der Aufmerksamkeit beschrieben. Dann können wir erreichen, dass funktionales Verhalten bei uns gefördert und dysfunktionales Verhalten reduziert wird. Bei Depressiven werden wir jeden kleinsten Fortschritt verstärken, bei Psychosen jede Annäherung an einen funktionaleren Kontakt mit den Menschen und der Welt etc. Wir arbeiten *nicht mit Bestrafung* im Sinne von negativen Konsequenzen, sondern mehr damit, dass Verstärker ausbleiben, wie Aufmerksamkeit, siehe im Beispiel zuvor. Es gibt immer wieder therapeutische Ansätze, die auf Bestrafung setzen (z. B. »time-out« – Aussetzen eines Einzelgesprächs). Für Einzelfälle kann man sich das vorbehalten, wir setzen vor allem auf bindungsorientiertes Arbeiten und wollen die therapeutische Beziehung nicht gefährden. Bei Anwenden von Bestrafung kann es eher dazukommen, dass das therapeutische Arbeiten gestört wird und eine intrinsische Motivation für ein neues, alternatives Verhalten ausbleibt.

3.6.2 Im Einzelfall: Verstärkung anhand Kontingenz- und Stufenplänen

Eine therapeutische Umgebung auf Station, die funktionales Verhalten fördert, ist enorm viel wert und bei einigen Patientinnen sicher ausreichend. Gleichzeitig gibt es Fälle, bei denen das Problemverhalten stark ausgeprägt ist oder es gibt eine Vielzahl von schwierigen Verhaltensweisen, sodass wir einen gesonderten Plan für die Behandlung benötigen, einen sog. Verstärkerplan. Das ist gerade in größeren Behandlungseinheiten notwendig, da die *Komponente Team* hier greift. Was bedeutet das? In der Psychiatrie arbeitet die Pflege im Schichtdienst, andere Therapeutinnen arbeiten in Teilzeit, alle sind mal im Urlaub oder krank. Die Patientinnenversorgung läuft aber 24/7 und ein Kontingenzmanagement sollte ebenso 24/7 laufen. Ansonsten haben wir die Gefahr der intermittierenden Verstärkung.

Intermittierende Verstärkung

Intermittierende Verstärkung von Problemverhalten

BEISPIEL FÜR DIE SITUATION MIT DER SELBSTVERLETZUNG

Patientin kommt aus der Belastungserprobung am Wochenende wieder und hat sich stark selbst verletzt, die Wunden offengehalten und nicht versorgt. Die Wunde ist nicht so stark, dass sie ärztlich versorgt werden müsste. Kollegin A ist im Dienst und teilt der Patientin wertschätzend, aber knapp mit, dass die Patientin die Wunde selbst versorgen kann und gibt ihr das notwendige Verbandsmaterial. Ansonsten händigt sie ihr eine Verhaltensanalyse aus, erklärt ihr knapp das weitere Prozedere und verabschiedet die Patientin. Es findet keine Verstärkung des dysfunktionalen Verhaltens statt.

Am nächsten Wochenende passiert in der Belastungserprobung erneut eine Selbstverletzung, die Patientin kommt auf Station und berichtet wieder davon. Nun hat Kollegin B Dienst. Sie widmet sich der Wunde, versorgt sie ausgiebig und fragt die Patientin nach den Umständen für die Selbstverletzung. Die Patientin schildert ausführlich einen Konflikt mit ihrer Mitbewohnerin und wie einsam sie sich gefühlt habe. Kollegin B hört sich alles an, gibt der Patientin zu verstehen, dass sie das Gefühl der Einsamkeit gut verstehen kann, und sucht dann gemeinsam mit der Patientin eine Lösung für den Konflikt mit der Mitbewohnerin. Kollegin B verstärkt hier das dysfunktionale Verhalten der Patientin gleich zweimal, zum einen mit viel Aufmerksamkeit und zum anderen mit einer gemeinsamen Problemlösung, nicht aber zum Auftreten des dysfunktionalen Verhaltens an sich, sondern zu dem Konflikt der Patientin mit der Mitbewohnerin.

In Summe wurde das dysfunktionale Verhalten der Patientin mal verstärkt (Kollegin B) und mal nicht (Kollegin A). Das führt in der Regel dazu, dass die Patientin beim nächsten Mal, wenn sie vor der Entscheidung steht, sich selbst zu verletzen, eher denkt, dass es auch zu mehr Zuwendung führen könnte. Die Selbstverletzung ist mit etwas Angenehmen, der Zuwendung, verknüpft. »Ein Versuch wäre es wert …« Damit soll der Patientin keineswegs unterstellt werden, dass sie sich selbst verletzt, um Zuwendung zu erhalten. Die Selbstverletzung passiert in höchster Not und in den meisten Fällen, wenn wir uns in

Not befinden, kann eine Aussicht auf Zuwendung erlösend wirken und so handlungsleitend werden. Hilfreich für die Patientin wäre eine Verknüpfung, dass die Anwendung einer alternativen Strategie (z. B. Stresstoleranz-Skills) und das Unterlassen der Selbstverletzung sie ihren Zielen näherbringt. Das könnte sie bestärken und weiterbringen, auf dysfunktionales Verhalten in ihrem Leben zu verzichten.

MERKE

Intermittierende Verstärkung kann nicht nur geschehen, weil zwei (oder mehr) Therapeutinnen unterschiedlich auf das Problemverhalten der Patientin reagieren. Auch ich als einzelne Therapeutin kann ein Verhalten mal verstärken und mal nicht. Wenn wir in dem Beispiel mit der Selbstverletzung bleiben, kann es sein, dass ich mal mit viel Zuwendung reagiere, weil ich gerade Zeit habe oder mich nervlich dazu in der Lage fühle. Ein anderes Mal habe ich vielleicht keine Zeit oder fühle mich schon emotional sehr belastet, sodass ich die Patientin schneller auf sich selbst verweise und ihr so gut wie keine Aufmerksamkeit schenke. Jedes Team und jede Therapeutin für sich sollte daher prüfen: Wann setze ich wie welchen Verstärker ein.

Intermittierende Verstärkung von neuem, funktionalem Verhalten

Gleichzeitig sollten wir intermittierende Verstärkung auch beim Verhaltensaufbau berücksichtigen, um ein möglichst robustes Verhalten zu bekommen. Hier können wir uns intermittierende Verstärkung zu Nutzen machen, um ein neues Verhalten möglichst langfristig zu etablieren. Wichtig ist hier der Zeitpunkt, an dem wir damit beginnen.

Beispiel für die Situation mit der Selbstverletzung

Schritt 1: Verhaltensaufbau: Patientin wendet zur Regulation von Anspannung Skills an, anstatt sich selbst zu verletzten. Das Team reagiert unmittelbar (hohe Kontiguität) auf das neue Verhalten, alle freuen sich mit der Patientin, wenden sich ihr zu und verstärken das Verhalten so (→ Abb. 3-1). Immer, wenn die Patientin fortan Skills anwendet und es schafft, sich nicht zu verletzen, reagiert das Team mit Verstärkung (hohe Kontingenz). Durch die Reaktion des Teams, kommt es bei der Patientin zu einem raschen Verhaltensaufbau, sie schafft es, zunehmend diese neue Verhaltensweise für Anspannungsregulation in ihr funktionales Verhaltensrepertoire zu integrieren.

Schritt 2: Verhaltensstabilisierung: Damit es zu einem neuen Verhalten kommt, das nicht auf Dauer abhängig von unserer Verstärkung ist, reduzieren wir diese nach und nach und kommen in eine intermittierende Verstärkung (→ Abb. 3-2). Das bedeutet, dass wir nicht mehr sofort nach Zeigen des Verhaltens mit einer Verstärkung reagieren. Stattdessen bekommt die Patientin ein Wochenprotokoll ausgehändigt, in das sie eintragen kann, in welcher Situation sie wie reagiert hat. Im nächsten Einzelgespräch reagieren wir dann positiv auf die Einträge, die davon berichten, dass die Patientin Skills angewendet hat, anstatt sich selbst zu verletzen (reduzierte Kontiguität).

Damit reagieren wir gleichzeitig auch nicht mehr jedes Mal bei der Anwendung von Skills, sondern nur noch ab und zu (reduzierte Kontingenz).

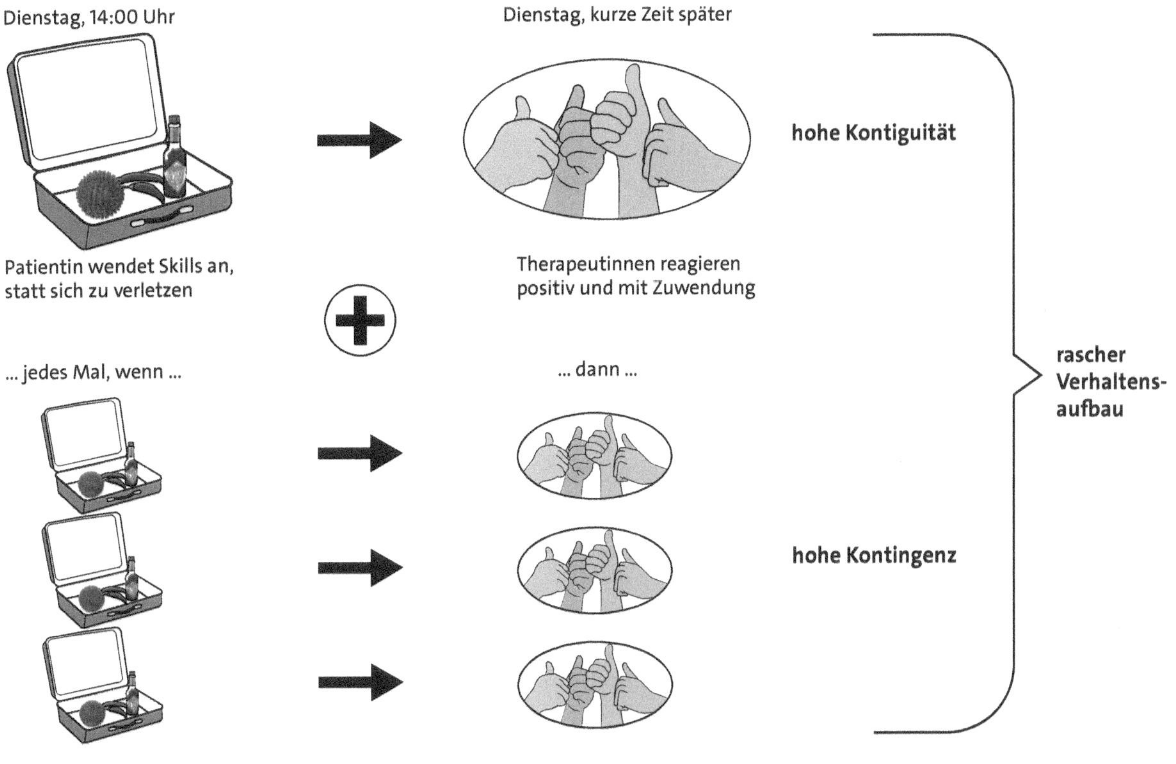

Abb. 3-1: Verhaltensaufbau

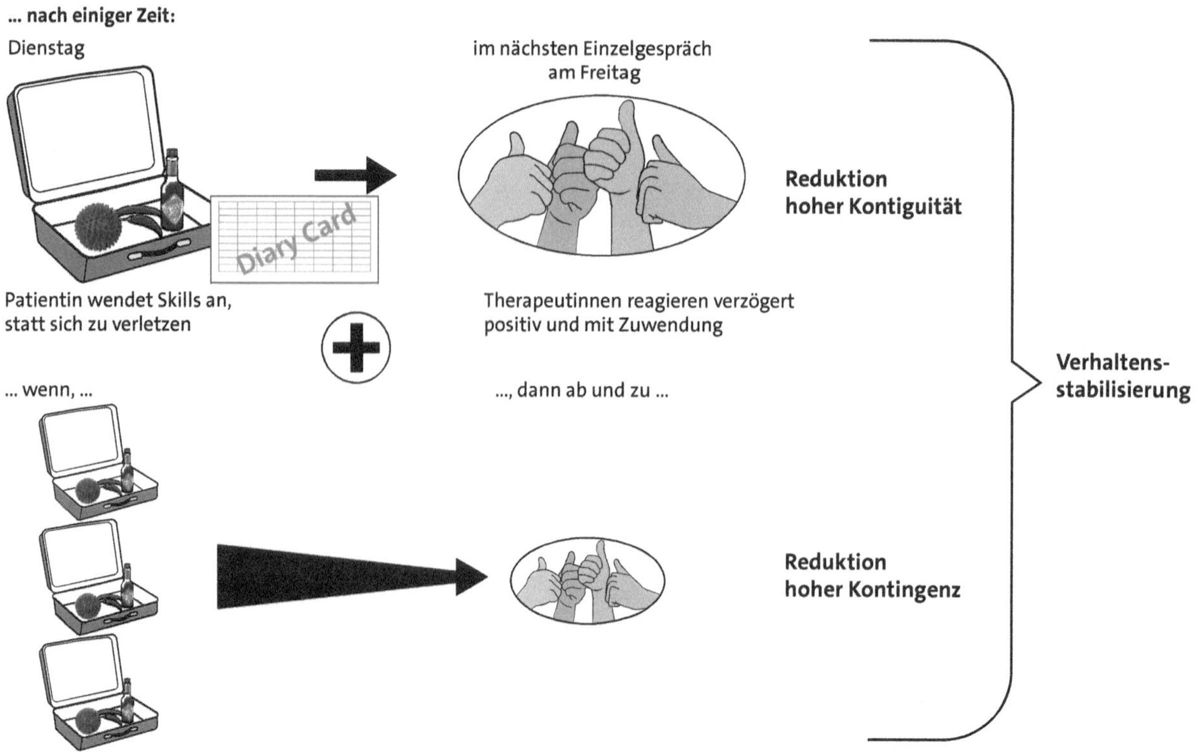

Abb. 3-2: Verhaltensstabilisierung

MERKE

Damit wir Verstärker auf Station zielorientiert einsetzen können, sollten im Team alle am selben Strang ziehen. Dafür ist es wichtig:

- Lerngesetze sollte jeder kennen und verstanden haben
- Verstärkerpläne sind für alle Schichten zugänglich
- Transparente Kommunikation im Team
- Klare Absprachen treffen und einhalten

Inkonsequenzen im Team bewusst machen (dabei gilt: Fehler machen darf sein und Inkonsequenz ist menschlich, wir dürfen uns gegenseitig darauf aufmerksam machen, →Kap. 1).

Verstärkerpläne im Stationsalltag

In der Behandlungsplanung (→Kap. 1) kommt das Team zusammen, schaut auf das Problemverhalten der Patientin und dessen Aufrechterhaltung. An dieser Stelle sollte sich für jede Patientin kurz überlegt werden, was für sie Verstärker auf Station sind, die gezielt eingesetzt werden können. Wichtig: Für jede Patientin *individuelle* Verstärker wählen. Für den einen kann ein Dankeschön für eine Leistung in der Gruppe (z. B. Morgenrunde) ein Verstärker sein, jemand anderes schämt sich aufgrund seiner sozialen Ängstlichkeit vielleicht eher und erlebt die Situation als sehr unangenehm, also alles andere als verstärkend.

In der Dokumentation sollten die individuellen Verstärker gut sichtbar vermerkt werden, damit sie jeder Mitarbeiterin zu jeder Tageszeit gut zugänglich sind.

Meistens ist es ausreichend, wenn vor allem die Bezugstherapeutinnen die Verstärker kennen und nach den beschriebenen Lerngesetzen ihre Patientinnen in ihrem neuen Verhalten bestärken. Manchmal, zum Beispiel bei Patientinnen mit interaktionellen Störungen oder ausgeprägtem selbst-/fremdschädigenden oder herausforderndem Verhalten, ist es wichtig, dass das ganze Team die Verstärker präsent hat und schnell zielorientiert reagieren kann, siehe das obige Beispiel für Selbstverletzung. Dabei können Verstärkerpläne unterstützen, um eine zielorientierte Verstärkung über alle Schichten in der Behandlungseinheit zu gewährleisten. Kontingenzpläne werden von Woche zu Woche, zum Beispiel in der Visite, gemeinsam mit der Patientin aktualisiert und an die neuen Therapieerfolge angepasst (→IB »Verstärkerplan«).

In einem Verstärkerplan wird das Auftreten des momentanen Problemverhaltens bzw. die alternativen Verhaltensstrategien, die gerade im Fokus stehen, festgehalten, sowie die individuellen Verstärker, die zurzeit zum Einsatz kommen. Jede Mitarbeiterin einer jeden Schicht hat die Möglichkeit, für die nächste Schicht oder auch die Mitarbeiterinnen derselben Schicht zu notieren, ob Verhalten aufgetreten und entsprechend verstärkt worden ist. Im Beispiel unten ist nur eine Verhaltensweise ausgewählt. Grundsätzlich spricht nichts dagegen, auch mehrere Verhaltensweisen parallel auszuwählen. Entscheidend ist, dass die Patientin nicht überfordert ist mit der Summe der Veränderungen und dass jede einzelne Zielveränderung von der Patientin auch realistisch erwartet werden kann. Das bedeutet, dass sie die Kompetenz besitzt, das neue Verhalten auch zeigen zu können. Wir achten beim Erstellen der Kontingenzpläne auf das Funktionsniveau der Patientin.

BEISPIEL

Patientin mit Schmerzstörung und chronischer Depression verhält sich sehr klagsam. Wenn sie über den Stationsflur läuft, beschwert sie sich anhaltend über ihre Schmerzen. Die Therapeutin erstellt gemeinsam mit der Patientin eine Verhaltensanalyse, bei der sich herausstellt, dass der gute Grund der Patientin für das Verhalten Versorgung durch andere ist. Häufig reagieren andere Menschen zuerst einmal unterstützend auf die Patientin. Je länger es allerdings geht, desto mehr gehen diese Menschen auch wieder auf Distanz. Die Patientin kann durch Perspektivwechsel nachvollziehen, wie anstrengend das Klagen für andere ist und wie hilflos es sie macht. Zusammen wird ein Umgang mit den Schmerzen der Patientin festgelegt. Natürlich wie sie ihnen effektiver begegnen kann, aber ein wichtiger Aspekt davon ist, dass sie nicht mehr jammernd über den Flur laufen möchte, sondern lieber in echten Austausch mit Mitpatientinnen und Therapeutinnen kommen will. Es wird daher festgelegt, dass Therapeutinnen ihr zurückmelden dürfen, ob es in der Schicht funktioniert hat, dass sie aufs Klagen verzichten konnte. Als Verstärker bekommt sie dafür am Ende einer Schicht ein Fünf-Minuten-Gespräch mit einer Mitarbeiterin, mit der sie ausprobieren kann, sich fünf Minuten über andere Dinge als ihre Schmerzen zu unterhalten. So bekommen die Mitarbeiterinnen gleichzeitig einen Eindruck über die sozialen Kompetenzen der Patientin, um fortan besser einschätzen zu können, was sie von der Patientin in welchem Tempo verlangen können. Wichtig ist, dass die Patientin und das Team das Problemverhalten vorher verstanden und gemeinsam ein Ziel vor Augen haben, an dem zusammengearbeitet wird. Der Verstärkerplan dient als Dokumentationsstütze über die einzelnen Schichten hinweg. Nach einer Woche in der Visite kann so auf einen Blick festgestellt werden, ob es den Verstärkerplan noch braucht, oder ob die Patientin erfolgreich aufs Klagen verzichten konnte und stattdessen nun mit Menschen über andere Themen das Gespräch sucht. → Tab. 3-4 zeigteinen kleinen Ausschnitt aus dem Verstärkerplan (→ AB »Verstärkerplan«).

MERKE

Ein mit der Patientin vereinbartes Kontingenzmanagement oder Krisenmanagement (siehe unten) hat den gleichen Stellenwert wie ein Medikamentenplan und kann nicht einfach von einer Person geändert werden, auch nicht von der Ärztin vom Dienst. Sollte die Ärztin vom Dienst das doch tun, muss sie am nächsten Tag die Änderung bei der Oberärztin, der Frühkonferenz, der Übergabe verantworten und begründen. Die Änderung muss dann auch mit der Patientin besprochen werden. Die Patientin muss genau wie das restliche Team verstanden haben, worum es bei ihrem Kontingenzmanagement oder Krisenmanagement geht.

Stufenpläne im Krisenmanagement

Wenn Patientinnen suizidal sind oder keine Absprachefähigkeit vorliegt, wenn Selbst- und/oder Fremdgefährdung die beschriebene Art der Behandlung nicht erlauben, greift ein Krisenmanagement. Es ist besonderen Fällen vorbehalten, sollte sobald wie möglich beendet werden, und nicht gleichzusetzen mit dem Kontingenzmanagement, sondern bedient sich an bestimmten Inhalten. Im Krisenmanagement werden aufgrund der Gefährdungsaspekte mehr Rahmenbedingungen vorgegeben, die in sog. Stufenplänen festgehalten sind. In den einzelnen Stufen geht es um verschieden starke Sicherheit, die Patientinnen als Schutz zur Verfügung gestellt bekommen. Gleichzeitig sollten die einzelnen Stufen nicht mehr Komfort (= Verstärker) für die Patienten bieten als außerhalb eines solchen Stufenplans, weil ansonsten, je nach Störungsbild, wenig Motivation bestehen kann, wieder mehr Verantwortung zu übernehmen und die Sicherheitsmaßnahmen hinter sich zu lassen.

MERKE

In der Klinik sollte eine wertschätzende Atmosphäre herrschen, in der Veränderung gefördert wird. Es sollte keine Hotel- oder frühere »Kur-Klinik«-Atmosphäre herrschen, in der Patientinnen sich wohler fühlen als außerhalb der Klinik. Ansonsten gibt es zum einen das Problem, dass die Umgebung Klinik und die Umgebung zuhause so weit voneinander abweichen, dass ein Transfer der gelernten Strategien von der Klinik ins gewohnte Umfeld schwierig

Datum	25.04.			26.04.			27.04.			28.04.		
Absprachen eingehalten	Ja	Nein	Hz	Ja	Nein	Hz	Ja	Nein	Hz	Ja	Nein	Hz
Frühdienst												
Unterlassen von Klagen		X	Lo	X		Ha	X		Lo	X		Ju
Verstärker	~~5-Minuten-Gespräch~~			5-Minuten-Gespräch			5-Minuten-Gespräch			5-Minuten-Gespräch		

Tab. 3-4: Verstärkerplan über die verschiedenen Schichten der Pflege

ist. Zum anderen neigen manche Patientinnen dazu, die Klinik dann nicht wieder verlassen zu wollen, da sie mehr Verstärker bietet als das häusliche Umfeld. Um Hospitalisierung vorzubeugen, ist es daher entscheidend, dass in der Klinik eine zielorientierte Arbeitsatmosphäre, nicht aber eine durchgängig stützende Wohlfühlatmosphäre herrscht.

Wichtig vorab:

1. Die vorgestellten Stufenpläne sind Beispiele, die sich in der Praxis bewährt haben bei Patienten mit emotionalen Störungen, Persönlichkeitsstörungen oder komplexen Traumastörungen, die in der Lage sind, ihr Verhalten zu steuern und auf Verstärker ansprechen. Sie dienen Teams und Therapeutinnen eine Orientierung zur Ausarbeitung individueller Stufenpläne. Je nach Behandlungseinheit, Team und Diagnose sowie Funktionsniveau der Patientin müssen die Stufen entsprechend angepasst werden. Patientinnen, die intoxikiert und psychotisch sind, brauchen evtl. ergänzende sichernde Maßnahmen (z. B. Medikamente). Menschen mit schweren Depressionen benötigen mehr Zuspruch und Zuwendung, um überhaupt von den Stufen profitieren zu können, was hingegen bei anderen Patientengruppen als Verstärker eingesetzt wird. Unabhängig von der Diagnose ist das Ziel einer jeden Stufe, der Patientin den Schutz zu bieten, den sie gerade braucht und gleichzeitig den notwendigen Anreiz sich anzustrengen, um in die nächsthöhere Stufe zu gelangen. Es muss unbedingt darauf geachtet werden, dass die verlangte Anstrengung für die Patientin auch realisierbar ist.
2. Sehr wichtig ist, dass eine Stufe *nicht zur Bestrafung* eingesetzt wird für vergangenes Verhalten, sondern nur, wenn die Indikation auch noch im Moment der Beurteilung vorliegt. Beispiel: Die Patientin kommt aus der Belastungserprobung am Wochenende und berichtet von einer schweren Selbstverletzung, die sie sich zugefügt hat. Die Wunde hat sie selbstständig durch die Notaufnahme versorgen lassen. Jetzt ist sie klar distanziert von schweren Selbstverletzungen oder akuter Suizidalität. Wir würden in diesem Fall, wenn also keine Suizidalität besteht, der Patientin für ihr Vertrauen danken, ihr eine Verhaltensanalyse in Vorbereitung aufs nächste Einzelgespräch aushändigen und weiter mit ihr daran arbeiten, frühzeitiger andere Strategien anzuwenden. Auch wenn wir durch das Berichtete der Patientin evtl. geschockt sind und es uns schwerfällt, ihr weiterhin zu vertrauen, ist das kein Grund, die Patientin mit einem Stufenplan zu behandeln oder in ein Überwachungszimmer zu legen. Das würde auf die Patientin wie eine Art Bestrafung wirken und die therapeutische Beziehung nachhaltig stören. Die Wahrscheinlichkeit, dass sie uns das nächste Mal erzählt, was in der Belastungserprobung passiert ist, sinkt.
3. Ein festgelegter Stufenplan bedeutet für das Team deutlich mehr Arbeit. Es sollten alle Anstrengungen darauf verwendet werden, dass er nicht zum Einsatz kommt. Wenn sich eine Überwachung nicht umgehen lässt, wird er eingesetzt, dann immer mit dem Ziel, den Stufenplan (und eine Überwachung) möglichst bald wieder absetzen zu können. Tage- oder gar wochenlange Aufenthalte im Überwachungszimmer sollten vermieden werden. Wenn sich herausstellt, dass eine Patientin aus dem Überwachungszimmer nicht wieder herauskommt und sich im Stufenplan nicht weiter nach oben arbeitet, sollte das ganze Team sich kritisch fragen, ob es aufrechterhaltende Faktoren für die Patientin durch das Setting gibt. Es sollte geprüft werden, was es für die Patientin im Überwachungszimmer erstrebenswerter oder gar angenehmer macht als außerhalb auf Station. Im besten Falle bekommt das Team bei einem solchen Fall Unterstützung durch die Klinik, andere Oberärztinnen, therapeutische Leitungen und die Chefärztin, und eine externe Supervisorin, die sich mit solchen Fällen und Krisen- sowie Kontingenzmanagement gut auskennt.
4. Wenn Stufe 1 nicht ausreichend ist zum Schutz der Patientin oder Mitarbeiterinnen, kann der nächste Schritt bei den o. g. schweren Fällen von Selbst- oder Fremdgefährdung eine Fixierung sein, die es möglichst mit allen Mitteln zu vermeiden gilt, wozu die Stufenpläne beitragen können. Man mag sich bei dem Vorgehen an forensische Kontexte erinnert fühlen. Dies hat damit zu tun, dass wirksame verhaltenstherapeutische Prinzipien dort früher und konsequenter Einzug gehalten haben als in der Breite der psychiatrischen Versorgung.

Stufenplan bei akuter Suizidalität, schwerer Selbstverletzung, fehlender Absprachefähigkeit

Bei akuter, sehr hoher Gefährdung oder Fremdgefährdung müssen Patientinnen ohnehin und überall in eine Überwachung. Im Folgenden geht es darum, wie man sie möglichst schnell und verhaltensmodifizierend wieder herausbekommt und dabei bereits die nächsten therapeutischen Schritte anbahnen kann.

Stufe 1 (Reizabschirmung im Überwachungszimmer)

Indikation:

- Akute Suizidalität oder fehlende Distanzierung von *schwerer* Selbstverletzung
  - Bei fehlender Absprachefähigkeit
- Ggf. bei unbekannten Patienten, die nach erfolgtem Suizidversuch zur Aufnahme kommen

Es geht hier um schweres dysfunktionales Verhalten, das möglichst bald beendet und nicht verstärkt werden soll. Sind Patientinnen nicht steuerungsfähig und ausreichend kognitiv in der Lage, die Stufenregelung nachzuvollziehen, wie z. B. bei einer sehr schweren paranoid-halluzinatorischen Symptomatik, deliranter Demenz, wird und soll der fürsorgliche Aspekt deutlich höher ausfallen. Es wird eher beschützend-unterstützend vorgegangen, bis die Patientinnen durch pharmakologische Behandlung oder sonstige Interventionen wieder ausreichend steuerungsfähig sind.

Bedingungen:
- Zimmertür ist aus Sicherheitsgründen verschlossen
- Kontinuierlicher Sichtkontakt durch das Sichtfenster (wenn möglich sollte das Sichtfenster eine Spiegelfolie haben, sodass die Patientin selbst nicht in den Stützpunkt schauen kann und so schalldicht sein, dass die Gespräche im Stützpunkt nicht mitgehört werden können; wenn das nicht möglich ist, sollte sich das Team darüber bewusst sein, dass der Aufenthalt im Überwachungszimmer für manche Patientinnen ein großer Verstärker sein kann, die ganze Zeit ganz nah am Team zu sein und »alles« mitzubekommen, zwangsläufig auch über andere Patientinnen)
- Badezimmertür ist verschlossen, Benutzung des Bads nur unter Aufsicht
- Ein bis zwei oder gar keine persönlichen Gegenstände im Zimmer[1]
- Keine gefährlichen Gegenstände im Zimmer
- Mahlzeiten im Zimmer
- Rauchen nicht möglich, ggf. Nikotinpflaster einsetzen
- Sehr kurze Gespräche (ca. fünf Minuten) mit Therapeutinnen, einziges Ziel: Absprachen treffen, um in Stufe 2 kommen zu können; es werden keine therapeutischen Inhalte besprochen
- Keine Therapieteilnahme, keine Besuche

Stufe 2 (Aufenthalt im Überwachungszimmer)
Indikation:
- Akute Suizidalität oder fehlende Distanzierung von schwerer Selbstverletzung
  - Bei schwankender Absprachefähigkeit
- Ggf. bei unbekannten Patienten, die nach erfolgtem Suizidversuch zur Aufnahme kommen

Bedingungen:
- Zimmertür kann durch Patientin geöffnet werden
- Bei Verlassen des Zimmers im Stationszimmer abmelden; sagen, was Patientin machen möchte und wann sie wieder da ist; Verlassen für max. 15 Minuten möglich
- 15-minütige Sichtung
- Badezimmertür ist verschlossen; ob Bad ohne Aufsicht benutzt werden kann, wird situativ von der jeweils zuständigen Therapeutin entschieden
- Zwei persönliche Gegenstände im Zimmer (aber kein Handy)
- Keine gefährlichen Gegenstände im Zimmer
- Mahlzeiten im Speiseraum
- Sehr kurze Gespräche (ca. fünf Minuten) mit Therapeutinnen, einziges Ziel: Absprachen treffen, um in Stufe 3 kommen zu können; es werden keine therapeutischen Inhalte besprochen
- Keine Therapieteilnahme, keine Besuche

Stufe 3 (Normaler Zimmeraufenthalt, Meldeintervalle)
Indikation:
- Unzureichende Distanzierung von Suizidalität oder schwerer Selbstverletzung
- Schwankende Absprachefähigkeit
- Ggf. bei unbekannten Patienten, die nach erfolgtem Suizidversuch zur Aufnahme kommen
- Wenn Stations- und Therapiealltag im Selbstmanagement der Patientin nicht möglich ist

Bedingungen:
- Patientin hält sich in normalem Stationszimmer auf, verlässt dieses, um sich im Stationszimmer zu melden (Intervall wird flexibel mit Patientin je nach Schwere der Indikation festgelegt: 15/30/45/60 Minuten)
- Bei Verlassen des Zimmers im Stationszimmer abmelden; sagen, was Patientin machen möchte und wann sie wieder da ist; Verlassen für max. Dauer des Meldeintervalls möglich
- Gespräche mit Therapeutin finden statt, Fokus: Absprachen treffen, um Stufenplan zu beenden
- Erste Therapieteilnahme und Besuche möglich
- Wichtig: die Patientin sollte sich nicht völlig normal auf Station aufhalten können und zusätzlich nur die Bedingung des Meldens haben. Jedes Melden ist auch ein Kontakt zum Team, der häufig verstärkend gilt. Die Gefahr besteht, dass durch ein Meldesystem bei ansonsten normaler Stationsalltags- und Therapieteilnahme die Indikation (latente Suizidalität) verstärkt wird, um das Melden (die Kontakte) nicht wieder »herzugeben«. Gleichzeitig braucht die Patientin einen wertschätzenden und zuversichtlichen Umgang, damit die Suizidalität nicht schlimmer wird. Das gilt es als Team im individuellen Fall auszubalancieren, mit dem Ziel den Stufenplan möglichst zu beenden und nicht Stufe 2 oder 1 zu benötigen.

---

1 Persönliche Gegenstände können einen Aufenthalt im Überwachungszimmer unter Umständen angenehmer gestalten. Bei bestimmten Patientinnen kann das und weitere Gründe (viel Aufmerksamkeit des Teams, Mittelpunkt des Geschehens, direkt dran am Geschehen wegen der Nähe zum Stationszimmer usw.) dazu führen, dass sie sich in einem solchen Setting eher einrichten. Daher sollte genau geprüft werden, ob und wie viele persönliche Gegenstände man zulässt. Bei hoher Steuerungsfähigkeit und mangelnder Motivation zu funktionalerem Verhalten ist die Erfahrung, am besten gar keine zuzulassen, damit Stufe 1 so kurz wie möglich notwendig ist. Bei schwer depressiven Patientinnen hingegen, die von einer absoluten Verstärkerarmut betroffen sind, kann überlegt werden, welche persönlichen Gegenstände zu Zuversicht und Mut beitragen können. Aber auch hier gilt, das Verstärkende sollte vor allem außerhalb des Settings von Stufe 1 liegen.

Wechsel von einer Stufe in eine andere Stufe:

Wenn die Bedingungen einer Stufe von der Patientin nicht eingehalten werden können, wechselt sie, je nach Indikation, in eine tiefere Stufe. Das kann oder muss umgehend passieren, je nach Indikation. Dabei können auch Stufen übersprungen werden. Die Stufe wird nach der Indikation ausgewählt. Ansonsten gilt:

- Patientin bleibt 24 Stunden in der aktuellen Stufe
- Überprüfung der Stufenindikation einmal am Tag durch zuständige Therapeutin
- Bei wachsender Absprachefähigkeit und Einhalten aller Bedingungen in der Stufe kann die Patientin in die nächste Stufe gehen. Das Ganze sollte also so zügig wie möglich geschehen. Damit die eigentliche Therapie so bald wie möglich beginnen und die »eigentlichen« Verstärkerpläne in der Psychotherapie zur Anwendung kommen können.

Das Krisenmanagement beginnt nicht zwangsläufig bei Stufe 1 und endet bei Stufe 3. Es kann auch bei Stufe 2 oder Stufe 3 beginnen.

Die Entscheidung, ob die Patientin ins Krisenmanagement geht, in welcher Stufe sie sich befindet, wie die Kontingenzpläne in der einzelnen Stufe aussehen, trifft das Team gemeinsam. Gute Kommunikation untereinander ist für ein Gelingen unabdingbar.

3.7 Schwierige Situationen

3.7.1 Patientin will Klinik nicht verlassen

Es kann vorkommen, dass Patientinnen die Klinik nicht verlassen wollen. Das kann sich zum Beispiel dadurch äußern, dass die Patientin jedes Mal vor der Entlassung suizidal wird oder schwere Selbstverletzungen verübt. Durch den Versorgungsauftrag, den die meisten Kliniken haben, kann es so zu einer Art »Geiselnahme« der Klinik durch die Patientin kommen. Als Team ist kritisch zu prüfen, ob eine Aufrechterhaltung übersehen wurde oder noch mehr Zeit in Perspektivenaufbau investiert werden müsste. Wenn therapeutisch wirklich alles getan wurde und die Patientin steuerungsfähig und zu alternativem Verhalten fähig ist, aber an ihrem destruktiven Verhalten festhält, arbeitet in solchen Fällen die gesamte Klinik als Team zusammen, um die Patientin zu entlassen. Folgendes Vorgehen, im besten Fall gesteuert durch ärztliche und pflegerische Direktion, oder analoge übergreifende Leitungsstrukturen, hat sich bewährt:

- »Runden Tisch« mit *allen* Beteiligten einberufen, damit alle Beteiligten zielorientiert vorgehen. Dazu gehören Angehörige, ggf.: (gesetzliche) Betreuerin, Rechtspflegerin, Mittherapeuten aus somatischem Krankenhaus (z. B. bei Scherbenschlucken die häufig herangezogenen Gastroenterologen), Rettungskräfte, Polizistinnen
  - Ziel (Entlassung der Patientin) verdeutlichen
  - Psychoedukation über Störungsbild, aufrechterhaltende Bedingungen und Kontingenzmanagement
  - Individuelles Kontingenzmanagement vorstellen
  - Mit allen Beteiligten vereinbaren, sich ebenfalls ans Kontingenzmanagement zu halten, z. B. bei Mittherapeuten in der Somatik ebenfalls so wenig Aufmerksamkeit und Zuwendung bei Versorgung wie möglich; Rettungseinsätze nur, wenn notwendig, ansonsten mit dem Taxi; wenn notwendig, dann ohne Blaulicht usw.
- Kontingenzmanagement innerhalb der Klinik: Wenn Patientin den Stufenplan im Krisenmanagement boykottiert und keine Bereitschaft ihrerseits zu erarbeiten ist, sich aus dem Stufenplan herauszuarbeiten und auf eine Entlassung hinzuarbeiten, Rotieren der Patientin durch die verschiedenen Überwachungszimmer der Stationen: So verteilt sich 1. die Anstrengung auf alle Teams der Klinik und 2. für die Patientin wird es schwerer, die Teams bzw. ihre Verstärker zu kontrollieren, 3. Manipulationen werden so unattraktiver, weil das Resultat Behandlung durch unbekannte Menschen ist
- Sobald Patientin kleine Veränderung zeigt, sofortige Verstärkung
- Perspektive für außerhalb der Klinik schaffen
- Bei allen Schritten: sehr gute Dokumentation

3.7.2 Patientin ist dissozial

Dissoziale Patienten fallen in therapeutischer Hinsicht aus vielerlei Gründen aus dem Rahmen. Dissoziales oder gewalttätiges Verhalten an sich begründet keine psychiatrische Behandlung, sondern Ingewahrsamnahme, JVA oder – wenn psychiatrische Krankheiten vorliegen – Maßregelvollzug. In psychiatrische Behandlung kommen Dissoziale wegen gleichzeitiger psychiatrischer Störungen, wie Psychosen, Suchtfolgeerkrankungen, akuter Erregungszustände unter Drogeneinfluss etc. Was Verstärker angeht, haben sie ebenfalls ein Alleinstellungsmerkmal, das in einem englischen Wortspiel so zusammengefasst wird: »I put the **fun** in dys**fun**ctional«. Im Kontext von Dissozialität bedeutet es,

Motivation und Spaß (einen »Kick«) zu verspüren, in dem andere Menschen Verhalten eher als fehlerhaft und Scham, Schuld oder Mitleid empfinden würden, wie z. B. andere zu drangsalieren, zu übervorteilen, sich unangemessene bzw. ungerechtfertigte Vorteile und Bequemlichkeiten zu verschaffen, über Grenzen des Anstands oder der Gesetze zu treten. Solche Dinge stellen für dissoziale Persönlichkeiten oder andere Störungen mit dissozialen Persönlichkeitszügen einen Verstärker dar. Es geht nicht um reaktive (sich wehren), sondern appetitive Aggression (Motivation zu Aggression, die über das Belohnungssystem vermittelt wird, mit positivem Affekt, Elbert et al. 2017). Insofern sind vorherrschende Emotionen eher Schadenfreude, Zorn, Frust, Verdruss, Langeweile, Selbstüberhöhung und Verachtung anderer. In der Psychiatrie beobachten sie eine fürsorglich auf Symptompräsentationen von Mitpatienten eingehende Umgebung und lernen blitzartig, diese zu kopieren, um sich Vorteile zu verschaffen, um sie bei veränderten Zielen genauso schnell wieder verschwinden zu lassen. Bekommen sie im Lebensalltag Probleme bei Arbeit, Wohnen oder Finanzierung, oder steht eine Strafe an, liegt die manipulative Symptomproduktion nah, um in den Schon- und Versorgungsraum »Psychiatrie« zu gelangen. Hier lernen sie schnell, die Strukturen und Angebote für ihre Vorteile auszunutzen, Mitpatienten (»Schwächere«) in Ohnmacht zu versetzen, »Abzuziehen«. Hier können sie Straftaten begehen, ohne dass es eine Konsequenz hat, da Staatsanwaltschaften für Taten im psychiatrischen Kontext oft folgendermaßen vorgehen: Bei dauernder Schuldunfähigkeit liegt ein nicht behebbares Verfahrenshindernis vor, sodass Staatsanwaltschaften das eingeleitete Strafverfahren gemäß § 170 Abs. 2 StPO einstellen können. Gleiches gilt, wenn mit einer Verurteilung aufgrund nachgewiesener Schuldunfähigkeit nicht zu rechnen ist, u. a. um unnötigen Aufwand und Kosten für das Gericht, aber auch für den Beschuldigten, zu ersparen (KK-StPO/Moldenhauer 2023, StPO § 170 Rn. 15).

Für das Verstärkermanagement gilt: Dissoziale lernen nicht aus negativen Erfahrungen. Nur sofortige, kurzfristige Konsequenzen haben Effekt. Daher erfolgt nach Behandlung des akuten Aufnahmeanlasses sofortige Beendigung der rein psychiatrischen Behandlung. Verstärker richten sich ausschließlich auf das Erreichen der Entlassung. Keine therapeutischen Angebote, keine Versuche von Psychotherapie. Therapie funktioniert nur in Institutionen, die über einen langen Zeitraum Konsequenz *durchsetzen* können (JVA, Maßregelvollzug [MRV], Sozial Therapeutische Anstalt). Daher muss der Weg dorthin unterstützt werden: Bei Straftaten, Gewalthandlungen, schweren Beleidigungen und Bedrohungen erfolgt eine sorgfältige Dokumentation, wobei v. a. auf die Dokumentation von Anzeichen einer vorhandenen Steuerungsfähigkeit geachtet wird. Bei Körperverletzung, Sachbeschädigung auf jeden Fall, aber auch bei schwerer Bedrohung/Beleidigung ist eine Strafanzeige sinnvoll, damit sich mit der Zeit eine ausreichende Aktenlage bei der zuständigen Polizei und Staatsanwaltschaft ausbildet. In komplexeren Fällen wird ein »runder Tisch« (s. o.) gebildet, an dem – falls vorhanden – eine forensische Ambulanz oder forensischer Krisen- und Beratungsdienst, Polizei, Gemeindepsychiatrie, Betreuer, Bewährungshelfer und bei Bedarf Betroffene aus der Region teilnehmen. Ansonsten gelten die Regeln im → Kap. 1, Schwierige Situationen.

Infoblatt »Verhaltensanalyse«

Wir starten eine Verhaltensanalyse immer mit der Auswahl des problematischen Verhaltens, das wir gerne analysieren wollen.

Problemverhalten: Rauchen einer Zigarette

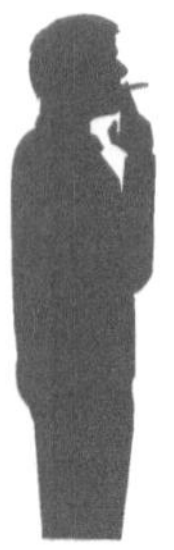

Danach schauen wir uns an, was unmittelbar vor dem Verhalten (also Rauchen einer Zigarette) passiert ist.

Situation: Konflikt mit meiner Freundin

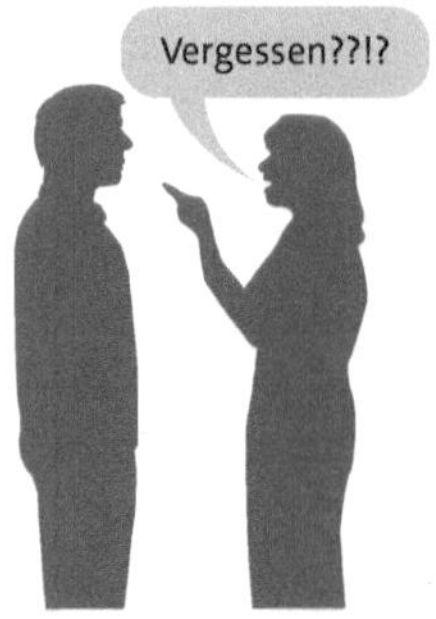

Im nächsten Schritt betrachten wir, wie wir die Situation bewertet haben, gedanklich und emotional. Außerdem schauen wir, wie es uns in der Situation körperlich ergangen ist.

Gedanken: Oh! Shit! Trennt sie sich jetzt? Was soll ich bloß machen?

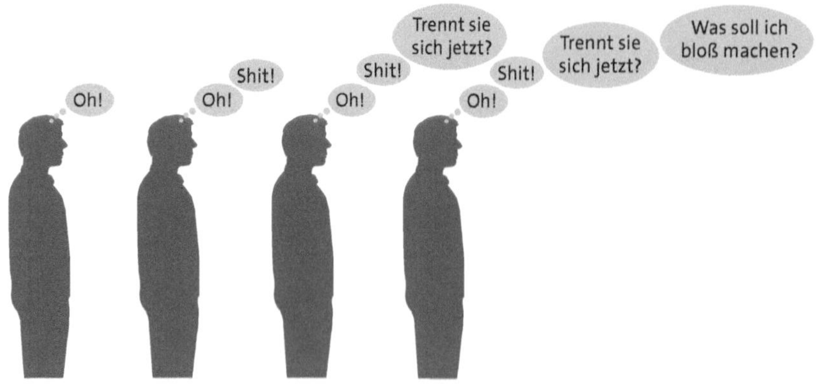

Körperliche Reaktion: Herzklopfen, Schwitzen, Muskelanspannung

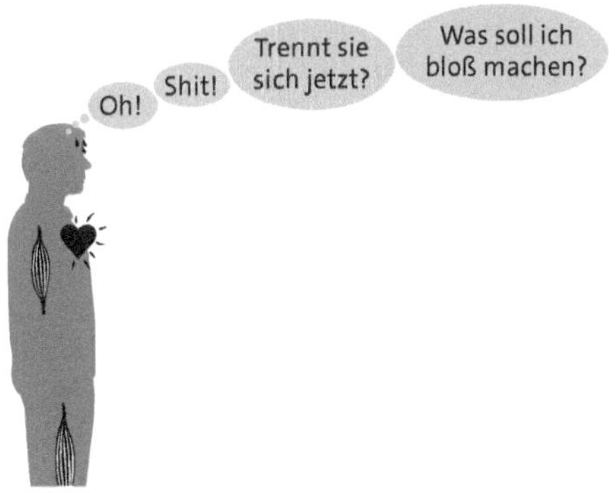

Emotionen: Angst

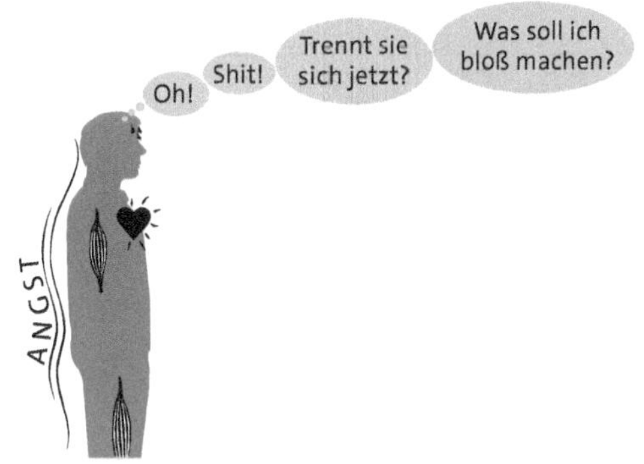

Verhalten: Rauchen einer Zigarette

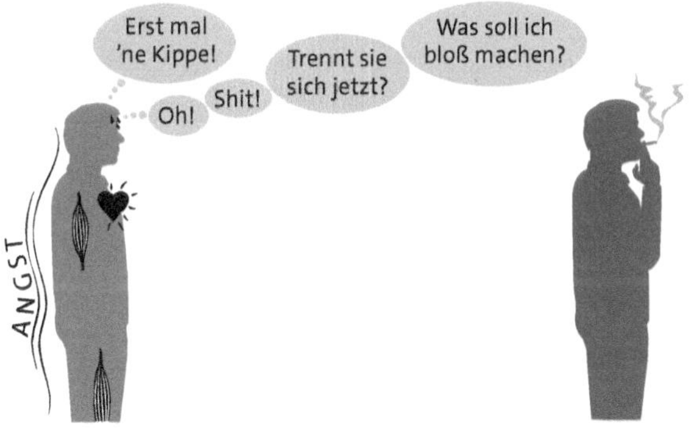

Schließlich schauen wir uns an, welche Konsequenzen aus dem Verhalten folgen: zum einen die Unmittelbaren, die direkt beim Ausüben des Verhaltens oder unmittelbar danach auftreten. Und zum anderen die Konsequenzen, die eher mittel- oder langfristig folgen.

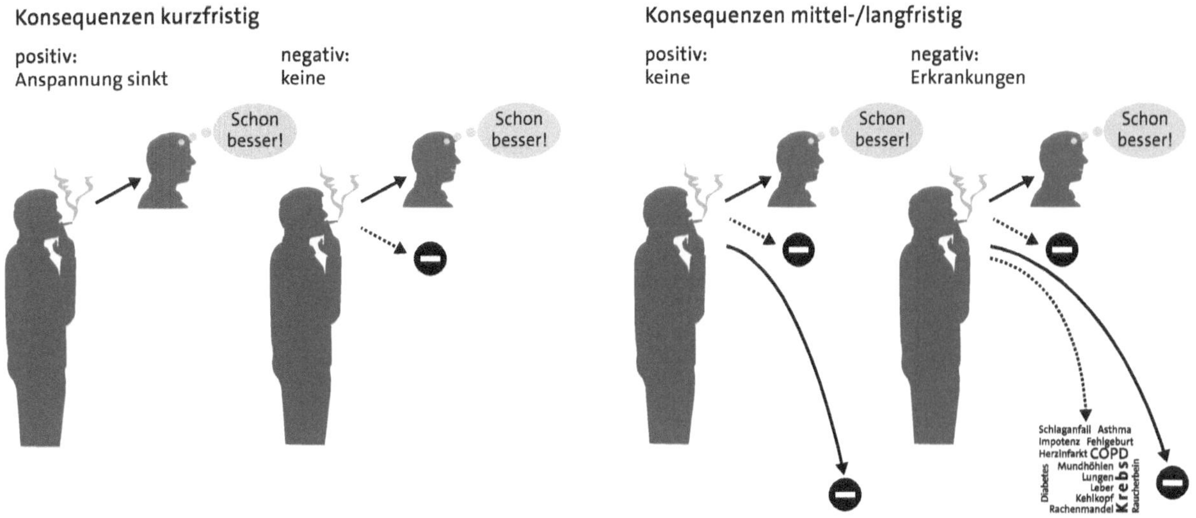

Arbeitsblatt »Verhaltensanalyse«

ACHTUNG!
Gehe erst zum Punkt Problemverhalten!

Situation
So genau wie möglich beschreiben, was dem Verhalten vorausging (wo, wann, wer?)

____

____

Reaktion
Gedanken:

____

____

Gefühle:

____

____

Körpergefühle:

____

____

→ **Problemverhalten**
Was habe ich gemacht? Genau beschreiben:

____

____

____

START!!!
Beginne hier, gehe dann zur Situation und fülle den Rest der Reihe nach aus!

Konsequenzen (Welche Folgen wurden durch das Problemverhalten ausgelöst? Veränderung von oben beschriebenen Gedanken, Gefühlen, Körpergefühl etc. Wie haben andere reagiert?)			
kurzfristig (es geht vor allem um die 30 Sek., nachdem das Problemverhalten gezeigt wurde!)		**mittel-/langfristig**	
positiv	negativ	positiv	negativ

Arbeitsblatt »Zielanalyse«

Wenn wir verstanden haben, was unser Problemverhalten ist, können wir im nächsten Schritt schauen, was wir brauchen, um zu unserem Zielverhalten zu kommen. Wenn unser Problemverhalten eine Vermeidung von etwas ist, werden wir lernen müssen, diese zu überwinden. Wenn unser Problemverhalten eher etwas ist, was wir unterlassen sollten, werden wir lernen müssen, dieser Versuchung zu widerstehen.

Situation:

____

____

Zielverhalten (Wie will ich mich verhalten? Genau beschreiben!):

____

____

Erwartete Konsequenzen (Welche Folgen würden durch das Zielverhalten ausgelöst werden? Veränderung von Gedanken, Gefühlen, Körpergefühl etc. Wie würden andere reagieren?)			
kurzfristig (es geht vor allem um die 30 Sek., nachdem das Zielverhalten gezeigt wurde!)		**mittel-/langfristig**	
positiv	negativ	positiv	negativ

Welche Gedanken sind für mich hilfreich, damit ich das Zielverhalten umsetze?

____

Welche Körperhaltung, Gestik und Mimik ist für mich hilfreich, damit ich das Zielverhalten umsetze?

____

Was brauche ich noch an Unterstützung, damit ich das Zielverhalten umsetze?

____

Go for it!

Infoblatt »Verstärkerplan«

Kontingenzpläne dienen einem schnellen Überblick über das momentane (Problem-)Verhalten der Patientin und die eingesetzten Verstärker.

Vorgehen beim Erstellen eines individuellen Verstärkerplans

- Festlegen des erwünschten Verhaltens oder des zu unterlassenden Problemverhaltens
- Auswahl individuelle Verstärker der Patientin
- Kommunikation mit Patientin und Team, ggf. Änderungen
- Eintragen der Verhaltensweisen in das AB „Verstärkerplan“
- Jede Schicht hält fest, ob erwünschtes Verhalten gezeigt oder Problemverhalten unterlassen wurde, und welchen Verstärker die Patientin dafür bekommen hat. Die Mitarbeiterin kennzeichnet ihren Eintrag mit ihrem Handzeichen, damit andere bei Fragen auf sie zukommen können.
- Nach einer Woche wird in der Visite gemeinsam auf den ausgefüllten Verstärkerplan geschaut und ein Resümee gezogen
  - Bei Erfolg: Patientin wird für ihre Anstrengung und ihren Erfolg bestärkt; ggf. Auswahl eines neuen Verstärkerplans für ein anderes Verhalten
  - Bei Misserfolg: Erörterung, woran es liegt, dass alle an der Stelle noch nicht weitergekommen sind; je nach Grund: Änderung des Verstärkerplans, Stärken des Commitments, Einbau weiterer Unterstützung durch das Team

Arbeitsblatt »Verstärkerplan«

Name der Patientin/Aufnahmenummer: ______________________________

Datum												
Absprachen eingehalten:	Ja	Nein	Hz	Ja	Nein	Hz	Ja	Nein	Hz	Ja	Nein	Hz

Frühdienst												
Alternatives Verhalten	X		Ma									
Verstärker:	Verstärker I											

Spätdienst												
Verstärker:												

Nachtdienst												
Verstärker:												

Auswahl individuelle Verstärker der Patientin:

4 Grundlegendes Arbeiten mit der Patientin

4.1 Ablauf einer Behandlung

Unsere Patientinnen haben viele Themen, Stimmungen, Krisen und Anliegen. Je krisenhafter und komorbider es zugeht, desto wechselhafter ist das therapeutische Tagesgeschäft. Es gibt ein gewisses »störungstypisches Chaos« (Micol-Grösch 2015, nach Franz & Lucke 2021) – nicht nur bei Borderline-Behandlungseinheiten, sondern in dem gesamten Bereich Psychiatrie. Umso hilfreicher ist es, wenn wir als Therapeutinnen einen Rahmen für jede Behandlung im Kopf haben, an dem wir uns orientieren können. Wir verhalten uns in der Therapie dennoch flexibel und stellen uns auf neu eintretende Ereignisse oder Erkenntnisse ein (→hierarchische Therapieziele, Kap. 1). Gleichzeitig ist es wichtig, bei der Vielzahl der Probleme, die eine Patientin mit sich bringen kann, den roten Faden nicht zu verlieren.

Es gibt in der Psychiatrie grundsätzlich zwei verschiedene Arten von Behandlung: einmal die häufig vorkommende Krisenintervention. Die Patientin kommt als Notfall, wird *sofort* aufgenommen und behandelt. Zum anderen gibt es auch die Patientinnen, bei denen eine Indikation für eine stationäre Aufnahme vorliegt, die aber einen Moment bis zum Aufnahmetermin überbrücken können, nicht in der akuten Krise sind und eher therapeutische Ziele haben, sodass es sich um eine elektive Behandlung handelt. In beiden Behandlungen werden die Bausteine im Kapitel »Grundlegendes Arbeiten mit der Patientin« genutzt. Oft nehmen auch Patientinnen aus der Krisenintervention später an therapeutischen Programmen teil. Das Entscheidende ist jedoch, dass der jeweilige Ablauf und der Fokus verschieden sind. In der psychiatrischen Praxis ist es oft noch üblich, keinen Unterschied zwischen Krisenintervention und elektiver Behandlung zu machen. Es hat sich aber bewährt und gibt viele gute Gründe, die o. g. grundlegende Unterscheidung mit ihren verschiedenen Abläufen und Zielen zu berücksichtigen.

4.1.1 Materialien

- CL »Ablauf elektive Behandlung« (T)
- CL »Ablauf Krisenintervention« (T)

4.1.2 Elektive Behandlung oder: Behandlung mit therapeutischem Ziel

Eine elektive Behandlung wird mit therapeutischem Ziel geplant. Therapeutische Ziele verfolgen meistens eine Veränderung, die eine Verbesserung einer Symptomatik mit sich bringt. Diese Ziele herauszuarbeiten, ist die erste Aufgabe während der elektiven Behandlung. Patientinnen stellen sich meistens erstmal mit ihren Problemen in einer psychiatrischen Institutsambulanz vor oder werden direkt an eine Therapeutin von einer Behandlungseinheit wie Tagesklinik, Station oder stationsäquivalenten Behandlung (STäB)/home treatment verwiesen. Gemeinsam wird im ersten Gespräch schon geschaut, welche Ziele die Patientin hat, meistens lauten diese aber defizitorientiert: »Die Angst soll wieder weg sein.« Oder »Mir soll es wieder besser gehen.« Anhand derer kann aber schon entschieden werden, welche Behandlung für die Patientin sinnvoll ist und ggf. ein Aufnahmetermin geplant werden. Voraussetzung für eine elektive Behandlung ist, dass die Patientin stabil genug ist, um bis zur Aufnahme im gewohnten Umfeld zu verbleiben. Gleichzeitig benötigt eine elektive Behandlung i. d. R. eine stärkere Kooperation und aktive Mitarbeit der Patientinnen.

- Erstgespräch als ambulantes Vorgespräch (→Kap. 4.5):
  - Anamnese, Psychopathologie erheben, Suizidalität (→Kap. 4.6)
- Aufnahmegespräch auf Station, dabei wird auf das ambulante Vorgespräch zurückgegriffen, sodass es kurzgehalten werden kann und nicht noch einmal die ganze Diagnostik erhoben werden muss. Es dient vor allem der Aktualisierung der Informationen, einer erneuten Prüfung der Suizidalität und dem Kennenlernen der Bezugstherapeuten. Außerdem bekommt die Patientin wichtige Informationen über die Behand-

lung, stationäre Abläufe und im besten Falle auch schon eine Dauer der Behandlung, die ggf. verlängert oder auch frühzeitig beendet werden kann.
- Einbezug Angehörige (→Kap. 4.7; ist variabel auch etwas weiter nach hinten in der Behandlung zu schieben, sollte aber spätestens in den ersten zwei Wochen stattfinden)
- Motivationale Klärung (→Kap. 4.8)
- Problemerhebung (→Kap. 4.9)
  - Problembeschreibung aus der Sicht der Patientin
  - Analyse der Werte und Ziele der Patientin (Was ist der Patientin im Leben wirklich wichtig?)
  - Was hindert die Patientin gegenwärtig daran, diese Ziele umzusetzen?
  - Funktionale Problemanalyse erstellen (→Kap. 1)
- Störungsmodell erstellen (→Kap. 4.10)
- Ggf. Arbeit an Werten der Patientin (→Kap. 4.11)
- Ziele vereinbaren
- Arbeit an der Zielerreichung (die therapeutische Arbeit)
  - Dazu gehört frühzeitige transparente Kommunikation über Entlassung. Falls Verlängerung der ursprünglichen Behandlungsdauer, die weitere Woche(n) nur an therapeutischen Zielen orientieren. Die Entscheidung über eine Verlängerung sollte von den Bemühungen und Anstrengungen der Patientin in der bisherigen Behandlung abhängig gemacht werden.

MERKE

Eine Verlängerung der Behandlung sollte an therapeutischen Zielen orientiert sein. Dabei kann ein solches Ziel auch eine Medikamentenein- oder -umstellung sein. Wichtig ist, dass eine Behandlung sowie eine Verlängerung einer Behandlung immer zielorientiert ist und nicht »aus dem Bauch heraus« geschieht oder weil man der Patientin oder sich selbst (angenehme Patientinnen behalten, damit keine schwierigeren Patientinnen auf Station kommen können) einen Gefallen tun möchte.

- Rückfallprophylaxe
  - Falls die Behandlungseinheit die entsprechenden Ressourcen hat, empfiehlt sich ein ambulantes Nachsorgegespräch. Gemeinsam kann geschaut werden, wie der Transfer der erlernten Strategien bereits gelungen ist, wo ggf. noch Unterstützung benötigt wird. Gleichzeitig erhalten die Therapeutinnen ein wichtiges Feedback über ihre Behandlung und inwieweit Effekte nach der Entlassung anhalten. So kann, falls notwendig, die Rückfallprophylaxe optimiert werden mit einem noch stärkeren Fokus des Transfers der Therapieerfolge in den Alltag. Ein solches Nachgespräch macht im Sinne des Qualitätsmanagements daher auch Sinn, wenn eine ambulante Behandlung für die Patientin besteht. Wenn nicht, bekommt ein solches Gespräch die weitere Funktion der Überbrückung bis zu einer kontinuierlichen ambulanten Weiterbehandlung.
- Entlassung
- Nachsorgegespräch

MERKE

Die Arbeit an der Zielerreichung beinhaltet alle psychotherapeutischen (und natürlich auch pharmakologischen und sozialen) Interventionen. Sie kann auf unterschiedliche Art und Weise erfolgen, der Weg zum Ziel kann also von jeder Therapeutin oder jedem Team mit seinen jeweils bewährten Methoden gepflastert werden. So kann eine Therapeutin, die hauptsächlich mit kognitiver Verhaltenstherapie arbeitet, mit einer Patientin, die zu Überlastung neigt, ihre Oberpläne herausarbeiten und diese kognitiv umstrukturieren mit dem Ziel, dass die Patientin mehr Selbstfürsorge etabliert. Hingegen könnte eine Schematherapeutin das gleiche Ziel erreichen, indem sie mit der Patientin ein Modusmodell aufstellt und die fordernden Elternanteile konfrontiert und den gesunden Erwachsenen stärkt.
Anregungen, wie solche Wege in der Psychiatrie aussehen können, finden sich in Franz & Franz (im Druck).

4.1.3 Krisenintervention

Von einer Krisenintervention sprechen wir, wenn die Patientin sich in einer Krise notfallmäßig in der Klinik vorstellt und eine sofortige (oder zumindest sehr zeitnahe) Aufnahme notwendig wird. Manchmal kennen wir die Patientin schon aus Voraufenthalten, dann können wir auf Vorwissen zurückgreifen und kennen im besten Fall die Funktionale Problemanalyse bereits. Kooperation und aktive Mitarbeit sind auch in einer solchen Behandlung wünschenswert, aber keine Vorbedingung für eine Aufnahme. In der Psychiatrie ist die Aufnahme einer Krisenintervention niederschwellig, bei akuter oder vermuteter Selbst- oder Fremdgefährdung muss sie erfolgen, teils sogar gegen den Willen von Betroffenen. In der Krisenintervention sind wir häufig mit Menschen konfrontiert, die extreme Gefühle haben, sich selbst massiv verletzen, Suizidgedanken und Wahrnehmungsverzerrungen bis hin zu schweren kognitiven Störungen aufweisen (Franz 2019; →Kap. 4.5, Notfallbehandlung). Hier muss oft eine schnelle Intervention erfolgen, Sicherheit hergestellt werden, Vertrauen vermittelt, und Patientinnen ggf. zur Kooperation motiviert werden, auch wenn deren subjektive Sichtweise störungsbedingt von denen der Therapeutinnen massiv abweicht (vgl. Bohus 2020). Daher nutzen wir die vorhandenen Bausteine, aber in anderer Reihenfolge und mit anderem Fokus.

Ziele der Krisenintervention: Wiederherstellung der (Über)Lebens- und Funktionsfähigkeit außerhalb der Klinik. Möglichst kurze, klar begrenzte Behandlungsdauer. Verständnis und hinreichende Bearbeitung des Auslösers der Krise. Bei unklaren akuten Störungsbildern bisher unbekannter Patientinnen zudem Diagnostik, denn psychopathologische Syndrome sind unspezifisch. Dissoziation, Stupor, Erregungszustände, akute Psychosen, Delir – fast alle akuten psychiatrischen Störungsbilder bedürfen einer differenzialdiagnostischen, auch somatischen (!), Abklärung (→ Kap. 4.5).

Vorgehen bei der Krisenintervention

- Tag 1: Aufnahmegespräch, Anamnese, Psychopathologie erheben, Selbst-(Suizidalität) und Fremdgefährdung abklären!
- Tag 2–7: Funktionale Problemanalyse durch Bezugstherapeutentandem, Fokus: Was hat zur Krise geführt? Was braucht die Patientin von uns, um aus der Krise zu kommen? Welche Kompetenzen fehlen der Patientin momentan, um wieder ambulant leben zu können?
- Nach Woche 1: Vorstellung der Funktionalen Problemanalyse im Team, Problem sollte verstanden sein
- Woche 2: Problemlösung, Arbeit an Wiederherstellung von Funktionsfähigkeit (häufig medizinisch-pharmakologisch) und Zielerreichung der Entlassfähigkeit
- Woche 3: Beenden der Behandlung, ggf. Vereinbaren einer Behandlung mit therapeutischem Ziel und dafür Wiederaufnahme

Eine reine Arbeit an der Verbesserung von Funktionsfähigkeit ohne Berücksichtigung der Funktionalen Problemanalyse begünstigt schnelle Wiederaufnahmen durch weitere Krisen.

Bei der Vereinbarung einer Behandlung mit therapeutischem Ziel hat es sich bewährt, dass dafür eine Wiederaufnahme vereinbart wird und die Krisenintervention mit Entlassung endet. So ist Zeit Commitment für eine weitere (therapeutische) Behandlung aufzubauen und durch die Pause auch zu prüfen. Das Commitment für eine weitere (therapeutische) Behandlung wird im besten Fall schon während der Krisenintervention aufgebaut, ansonsten kann dies auch in ambulanten Gesprächen geschehen. Durch die Pause zwischen Krisenintervention und elektiver Behandlung wird außerdem Hospitalisierung vorgebeugt, da die Patientin zwischen den Behandlungen wieder im gewohnten Umfeld lebt. Ein direkter Übergang von Krisenintervention in die elektiv-therapeutische Behandlung ohne vorherige Commitmentphase begünstigt die Wahrscheinlichkeit von Therapieabbrüchen. Therapieabbrüche führen bei der Patientin häufig zu Misstrauen in weitere Therapien und insgesamt zu weniger Commitment.

MERKE

Das Vorgehen wird z. B. an kognitive Einschränkungen, akute Psychosen, schwere Depressionen oder Demenzen angepasst. Das Zeitkriterium drei Wochen hat sich bei vielen Störungsbildern bewährt, wird bei Bedarf verlängert oder verkürzt. Auch an dieser Stelle ist die Frage führend: Was ist ein realistisches Ziel für die Patientin?

Checkliste »Ablauf elektive Behandlung«

☐ Erstgespräch als ambulantes Vorgespräch

☐ Anamnese, Psychopathologie erheben, Suizidalität

☐ Aufnahmegespräch auf Station

☐ Einbezug Angehörige

☐ Motivationale Klärung

☐ Problemerhebung

☐ Störungsmodell erstellen

☐ Ggf. Arbeit an Werten

☐ Ziele vereinbaren

☐ Arbeit an Zielerreichung

☐ Rückfallprophylaxe

☐ Entlassung

Checkliste »Ablauf Krisenintervention«

Tag 1:

☐ Aufnahmegespräch

☐ Anamnese

☐ Psychopathologie erheben

☐ Suizidalität abklären

Tag 2–7:

☐ Erstellen der Funktionalen Problemanalyse

Nach Woche 1:

☐ Vorstellung der Funktionalen Problemanalyse im Team

Woche 2:

☐ Problemlösung, Arbeit an Wiederherstellung von Funktionsfähigkeit und Zielerreichung der Entlassfähigkeit

Woche 3:

☐ Beenden der Behandlung

☐ Ggf. Vereinbaren einer Behandlung mit therapeutischem Ziel und dafür Wiederaufnahme

4.2 Ablauf einer Stunde

Analog zum Ablauf einer Behandlung ist es gerade bei therapeutischen Gesprächen mit psychiatrischen Patientinnen, ihren vielen verschiedenen Perspektiven, Wahrnehmungen, Problemen und teils wechselnden Anliegen, wichtig, eine Struktur zu haben, um den roten Faden nicht zu verlieren. Sonst erlebt man es leicht, sich mit den Themen über die Zeit zu verzetteln, oder nach den Gesprächen das Gefühl zu haben, das eigentlich Wichtige in der verfügbaren Zeit gar nicht besprochen zu haben.

4.2.1 Indikation

- Alle Patientinnen in allen Behandlungsgesprächen, v. a. therapeutischen Einzelgesprächen (aller Berufsgruppen)
- Auch Kurzkontakte können strukturiert werden und sich an der folgenden Struktur orientieren

4.2.2 Ziele

- Transparenz und Struktur für Patientinnen, was das Gefühl von Kontrollverlust reduziert
- Rahmen für den roten Faden innerhalb der Behandlung beugt vor, dass Therapeutinnen sich in Gesprächen mit Patientinnen »verlieren« und die Zielerreichung aus dem Auge verlieren

4.2.3 Haltung als Therapeutin

- »Unsere Zeit ist wertvoll, Ihre und meine. Daher legen wir gemeinsam fest, wie wir sie nutzen wollen.«
- »Es handelt sich um ein therapeutisches Gespräch, wir haben eine Arbeitsbeziehung, es ist nicht einfach ein Gespräch mit dem Nachbarn, der Kassiererin, einer guten Freundin.«

4.2.4 Materialien

- CL »Ablauf einer Stunde« (T)

4.2.5 Wichtig vorab

Die Struktur dient als Leitfaden und Rahmen, innerhalb dem sich die Behandlung bewegt. Es geht aber nicht darum, diese stur und dadurch vielleicht etwas unempathisch abzuarbeiten, ohne dabei auf den Patienten einzugehen. Das Gegenteil ist der Fall, die Struktur ist eine Wertschätzung gegenüber der begrenzten Behandlungszeit und den festgelegten Therapiezielen, die es zu erreichen gilt. Innerhalb der Struktur steht weiterhin die Patientin im Vordergrund und natürlich darf es auch Ausnahmen von der Regel geben.

Kurzkontakte oder Zwischen-Tür-und-Angel-Kontakte werden häufig nicht strukturiert angegangen und können dadurch Therapeutinnen im straffen Klinikalltag zunehmend unter Druck bringen. Daher wird auch hier empfohlen, Patientinnen eine (zeitliche) Struktur direkt zu Beginn des Kontakts an die Hand zu geben, das kann vor allem auch bei Therapeutinnen schon während des Kontakts zu einer Entlastung führen, sodass mehr Kapazitäten für die Anliegen der Patientinnen vorhanden sind (→ Kap. 2).

Die ersten Teile der Stunde, bis die Bearbeitung der eigentlichen Stundenthemen losgeht, sind sehr wichtig, sollten bei geübten Therapeutinnen nicht länger als max. fünf bzw. max. zehn Minuten (mit Besprechung eines Protokolls) dauern.

4.2.6 Ablauf einer therapeutischen Stunde

Begrüßung und Aufwärmen: Die Begrüßung kann kurz ausfallen, das Ziel ist, eine angenehme Atmosphäre zu schaffen, sodass Patientinnen sich willkommen fühlen. Durch Referieren und ggf. Ändern der Bedingungen der Gesprächssituation wird der andere bereits im ersten Moment des Kontakts »gesehen« und kann sich dadurch wertgeschätzt fühlen. Der Moment der Begrüßung kann so bereits genutzt werden für Beziehungsarbeit, *wenn* Präsenz gezeigt wird (Blickkontakt, beim Namen begrüßen, einladen, Platz zu nehmen ...) anstatt noch hinterm PC zu sitzen und zu tippen.

Schön, dass Sie da sind, setzen Sie sich gerne, ich schließe noch kurz das Fenster, okay, fangen wir an ....
Genau, die Jacke können Sie gerne ausziehen. Ja, legen Sie sie ruhig dort ab.
Ja, super, dass Sie die Unterlagen wieder dabeihaben, legen Sie sie ruhig auf den Tisch.
Ist es so mit dem Licht für Sie in Ordnung?

Ergänzt werden kann die Begrüßung durch das Yes-Set von Milton Erickson (siehe z. B. Ripper & Ripper 2018). Es ist eine Intervention, die Patientinnen der Therapie gegenüber öffnen soll, in dem sie in eine Ja-Haltung versetzt werden. Dafür werden drei oder mehrere Fragen aneinandergereiht, die mit einer sehr hohen Wahrscheinlichkeit mit ja beantwortet werden. Dann kann optional eine Frage (sog. Suggestivfrage) angeschlossen werden, die mit der Therapie zu tun hat.

Sind Sie gut hergekommen?
Sie finden sich auf Station schon gut zurecht?
Sie nehmen schon an allen Therapien teil?
Optional: Sie wollen auch mit mir heute wieder weiter an Ihren Zielen arbeiten ...?

Dies ist nur ein Beispiel für eine Eröffnung des Kontakts. Man sollte es keinesfalls stereotyp anwenden. Manche Therapeutinnen empfinden diese Art der Fragetechnik, stammend aus der Hypnotherapie, manipulativ ihren Patientinnen gegenüber und sollten dann davon absehen. Es ist in der Therapie hilfreich, nur die Dinge anzuwenden, die zum eigenen Stil passen.

Yes-Sets können auch im Verlauf der Stunde angewendet werden, wenn es um die Förderung von Commitment zu einem Ziel o. Ä. geht.

Sie haben bisher alles für Ihre Arbeit gegeben?
Ihnen ist es immer wichtig, vor allem für Ihre Mitarbeiter da zu sein?
Da blieb manchmal gar keine Zeit für andere Dinge?
Suggestiv: Wäre jetzt eine gute Möglichkeit darüber nachzudenken, ob Sie es in Zukunft etwas selbstfürsorglicher handhaben möchten ...?

Besprechen von Protokollen, wenn vorhanden: Wenn in der Behandlung Protokolle zur Selbstbeobachtung genutzt werden, können sie an dieser Stelle kurz (!) besprochen werden und Therapeutinnen können sich einen Überblick verschaffen. Gibt es etwas, was dabei auffällt und in der Therapie weiterbearbeitet werden sollte (z. B. eine aufgetretene Selbstverletzung, starkes Craving nach Alkohol, durchgemachte Nächte), wird das Thema direkt aufgeschrieben für die Stundenagenda (siehe nächster Punkt) und hier nicht weiter thematisiert. Die Gefahr besteht sonst, dass Therapeutin und Patientin sich schon zu Beginn der Stunde mit einer Angelegenheit sehr lange aufhalten, ohne einerseits alle Themen, die in der Stunde besprochen werden sollen, andererseits deren Prioritäten, im Blick zu haben.

Festlegen Stundenagenda: Im nächsten Schritt wird gemeinsam eine Stundenagenda festgelegt. Hausaufgaben, wenn es welche gab, sollten auf jeden Fall in die Agenda aufgenommen und besprochen werden. Aufgaben, die Patientinnen bekommen, ohne dass Therapeutinnen darauf zurückkommen, werden mit einer großen Wahrscheinlichkeit nicht mehr gemacht. Ansonsten sollte auch wegen des roten Fadens kurz an die letzte Stunde angeknüpft und thematisiert werden, was als nächstes anstehen würde, um dem therapeutischen Ziel weiter näherzukommen.

Wichtig ist beim Erstellen der Stundenagenda die Frage: *»Gibt es irgendetwas, was wir heute auf jeden Fall bearbeiten oder besprechen sollten?«* Die Frage kann davor schützen, dass die Patientin erst am Ende der Stunde das eigentlich dringlichste Thema aufbringt, da sie sich z. B. zuvor nicht getraut hat, die Therapeutin zu unterbrechen.

Nach Festlegen der Themen sollte gemeinsam die Zeit für jedes Thema eingeschätzt werden, um (im besten Fall gemeinsam) darauf zu achten, dass sich an bestimmten Themen nicht zu lange aufgehalten wird und gleichzeitig das Stundenvorhaben realistisch bleibt. Wenn die Stundenagenda steht, sollte noch aktiv Commitment der Patientin eingeholt werden, dass diese so passend erscheint und gestartet werden kann.

Abarbeiten Stundenagenda: Gerade wenn es viele kleine Themen auf der Agenda gibt, empfiehlt es sich, beim Übergang zum nächsten Thema kurz innezuhalten und Patientinnen festhalten zu lassen, was bei dem besprochenen Punkt gerade für sie am wichtigsten war und sie sich gut merken möchten. Es kann auch angeregt werden, dies direkt mitzuschreiben.

Beenden der Stunde: Zum Beenden der Stunde wird gefragt, was von dem Erarbeiteten mitgenommen wird, welche Dinge wohl auf dem Weg zur nächsten Aktivität wieder in Erinnerung kommen werden, wovon man vielleicht jemand anderem berichten wird. Wertschätzend kann die Stunde beendet werden mit der Frage *»Was kann ich jetzt* *noch für Sie tun?«* Die meisten Patientinnen antworten am Ende einer Stunde darauf verneinend und bedanken sich.

Sollten Patientinnen eher eingegrenzt werden müssen, empfiehlt sich eine mehr abschließende Frage: »*Können* oder sogar *Sollen* wir es so stehenlassen für heute (für den Moment)?«

Therapeutinnen, gerade als Berufsanfängerinnen, kann es schwerfallen, Stunden pünktlich zu beenden. Dafür gibt es die unterschiedlichsten, nachvollziehbaren Gründe (schlechtes Gewissen Patientinnen gegenüber, die gerne noch mehr Zeit hätten; eigene fordernde Anteile, auf jeden Fall in dieser Stunde noch zu einer Lösung zu kommen; Zeitmanagement, das noch Entwicklungspotenzial hat ...). Daher lohnt es sich, zu *üben*, Stunden pünktlich zu beenden – zum einen wird der ohnehin stressige Alltag dadurch etwas entlastet und bleibt im besten Fall ohne Überstunden, und zum anderen gerät man mit Patientinnen nicht in eine Lerngeschichte, dass Stunden überzogen werden können. Wie alles im Leben ist auch Letzteres mühsam wieder umzulernen.

Verabschieden: So wie die Stunde wertschätzend, mit Blick auf die Patientin begonnen hat, wird sie auch beendet. Je nach Antwortverhalten der Patientin kann gefragt werden, wie es jetzt weitergeht im Tagesablauf und dafür kann alles Gute oder viel Erfolg gewünscht werden. Wenn weniger Zeit ist oder die Patientin dazu neigt, weitschweifig zu antworten, kann es auch abgekürzt werden, indem ein Wunsch einfach so mitgegeben wird: *Alles Gute Ihnen!* oder *Viel Erfolg für Ihre Vorhaben wünsche ich Ihnen!* oder *Ich freue mich schon auf die nächste Stunde mit Ihnen!*

Wichtig ist, dass wie auch der Beginn der Stunde die Verabschiedung zum eigenen Stil passt und so authentisch wirkt anstatt aufgesetzt. Weniger ist mehr.

4.2.7 Ablauf eines Kurzkontaktes

Unabhängig davon, ob es sich um einen geplanten kurzen Kontakt handelt, der z. B. von der Patientin erfragt wurde wegen eines akuten Anliegens oder ob die Therapeutin spontan direkt auf dem Flur angesprochen wird mit einem akuten Anliegen, alle Kurzkontakte haben gemein, dass sie nicht viel Zeit bieten.

Daher sollte direkt zu Beginn des Kurzkontakts festgehalten werden, wie viel Zeit zur Verfügung steht und mit der Patientin das Thema festgelegt werden. Wenn das Thema für den Kurzkontakt zu umfangreich erscheint, kann dieser dafür genutzt werden, zu besprechen, was Patientin machen kann, um bis zum nächsten Einzelgespräch warten zu können.

BEISPIEL

Patientin: »Ich müsste Sie noch mal sprechen heute, am besten jetzt.«

Therapeutin: »Okay, wir haben zehn Minuten. Wie wollen wir die nutzen?«

Patientin: »Okay, es geht um meinen Umzug aus dem betreuten Wohnen ...«

Therapeutin: »Okay, das ist ein Thema, für das wir mehr Zeit benötigen – wie kann ich Ihnen in den nächsten Minuten helfen, was brauchen Sie, damit wir es ausführlich im nächsten Einzelgespräch besprechen können?«

Patientin: »Ja, also, ich wollte noch mal mit Ihnen besprechen, ob das wirklich Sinn macht mit dem Umzug ...«

Therapeutin: »Verstehe. Glauben Sie, das schaffen wir in der verbleibenden Zeit ...?«

Patientin: »Vielleicht ... naja, eher nein. Aber das Thema drängt schon ziemlich, es geht mir die ganze Zeit durch den Kopf.«

Therapeutin: »Das glaube ich Ihnen sofort, absolut nachvollziehbar. Was halten Sie davon, dass Sie Ihre Gedanken dazu aufschreiben? Was spricht für einen Umzug und was spricht dafür, dort wohnen zu bleiben? Dann können Sie sich produktiv damit beschäftigen und wir sind im Einzelgespräch durch Sie dann schon gut vorbereitet?«

Patientin: »Ja, okay, das mache ich.«

Therapeutin: »Prima! Dann viel Erfolg, ich drücke die Daumen!«

4.2.8 Schwierige Situationen

Patient/Umfeld leiden unter Logorrhoe

Das Zeitmanagement von Therapeutinnen kann sehr auf die Probe gestellt werden durch logorrhoische Patientinnen. Daher möglichst früh die Problematik mit Patientinnen besprechen und so wertvolle Zeit sparen. Dabei darauf achten, dass es sehr wertschätzend, validierend thematisiert wird und psychoedukativ erklären, dass es so nicht möglich ist, die Ziele zu erreichen, wegen derer Patientin in Behandlung ist. Da Patientinnen dieses Verhalten nicht einfach abstellen können, brauchen sie mitunter Unterstützung von Therapeutinnen.

- Unterbrechen: Therapeutinnen können sich die Erlaubnis einholen, die Patientin unterbrechen zu dürfen, um die Struktur zu wahren.
- Dreisatz: Es kann außerdem ein sog. Dreisatz vereinbart werden. Therapeutin zählt mithilfe der Finger in der Luft drei Sätze der Patientin mit und ist nach den drei Sätzen wieder selber an der Reihe.

Wichtig ist bei allen Interventionen, dass dafür das Commitment der Patientinnen eingeholt wird und gleichzeitig verdeutlicht wird, dass die Zusammenarbeit nur schwer gelingen kann, wenn die Patientin nicht an diesem Problemverhalten arbeitet.

Patient möchte »einfach« erzählen

Natürlich können auch Therapiestunden dafür genutzt werden, dass die Patientin sich Luft machen darf. Gleichzeitig kann das bedeuten, je nach Therapieziel, dass es eine verlorene Stunde ist bzgl. des Weiterkommens. Gerade im psychiatrischen Setting bleibt i. d. R. wenig Zeit, sodass gemeinsam mit der Patientin abgewogen werden sollte, welche Zeit zum »Erzählen« genutzt wird. Als Therapeutin lässt man sich manchmal dazu verleiten, zuzuhören und hofft damit auf eine hohe Patientenzufriedenheit, oder dass Patienten von selbst aufhören, weil ihr Mitteilungsdrang erschöpft ist. Leider ist häufig das Gegenteil der Fall, da Patientinnen nur sehr kurzfristig eine Verstärkung durch das Gespräch haben, mit ihren Problemen nicht weiterkommen und dann doch wieder unzufrieden sind und dafür nicht selten die Therapeutinnen verantwortlich machen. Daher: thematisieren, Commitment einholen, an der Zielerreichung zu arbeiten und mit der Patientin alternative Möglichkeiten überlegen zum Decken ihres Redebedarfs (z. B. Selbsthilfegruppen, Telefonseelsorge, Cafés von sozialen Einrichtungen, Freundschaften knüpfen).

4.2.9 Sonstiges

Getränke anbieten

Die Frage, ob man zu Beginn der Stunde Patientinnen etwas zu trinken anbietet, kann je nach Stil ganz unterschiedlich beantwortet werden. Bei allem, was Therapeutinnen innerhalb einer Therapiestunde tun, ist die Frage hilfreich: »Warum mache ich das? Was ist mein therapeutisches Ziel dabei?« Wenn Therapeutinnen regelhaft ihren Patienten etwas zu trinken anbieten, manchmal dafür vielleicht sogar erst noch Gläser oder Wasser holen müssen, sollten sie sich darüber bewusst sein, dass dafür wertvolle Therapiezeit verstreicht. Sollte man sich im Sommer sorgen, dass Patientinnen nicht genug trinken, könnte es in die Verantwortung der Patientinnen gelegt werden, sich zur Therapie Wasser mitzubringen. Anders gestaltet es sich, wenn hinter dem Angebot eines Getränks eine therapeutische Intervention mit Ziel steht. Wenn z. B. einer Patientin, die keine Selbstfürsorge kennt und kaum Unterstützung im Alltag erfährt, zu Beginn *einer* Stunde ein Tee angeboten wird, den die Therapeutin extra für sie kocht, kann damit signalisiert werden, dass die Patientin wertvoll ist und es verdient hat wie andere Menschen auch. Sie wird so außerdem auch an das Thema Selbstfürsorge herangeführt.

Checkliste »Ablauf einer Stunde«

Vor der Stunde

- ☐ Kurz erinnern, was weiß ich schon von meiner Patientin?
- ☐ Welche Infos fehlen mir noch?
- ☐ Wie ist meine Haltung als Therapeutin?
- ☐ Ist mir heute etwas besonders wichtig, auf das ich achten oder das ich ansprechen möchte? (Hier können auch zwischen den Behandlungsterminen Dinge notiert werden, die z. B. im Team weitergegeben werden und ich mit der Patientin thematisieren möchte.)
- ☐ Gab es Selbstbeobachtungsprotokolle oder Hausaufgaben?
- ☐ Was ist heute »dran« lt. Behandlungsplanung oder Manual?

In der Stunde

- ☐ Begrüßung, Aufwärmen
- ☐ Ggf. Selbstbeobachtungsprotokolle, ggf. sich ergebendes Thema in die Stundenagenda mitnehmen
- ☐ Stundenagenda aufstellen, ggf. dabei Hausaufgaben berücksichtigen
- ☐ Stundenagenda abarbeiten
- ☐ Beenden der Stunde: *Was nehmen Sie heute aus der Stunde für sich mit?*
- ☐ Verabschieden: *Alles Gute! Ich wünsche Ihnen noch einen schönen Tag! Viel Erfolg für Ihre Vorhaben!*

4.3 Ablauf eines Bezugspflegegesprächs

Das Kapitel geht auf Spezifika für Bezugspflegegespräche ein und ist als Ergänzung zum Ablauf einer Stunde zu sehen. Die dort erwähnten beschriebenen Strategien können von allen Berufsgruppen im Team angewendet werden.

4.3.1 Indikation

- Bei allen Patientinnen in allen Bezugspflegegesprächen

4.3.2 Ziele

- Transparenz und Struktur für Patientinnen, was das Gefühl von Kontrollverlust reduziert
- Therapeutische Arbeit an Zielen
- Rahmen für den roten Faden innerhalb der Bezugspflegegespräche beugt vor, dass Therapeutinnen sich in Gesprächen mit Patientinnen »verlieren« und die Zielerreichung aus dem Auge verlieren

4.3.3 Haltung als Therapeutin

- »Unsere Zeit ist wertvoll, Ihre und meine. Daher legen wir gemeinsam fest, wie wir sie nutzen wollen.«
- »Es handelt sich um ein therapeutisches Gespräch, wir haben eine Arbeitsbeziehung, es ist nicht einfach ein Gespräch mit dem Nachbarn, der Kassiererin, einer guten Freundin.«
- »Gemeinsam mit Ihrer zuständigen Therapeutin aus dem ärztlichen/psychologischen Bereich arbeiten wir an Ihren individuellen Zielen und Kompetenzen, ich unterstütze Sie dabei.«

4.3.4 Materialien

- IB »Leitfaden für Bezugspflegegespräche« (T)

4.3.5 Wichtig vorab

Eine pflegerische Bezugstherapeutin lässt sich auf die Beziehung zu einem Patienten ein, ist zuständig und verantwortlich für den zu begleitenden und betreuenden Patienten und begegnet ihm mit Respekt und Akzeptanz, bezieht seine Lebens- und Krankheitsgeschichte, sein Umfeld und seine Biografie ein und orientiert sich an seiner größtmöglichen Selbstständigkeit und Autonomie. Jeder Patientin ist eine pflegerische Bezugstherapeutin zugeordnet, die möglichst schon bei der Aufnahme als Ansprechpartnerin zur Verfügung steht und sie während der gesamten Behandlung begleitet. Sie ist aktiv bei der Gestaltung der individuellen Behandlungs- und Pflegeplanung der Patientin beteiligt und arbeitet eng mit der zuständigen ärztlichen/psychologischen zuständigen Kollegin zusammen. Sie unterstützt die Patientin bei der Erarbeitung der Therapieaufträge aus der Einzeltherapie. Außerdem steht sie der Patientin zur Seite, indem sie sie anleitet, ermutigt, motiviert und anregende Hilfestellungen leistet. Sie unterstützt die Patientin bei der Bewältigung der Aktivitäten des täglichen Lebens, zum Beispiel bei der Tages- und Wochenplanung, bei der Planung von positiven Aktivitäten sowie bei der Vereinbarung von Tages- oder Wochenzielen. Sie ist mitverantwortlich für die Entlassungsplanung und bereitet die dazu notwendigen Schritte mit vor.

4.3.6 Umsetzung

Jeder Patientin ist eine feste pflegerische Bezugstherapeutin zugeordnet. Diese wird namentlich in der Patientenakte oder an anderer Stelle, für alle einsehbar, hinterlegt.

Zeitumfang der Gespräche: Jeder Patientin stehen wöchentlich eine bestimmte Zeit an Bezugspflegegesprächen zur Verfügung. Diese Zeit hängt in Einrichtungen von verschiedenen Faktoren ab und sollte transparent im Team besprochen und festgelegt werden. CAVE: Alle Patientinnen sollten die gleiche Zeit erhalten, daher sollte sich überlegt werden, wie viel Zeit für Bezugspflegespräche zur Verfügung stehen. Wenn die Personalsituation oder das Arbeitsaufkommen einer Woche 20 oder 30 Min. pro Patientin zulassen, sollte dies von allen Teammitgliedern so umgesetzt werden und mit den Patientinnen kommuniziert werden.

In jeder Woche treffen sich idealerweise die Patientin und die beiden Einzeltherapeutinnen, z. B. in der Visite, um den aktuellen Stand und die nächsten Ziele zu erfassen und festzulegen.

Spätestens im Bezugspflegegespräch wird der jeweils nächste Termin mit der Patientin fest vereinbart.

Die pflegerische Bezugstherapeutin bzw. deren Vertretung steht im engen Kontakt mit der Einzeltherapeutin, sie hält zudem (wenn möglich) vor dem Bezugspflegegespräch Rücksprache mit der Einzeltherapeutin – insbesondere, wenn Unklarheiten bestehen sollten. Alle Absprachen mit der Einzeltherapeutin und deren Therapieaufträge sind in der Patientenakte zu vermerken, sodass alle Teammitglieder Zugriff darauf haben. In jedem Fall liest die pflegerische Bezugstherapeutin bzw. deren Vertretung vor dem Bezugsgespräch die Eintragungen der Einzeltherapeutin aus der Patientenakte, mit besonderer Beachtung der Zusammenfassung der Therapieaufträge.

Die pflegerische Bezugstherapeutin ist für ihre Übergabe an die Vertretung verantwortlich und umgekehrt.

Die pflegerische Bezugstherapeutin beachtet zudem die enge Zusammenarbeit und Abstimmung mit dem gesamten Stationsteam. Eine Transparenz wird durch eine sorgfältige Dokumentation der Gespräche in der Patientenakte ermöglicht. (Inhalte: zeitlicher Umfang, Themen, Vereinbarungen, Hausaufgaben, therapieschädigendes Verhalten, Problemverhalten, Gesprächsverlauf, Stimmung, Erfolge.)

Das Gespräch findet idealerweise in einer ungestörten Atmosphäre statt. Als pflegerische Bezugstherapeutin ist dies nicht immer möglich, dann wird die Patientin darüber informiert: *»Ich bin alleine und muss gegebenenfalls auf ihre Mitpatientinnen, das Telefon oder die Tür reagieren, entschuldigen Sie bitte.«*

Vereinbaren neuer Wochenziele: Eine erfolgreiche Zielorientierung steht in engem Zusammenhang des therapeutischen Erfolgs. Teilziele können dabei helfen, dem übergeordneten Ziel der Behandlung näher zu kommen. Diese kleinen Erfolgserlebnisse führen außerdem zu einer höheren Zufriedenheit aller Beteiligten. Zum Ende des Bezugspflegegesprächs macht es daher Sinn, wöchentliche Teilziele nach den SMART-Kriterien (→ Kap. 4.12) zu vereinbaren. Hierbei sollte die Patientin selbst Vorschläge unterbreiten, die pflegerische Bezugstherapeutin kann dabei unterstützen.

4.3.7 Leitfaden Bezugspflegegespräche

Für pflegerische Bezugstherapeutinnen kann es hilfreich sein, wenn in der Behandlungseinheit ein Leitfaden für die Bezugspflegegespräche erarbeitet wurde, der als Orientierung dient. Dieser sollte im Team auf das Behandlungskonzept abgestimmt und besprochen werden.

Hilfreiche Fragen zu dem Erstellen des Leitfadens können sein:

- Welche Inhalte wollen wir unseren Patientinnen am Ende der Behandlung mitgegeben haben?
- Von welchen Inhalten kann unser Patientenklientel besonders profitieren?
- Welche Inhalte können wir bei unserer Durchschnittsverweildauer vermitteln?
- Wie können die pflegerischen Bezugstherapeutinnen die Inhalte/Aufträge aus den Einzelgesprächen mit den ärztlichen/psychologischen Therapeutinnen sinnvoll ergänzen?

Infoblatt »Leitfaden für Bezugspflegegespräche«

Der folgende Leitfaden ist ein Beispiel dafür wie Bezugspflegegespräche während einer Behandlung strukturiert werden können. Individuelle Themen der Patientin sollten aufgegriffen werden. Es handelt sich hierbei um einen beispielhaften Gesprächsablauf. Die genannten Materialien sind nicht alle in diesem Buch zu finden, sondern entstammen zum größten Teil dem Interaktiven Skillstraining für Borderline-Patienten (Bohus & Wolf-Arehult 2013).

Bezugspflegegespräche		
	Aufnahme	Laufzettel und Therapiemappe aushändigen und erklären Gemeinsam mit Bezugstherapeut und Patientin die individuelle Funktionale Problemanalyse erstellen
Bezugspflege-gespräch (30 Min.)	Selbstbeobachtung	AB: Wochenprotokoll Ggf. alternativ bei Einschluss Modul Stresstoleranz AB: Spannungsprotokolle Ggf. alternativ bei fehlender Stimuluskontrolle AB: Cravingprotokoll *Hausaufgabe:* Ambulanten Psychotherapeuten suchen IB: Wie finde ich einen ambulanten Psychotherapeuten?
Bezugspflege-gespräch (30 Min.)	ABC-Gesund	AB: ABC-Gesund *Hausaufgabe:* Liste angenehme Gefühle ausfüllen
Bezugspflege-gespräch (30 Min.)	ABC-Gesund	AB: ABC-Gesund *Hausaufgabe:* Arzttermine vereinbaren/20 Min. Bewegung am Abend
Bezugspflege-gespräch (30 Min.)	Gefühle	IB: Das emotionale Netzwerk Für ein bis zwei vorherrschende Emotionen erklären und erarbeiten *Hausaufgabe:* IB Der HILFS-Skill
Bezugspflege-gespräch (30 Min.)	Achtsamkeit	AB: Achtsamkeit im Alltag *Hausaufgabe:* IB Der InSEL-Skill
Bezugspflege-gespräch (30 Min.)	Ressourcen	AB: Ressourcenkoffer
Letztes Bezugs-pflegegespräch (30 Min.)	Rückfallprophylaxe	AB: Notfallplan
Optional Bezugspflege-gespräch (30 Min.)	Wahl der Patientin	

Alternativ/zusätzlich bei fehlender Stimuluskontrolle (30 Min.)	Stimuluskontrolle	AB: Lernen zu Widerstehen *Hausaufgabe:* AB Rückfallvermeidung

Ausnahmen bei den Themen der Bezugspflegegespräche sollten zugelassen werden, z. B. wenn die Patientin sich in einer Krise befindet oder neue Themen auftreten. Dann sollte ggf. ein Thema des Bezugspflegegesprächs, nach Rücksprache mit der ärztlichen/psychologischen Bezugstherapeutin, durch ein anderes ersetzt werden, je nach Priorisierung.

4.4 Ressourcenorientierung

In der ressourcenorientierten Psychotherapie wird der Fokus weg von Problemen und hin zu Lösungen gelegt. Für eine vertiefte Literatur empfehlen wir Bertolino et al. 2010.

4.4.1 Indikation

- In jeglichen Kontakten kann auf ein ressourcenorientiertes Sprechen mit der Patientin geachtet werden, ohne dass deswegen extra Interventionen notwendig wären
- Grundsätzlich alle Patientinnen, vor allem bei Selbstwertproblematiken, negativer Selbst- und Zukunftssicht
- Bei Patientinnen mit Selbstüberhöhung dosiert einsetzen bzw. Selbsterhöhung »entlarven« und Wahrnehmung eigener tatsächlicher Ressourcen fördern

4.4.2 Ziele

- Förderung der Wahrnehmung eigener Ressourcen und somit des Selbstwertes und der Selbstwirksamkeit
- Förderung von Selbstmanagement und Problemlösungsversuchen

4.4.3 Haltung als Therapeutin

- »Ihre und meine Beziehung ist kooperativ. Ich werde mich bemühen, dass Sie sich auf mich einlassen können.«
- »Ich wertschätze Ihre Gewohnheiten, Wertevorstellungen und kulturelle Traditionen und respektiere sowie akzeptiere Unterschiede zwischen uns.«

4.4.4 Materialien

- CL »Hilfreiche Fragen zum Erheben von Ressourcen« (T)
- AB »Mein Ressourcenkoffer« (P)
- AB »Ressourcen-Tagebuch« (P)
- AB »Warmer Rücken« (T)

4.4.5 Wichtig vorab

Auch wenn eine ressourcenorientierte Gestaltung der Therapie prinzipiell bei jeder Patientin indiziert ist, sollte am Anfang der Therapie gut überlegt werden, wie die Patientin wohl auf Betonung ihrer Ressourcen reagieren wird und welche Konsequenzen es für den therapeutischen Prozess hat. Im besten Falle fühlt die Patientin sich von der Therapeutin gesehen und fängt an, selbst über ihre Stärken nachzudenken und im Weiteren diese auch aktiv zu nutzen. Es gibt aber auch Patientinnen, z. B. mit einer Borderline-Symptomatik, die sehr empfindlich auf Lob oder Komplimente reagieren und es nicht annehmen können. Ihre Selbstwahrnehmung und die Fremdwahrnehmung seitens der Therapeutin klaffen weit auseinander. In der Therapie kann das angesprochen und gemeinsam überlegt werden, wie in der Therapie damit umgegangen werden kann. Ein weiterer besonderer Fall liegt vor, wenn die Patientin zur Selbsterhöhung neigt, also Lob und Komplimente der Therapeutin geradezu aufsaugt, erwartet oder zu induzieren versucht. An dieser Stelle ist es wichtig, dass genauso ressourcenorientiert gearbeitet wird, mit dem Ziel, dass die Diskrepanz zwischen Selbst- und Fremdwahrnehmung reduziert wird. Die Therapeutin fungiert als Modell, um eigene Stärken einzusetzen, ohne durch z. B. Prahlen deswegen interaktionelle Schwierigkeiten zu haben.

4.4.6 Ressourcenorientierung auf Station, in der Gruppe oder im Einzelgespräch

In der ressourcenorientierten Psychotherapie wird der Fokus weg von Problemen und hin zu Lösungen gelegt. Es werden die funktionierenden Dinge (die es in einem jeden Leben gibt) hervorgehoben und bestärkt sowie die Aufmerksamkeit auf Nicht-Funktionierendes reduziert. Anstatt Defizite zu korrigieren, wird auf Veränderung durch Aktivierung von Stärken gesetzt. So ist es auch weniger wichtig, nach Erklärungen für Probleme zu suchen, sondern die Suche nach Möglichkeiten und Lösungen zu intensivieren (Bertolino et al. 2010).

Betonen von Ressourcen im Stationsalltag:

- Labeln von Fortschritten, offen ansprechen → *Sie sind wichtige Schritte nach vorne gegangen – was denken Sie?*
- Förderung, dass Erfolge aufs eigene Konto gebucht werden (internale Attribution) → *Sie haben das richtig gut hinbekommen, Ihren Mann zu überzeugen – wie haben Sie das gemacht?*
- Aufdecken von und Schutz vor überhöhten Ansprüchen → *Würden Sie das von Ihrer besten Freundin auch erwarten, wenn sie sich in derselben Situation befände?*
- Komplimente machen und Loben, es sei denn Kontraindikation durch die Störung der Patientin
- Selbstbild stärken → *Sie sind ein Mensch, der nicht aufgibt. ..., der unglaublich schnell mit anderen ins Gespräch kommt.*
- Festigen für die Zukunft und relevante Kontextfaktoren identifizieren → *Was muss passieren, dass das öfter geschieht? Wann schaffen Sie schon, das Verhalten zu zeigen?*

Ressourcen in der Gruppe:
Gerade beim Thema Ressourcen bietet es sich an, Mitpatientinnen zu nutzen. Viele Patientinnen können so (teilweise erstmals) positives Feedback zu ihrer eigenen Person bekommen, was auch nach der Behandlung im Selbstmanagement genutzt werden kann. Die Übung warmer Rücken bietet sich dazu an (→ AB »Warmer Rücken«).

Auch Erfolge feiern sich schöner in der Gruppe (Übung aber auch sehr gut im Einzelgespräch durchführbar), die Übung »Zurückgelegter Weg« lässt sich dafür nutzen.

ÜBUNG **»Zurückgelegter Weg«**

Alle Patientinnen werden wie folgt angeleitet:

Denken Sie an eines Ihrer Ziele, die Sie im Moment haben. Denken Sie daran, wie Sie angefangen haben, sich damit zu beschäftigen, woher Sie kommen, wie problematisch sich vielleicht alles für Sie angefühlt hat. Stellen Sie sich vor, diese Wand verkörpert Ihren Start, z. B. den Start der Therapie. Stellen Sie sich vor, diese gegenüberliegende Wand dort verkörpert, dass Sie Ihr Ziel erreicht haben. Der Raum zwischen diesen zwei Wänden ist Ihr Weg. Wo befinden Sie sich auf diesem Weg? Stellen Sie sich jetzt im Raum dorthin, wo Sie sich im Moment auf Ihrem Weg sehen.

Manche Patientinnen werden auf Ihrem Weg weiter vorne stehen, das darf von allen gesehen und gelobt werden. Andere Patientinnen sind vielleicht noch nicht weiter, sie dürfen von allen, vor allem den schon auf ihrem Weg Fortgeschrittenen, in ihrem Vorhaben bestärkt und ermutigt werden. Therapeutinnen haben hier die Aufgabe, wohlwollend alle verschiedenen Fortschritte zu integrieren.

Ressourcen im Einzelgespräch:
Als Therapeutin gilt es die Potenziale der Patientinnen sowie deren persönlichen und sozialen Ressourcen zu erkennen (→ CL »Hilfreiche Fragen zum Erheben von Ressourcen«) und entsprechend in der Therapie darauf aufzubauen. Auch im Selbstmanagement der Patientinnen kann eine Ressourcenorientierung angeleitet werden durch Selbstbeobachtung. Häufig wird diese bei Patientinnen auf Merkmale gelegt, die noch nicht gut funktionieren (Ernährungs-/Schlaf-/Anspannungsprotokoll etc.). Ressourcenorientierte Selbstbeobachtung kann dies gut ergänzen und hat den Vorteil, dass Patientinnen darauf auch in schwierigen Zeiten zurückgreifen können, auch wenn sie sich gar nicht mehr in Behandlung befinden (→ AB »Ressourcen-Tagebuch«). Diese Methode ist auch bekannt und verbreitet unter »Positivtagebuch«.

4.4.7 Nächster Schritt

Orientierung auf die Ressourcen der Patientin findet während der gesamten Behandlung statt. Es macht Sinn, sich direkt zu Beginn mit den Ressourcen der Patientin zu beschäftigen, um sie dann während aller weiteren Schritte einfließen lassen zu können, sich vor jeder Sitzung in Erinnerung zu rufen und auch in den Besprechungen im Team vor Augen zu haben.

Checkliste »Hilfreiche Fragen zum Erheben von Ressourcen«

(angelehnt an Bertolino et al. 2010)

Exploration von Ausnahmen

- War das Problem schon mal nicht da?
- Ist das Problem manchmal weniger schlimm?
- Wann machen Sie schon mal etwas von dem, was Sie wollen?

Bei Externalisierung der Patientin: Problemverschlimmerungsfragen

- Was hätten Sie tun müssen, obwohl alle so freundlich zu Ihnen waren, trotzdem ängstlich und zurückgezogen zu reagieren?
- Was hätten Sie bei dem tollen Wetter tun müssen, um trotzdem zu verzweifeln und depressiv zu werden?

Perspektivwechsel

- Was würde Ihre Tochter sagen, was Sie in der Zeit anders machen?
- Was würde Ihr Mann sagen, müsste passieren, damit Sie das häufiger machen?

Während der Therapie

- Was denken Sie über Ihre Fortschritte, die Sie gemacht haben? Worauf gehen Sie zurück?
- Sie sind so weit gekommen, was ist aus Ihrer Sicht der nächste Schritt?
- Wenn Sie einen Bericht über Ihre Stärken schreiben sollten, was würden Sie schreiben?
- Welche Ideen haben Sie, wie der Bericht in zwei Wochen aussehen könnte?

Arbeitsblatt »Mein Ressourcenkoffer«

Bitte notieren Sie alle Ressourcen, die Sie mit nach Hause nehmen. Das können welche sein, die Ihnen vorher schon bewusst waren, oder welche, die Sie bei uns in Behandlung neu kennengelernt haben. Fragen Sie auch Ihre Mitmenschen, denen fallen häufig nochmal ganz andere Dinge ein. Ressourcen können Eigenschaften von Ihnen sein wie Humor, Willensstärke oder auch Ihr soziales Netzwerk wie Freunde oder Familie. Ressourcen können auch materiell sein wie ein eigenes Auto oder Ihre berufliche Situation wie z. B. ein sicherer Arbeitsplatz.

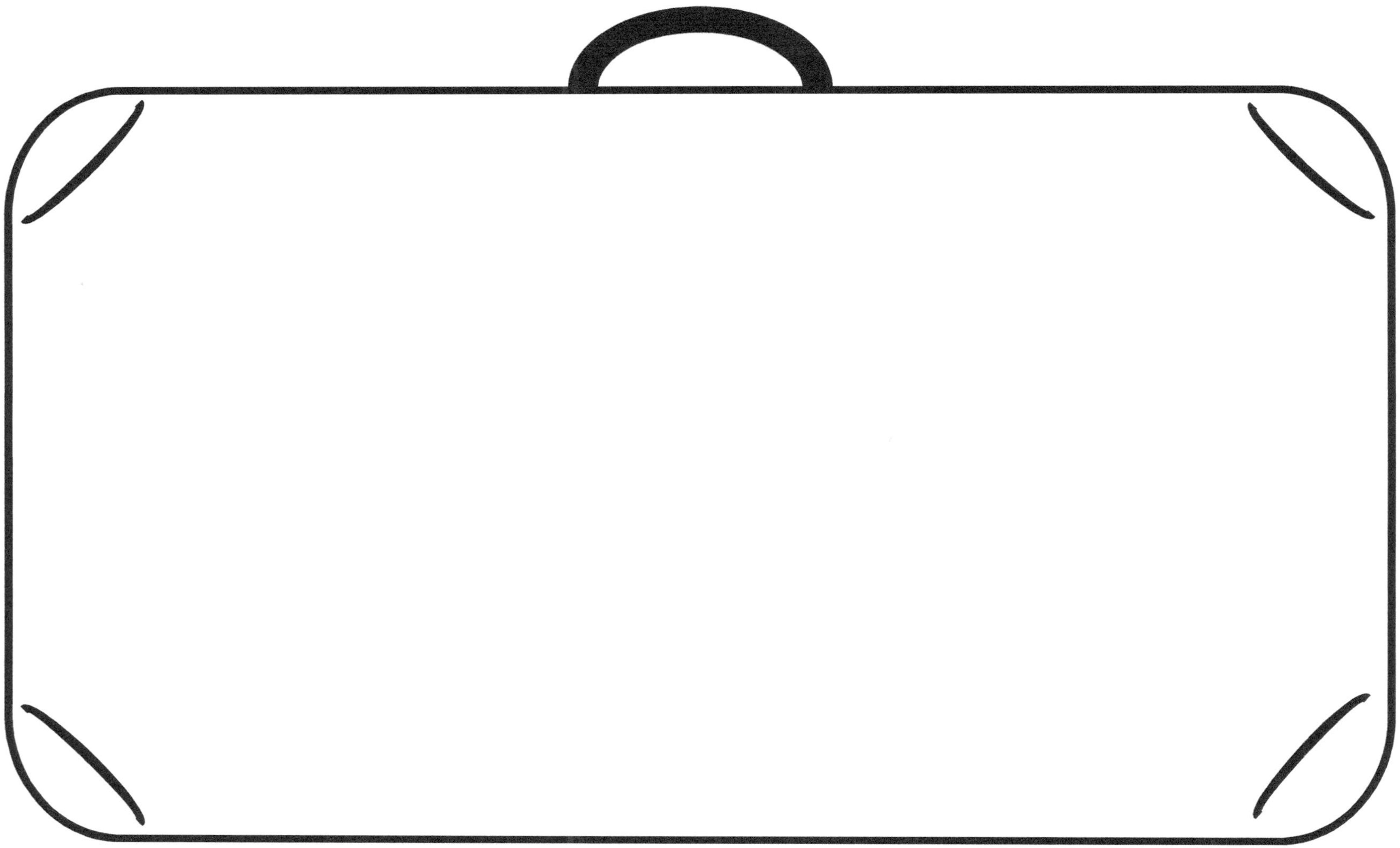

Arbeitsblatt »Ressourcen-Tagebuch«

Bitte setzen Sie sich jeden Abend einmal hin und tragen Sie ein, was Ihnen heute gut gelungen ist. Das sollte nicht direkt ein Marathon sein, sondern kann ruhig etwas Einfaches sein, wie z. B. »aufgestanden«, am nächsten Tag vielleicht schon »selbstständig aufgestanden«.

Tag	Heute ist mir (gut) gelungen …

Arbeitsblatt »Warmer Rücken«

Benötigte Materialien

Postkarte oder Karteikarte, Klebeband, was sich rückstandslos wieder von Textilien entfernen lässt, z. B. Tesakrepp, Stift für jeden

Durchführung

- Jeder Teilnehmerin eine Karte austeilen und ein Stück Klebeband.
- Teilnehmerinnen wie folgt instruieren: *Bitte kleben Sie die Karte auf den Rücken Ihrer rechten Nachbarin oder ihres rechten Nachbarn, sodass die beschreibbare Seite sichtbar ist.*
- Warten, bis jede eine Karte auf dem Rücken kleben hat.
- Weitere Instruktion: *Ihre Aufgabe ist es nun, dass Sie nach Möglichkeit bei jeder anderen etwas auf die Karte schreiben. Und zwar etwas, was Ihnen an der anderen Person positiv aufgefallen ist. Das kann etwas äußerliches sein wie z. B. »schöne Haare« oder »tolle Augen«, das kann aber auch etwas Charakterliches sein wie z. B. »toller Humor«, »hilfreicher Gesprächspartner« und so weiter. Ihrer Rückmeldung ist nur eine Grenze gesetzt, es muss positiv sein. Natürlich haben wir alle auch Schwächen und die fallen auch schon mal anderen Menschen auf. Heute geht es ganz klar darum, dass Sie nur Stärken der anderen notieren. Kann ich mich auf Sie verlassen? Prima. Falls sich manche von Ihnen noch nicht so lange kennen, macht das nichts, Sie alle haben sicher einen ersten positiven Eindruck, den Sie dann notieren können. Stehen Sie auf und laufen Sie im Raum umher. Viel Spaß!*
- Warten, bis die Karten entsprechend gefüllt sind. Meistens setzen sich die Teilnehmerinnen von selber wieder hin, wenn sie selbst fertig sind.
- Wenn alle wieder sitzen: *Vielen Dank, wie ist es Ihnen ergangen?*
- Rückmeldungen sammeln und validieren. Manchen wird es wahrscheinlich ganz schön schwergefallen sein, das darf sein.
- Weitere Instruktion: *Dann dürfen Sie jetzt Ihre eigenen Karten abnehmen oder sich abnehmen lassen und durchlesen, was die anderen für Sie geschrieben haben.*
- Warten, bis alle die Karten gelesen haben. Dann weiter: *Schön, bei vielen von Ihnen habe ich ein Lächeln über das Gesicht huschen sehen, bei manchen war es auch breiter* (modifizieren je nachdem, was tatsächlich beobachtet wurde). *Das freut mich. Wie geht es Ihnen damit?*
- Rückmeldungen sammeln und Übung beenden: *Heben Sie sich die Karte gut auf oder hängen Sie sie gut sichtbar irgendwo hin. In Momenten, in denen es uns nicht so gut geht, kann es unglaublich hilfreich sein zu lesen, was andere an uns schätzen.*

4.5 Erstgespräch

Das erste Gespräch mit einer Patientin und damit häufig der erste Kontakt legt einen ersten wichtigen Grundstein für die therapeutische Zusammenarbeit. Als vertiefende Literatur empfehlen wir Lammers 2017.

4.5.1 Indikation

- Jede Patientin

4.5.2 Ziele

- Informationssuche des Therapeuten
- Informationsweitergabe an die Patientin
- Aufbau einer guten emotionalen Beziehung
- Aufbau einer guten therapeutischen Beziehung

4.5.3 Haltung als Therapeutin

- »Es ist schön, dass Sie da sind. Ich freue mich auf die Zusammenarbeit mit Ihnen.«
- »Ich möchte Ihnen helfen. Ich werde mich bemühen, Sie so gut wie möglich zu verstehen und Ihnen zur Seite stehen.«
- »Ich möchte, dass Sie sich hier wohl und sicher fühlen.«

4.5.4 Materialien

- AB »Fokussierung vor dem Gespräch« (T)
- IB »Meine Lebenslinie« (P)
- AB »Meine Lebenslinie« (P)

4.5.5 Wichtig vorab

Das Erstgespräch findet teilweise in der Krise statt und ist an eine solche Situation anzupassen. Es dient außerdem dem Erheben der Anamnese und der Psychopathologie, was in einem separaten Kapitel behandelt wird (→ Kap. 4.6). In diesem Kapitel soll der Fokus noch mal auf dem *Wie* des ersten Kontakts liegen, da er entscheidend für die weitere Behandlung ist und für viele auch der erste Kontakt mit der Psychiatrie ist, den wir versuchen, möglichst positiv zu gestalten. Das kann manchmal, je nachdem in welchem Zustand Patientinnen zu uns kommen, herausfordernd sein.

Hilfreich ist es für die eigenen Ressourcen und optimale Einstellung auf die Therapie oder Krisenintervention, sich vor jedem Gespräch kurz zu erden durch (→ AB »Fokussierung vor dem Gespräch«)

- One-Minute-Achtsamkeit
- Öffnen für die Situation
- Tiefes Ein- und Ausatmen

Wenn das Gespräch dann nicht so herausfordernd wird, haben wir den unten beschriebenen Ablauf zur Hand sowie das ausführliche Kapitel zur Anamneseerhebung (→ Kap. 4.6). Sollten wir doch während des Gesprächs immer mehr unter Druck kommen, kann Folgendes hilfreich sein:

- Zurücklehnen (innerlich und auch in der Körperhaltung), wenn Patientin sehr fordernd auftritt.
- »Das entscheide ich später« sagen, wenn Patientin schnelle Entscheidungen von uns verlangt, deren Konsequenzen wir selbst noch nicht überblicken.
- Bei Unsicherheiten bzgl. Selbst- oder Fremdgefährdung jemand weiteren, ggf. Oberärztin, hinzuziehen. Als Oberärztin: Ebenfalls bei Unsicherheit Vier-Augen-Prinzip nutzen und ggf. oberärztliche Kollegin hinzuziehen.
- Bei starkem Versorgungswunsch, Zuversicht signalisieren, innere Not validieren und sich gleichzeitig nicht auf Versprechen bzgl. Versorgung einlassen.

4.5.6 Ablauf Erstgespräch

Im ersten Gespräch haben wir verschiedene Aufgaben: die Informationssuche als Therapeutin (u. a. Anamnese, Psychopathologie), die Informationsweitergabe an die Patientin (u. a. Ablauf einer Therapie, Stationsalltag) und den Aufbau einer emotionalen und einer therapeutischen Beziehung. Dabei ist das zentrale Beziehungsziel in einem Erstgespräch, dass die Patientin »wiederkommt«. Das gilt so vor allem fürs ambulante Setting. Aufs (teil-)stationäre Setting übertragen, bedeutet das, dass die Patientin gerne ihre Gesprächstermine wahrnimmt und diese als hilfreich erlebt, Vertrauen in die Therapeutin und die gemeinsame Arbeit hat. In der akuten Krisensituation bzw. im Notfall geht es dagegen manchmal nur darum, dass nichts passiert und alle überleben, dann geschieht der Beziehungsaufbau im nächsten etwas ruhigeren bzw. geordneten Kontakt.

Aufbau emotionaler Beziehung

Wie schaffe ich es, dass die Patientin zum nächsten Gespräch wiederkommt? Indem sie sich verstanden fühlt und Vertrauen in mich hat. Wie schaffe ich es, dass die Patientin sich verstanden fühlt und Vertrauen in mich hat? Indem ich ihr zu Beginn der Therapie möglichst an ihren Bedürfnissen orientiert begegne (komplementäres Vorgehen). Ich nehme sie und ihre Probleme ernst, verhalte mich ihr gegenüber wertfrei und unterlasse jegliche Zuweisungen von Schuld. In vielen Fällen wird das unterstützt durch eine warme, empathische, validierende und zuversichtliche Haltung mit Veränderungsorientierung. Bei Patientinnen mit Persönlichkeitsstörungen steht vor allem unser komplementäres Verhalten als Therapeutin im Vordergrund, und die Veränderungsorientierung erfolgt erst mit ausreichend therapeutischer Beziehung.

Beispiele für komplementäres Verhalten

- Wenn jemand im Kontakt eher sachliche Informationen benötigt, um sich sicher zu fühlen, verhalten wir uns entsprechend nüchterner als normalerweise.
- Wenn jemand sehr ängstlich ist, geben wir möglichst viel Sicherheit.
- Wenn jemand ein starkes Kontrollbedürfnis hat, lassen wir ihn möglichst viele Entscheidungen selbst treffen und sind in all unseren Schritten sehr transparent.

Gerade im ersten Gespräch bin ich als Therapeutin sehr auf der Seite der Akzeptanz des mir entgegengebrachten Verhaltens im Hinblick auf die Wippe mit den zwei Polen Akzeptanz des Verhaltens vs. Veränderung des Verhaltens. Akzeptanz ist der notwendige erste Schritt, sozusagen die Basis, damit ich überhaupt etwas verändern kann. Daher sind wir im ersten Gespräch sehr akzeptierend gegenüber der Person der Patientin und auch gegenüber ihrem Verhalten. Im Laufe der Therapie bleiben wir akzeptierend der Person gegenüber, treten gleichzeitig veränderungsorientierter auf bzgl. des (problematischen) Verhaltens. Akzeptieren des Verhaltens bedeutet, dass ich versuche, es zu verstehen und zu validieren, es nicht infrage zu stellen.

Hilfreiche Aussagen

- Das verstehe ich.
- Ich kann mir gut vorstellen, dass es für Sie selbst sehr anstrengend ist und Sie das gar nicht so wollen.
- Im Moment ist es so, wie es ist. Zusammen können wir daran arbeiten, dass es Ihnen besser geht.
- Sie sind einen wichtigen Schritt gegangen, indem sie hergekommen sind.
- Ich arbeite gerne mit Ihnen zusammen.
- Gemeinsam werden wir einen Weg finden, um Ihre Probleme in den Griff zu bekommen.

EIN BEISPIEL FÜR AKZEPTANZ, DAS AUCH IN DER THERAPIE MIT PATIENTINNEN GENUTZT WERDEN KANN

Sina fährt mit ihrem eigenen Auto nach Süddeutschland, es ist Hochsommer, fast vierzig Grad. Ihr Wasser ist fast alle. Sie ist auf einer verlassenen Landstraße unterwegs als ihr Auto zu qualmen beginnt und liegenbleibt.
Was macht Sina?
Sie flucht und tritt gegen das Auto. Sie schreit: »So ein Mist, immer passiert mir so etwas. Das hätte nicht passieren dürfen!« Sie schlägt die Hände vors Gesicht und fängt an zu schluchzen. Irgendwann beruhigt sie sich, schaut auf ihr Handy, ob sie noch Akku hat. Leider hat sie nicht genug Netzempfang, um jemanden anrufen zu können. Sie geht los, bis sie an eine Stelle mit besserem Empfang kommt und ruft einen Abschleppdienst an.
Wann hat Sina akzeptiert, dass sie liegengeblieben ist?
Während sie flucht und gegen das Auto tritt, hadert sie mit der Situation. Sie kämpft mit ihr, auch wenn sie schon verloren hat. So lange haftet sie an dem Ist-Zustand und kann nicht nach vorne schauen. Erst in dem Moment, in dem sie den Ist-Zustand akzeptiert, kann sie sich einer möglichen Lösung zuwenden. Als sie auf ihr Handy schaut, um jemanden anrufen zu können, können wir davon ausgehen, dass sie akzeptiert hat, dass sie mit ihrem Auto liegengeblieben ist. Es ist völlig normal, dass Sina eine Emotion verspürt, nicht sofort ihre missliche Lage akzeptiert und einen Moment braucht, um sich dann einer Lösung zuzuwenden. Problematisch wird es erst, wenn Menschen in dem Nicht-Wahrhaben-Wollen verharren, daher nicht weiter im Leben kommen und an einer Stelle »hängenbleiben«.
Transfer auf die Therapiesituation mit der Patientin: Problemverhalten der Patientin zu Beginn der Therapie zu akzeptieren, bedeutet, hinzunehmen, dass der Ist-Zustand so ist, wie er ist. Ihn zu validieren und umfassend zu verstehen. Die eigene Akzeptanz des momentanen Stands wird ebenfalls der Patientin signalisiert, sodass

auch deren eigene Akzeptanz des Ist-Zustands gefördert wird. Solange eine Patientin ihre Erkrankung und ihre Schwierigkeiten nicht akzeptiert hat, können wir nicht in Richtung Veränderung weitergehen. Daher macht es Sinn, am Anfang Zeit für die Akzeptanz von dem, was mitgebracht wird, zu investieren.

Aufbau einer therapeutischen Situation

Neben einer emotionalen Beziehung zur Patientin stellen wir gleichzeitig eine therapeutische Arbeitsatmosphäre her.

Wichtige Eckpfeiler zusammengefasst:

- Äußeres Erscheinungsbild, nonverbales Verhalten, soziales Verhalten
- Sicheres Auftreten
- Hohe Transparenz (es sei denn Kontraindikationen wie z. B. manche akuten Psychosen oder Dissoziale) → *wichtig für aktive Mitarbeit des Patienten*
- Kompetenz vermitteln sowie therapeutische Erfahrung
- Vorurteilen der Patientin gegenüber Therapie/Setting/Institution entgegenwirken

Informationssuche der Therapeutin

In dieser akzeptierenden Haltung kann es schnell passieren, dass wir den Gesprächsfaden aus der Hand geben. Eine hilfreiche Orientierung können die drei Hauptfragen für den Erstkontakt nach Kanfer sein (Kanfer et al. 2006). Ich versuche sie für mich in dem Gespräch zu beantworten, in dem ich die notwendigen Informationen bei der Patientin erfrage.

Drei Hauptfragen für den Erstkontakt nach Kanfer et al. (2006):

1. Warum kommt eine Person zum jetzigen Zeitpunkt in die Therapie?
   Was hat gerade jetzt dazu geführt? Weshalb kommt sie nicht früher oder später?
2. Weshalb kommt die Person zu uns?
   Von wem überwiesen/geschickt/empfohlen? Wie auf uns bzw. Institution aufmerksam geworden?
3. Weswegen kommt sie in Therapie?
   Was sind die »Präsentier-Symptome«? Welche expliziten und impliziten Gründe gibt es für den Beginn der Therapie? Wie müsste die Situation aussehen, damit eine Therapie nicht (mehr) notwendig wäre?

Wenn ich es schaffe, bereits im ersten Gespräch diese Fragen zu beantworten, bin ich einen entscheidenden Schritt in der Behandlung und Therapieplanung weiter.

Hilfreiche Fragen:

- Zu Beginn werde ich einige Fragen stellen, um Sie kennenzulernen und zu verstehen, wie wir Ihnen helfen können. Vielleicht können Sie mir erzählen, was Sie ausgerechnet jetzt zu uns führt?
- Wie kam es dazu? Was hat Ihre Entscheidung beeinflusst?
- Würden Sie sagen, dass es einen Auslöser für Ihre Kontaktaufnahme mit uns gab? Was war der Auslöser dafür, dass Sie heute hier sind?
- Gab es noch jemand anderes, der einen Einfluss darauf hatte, dass Sie heute hier sind? Wer verhofft sich alles ein Ergebnis von der Behandlung?
- Können Sie sagen, warum sie ausgerechnet zu uns gekommen sind? Was versprechen Sie sich von der Therapie bei uns?
- Vielleicht können Sie mir beschreiben, wie Sie bemerkt haben, dass irgendetwas anders ist? Was ist heute anders im Vergleich zu der Zeit vor der Erkrankung?
- Ich habe noch nicht verstanden, was passieren müsste, damit Sie uns nicht mehr bräuchten?
- Wie sähe Ihr Alltag aus, wenn Sie gesund wären? Was würden Sie sich wünschen, was anders sein sollte?
- Was wollen Sie erreicht haben, wenn Sie die Therapie beenden?

Um einen schnellen Überblick über die relevanten, prägenden Lebensereignisse der Patientin zu bekommen, ist das Erstellen einer Lebenslinie sinnvoll (→ IB/AB »Meine Lebenslinie«). Die Patientin kann, je nach Funktionsniveau, vorbereitend für die Sitzung die Lebenslinie bereits erstellen. Sie kann auch gemeinsam in der Sitzung erstellt werden und bietet sowohl Therapeutin als auch Patientin die Möglichkeit, wichtige biografische Informationen in Zusammenhang mit der Entwicklung der Störung(en) zu bringen.

Informationsweitergabe an die Patientin

Im ersten Gespräch ist es ebenfalls wichtig, der Patientin wichtige Informationen zu geben. Gleichzeitig sollte auf den Zustand der Patientin, das Funktionsniveau und die Gesprächssituation geachtet werden, um die Patientin nicht mit Informationen zu überfrachten, die sie in dem Moment nicht aufnehmen kann. Abhilfe kann eine Willkommensmappe schaffen, mit den wichtigsten Informationen über den Ablauf einer Therapie und Organisatorisches von der Station. Die Patientin kann sich diese in Ruhe durchlesen und dann gezielt mit Fragen auf ihre Bezugstherapeutinnen oder das ganze Team zukommen. Auf störungsspezifischen Stationen können auch schon allgemeine Informationen über die Schwerpunkterkrankung in der Mappe enthalten sein. Wichtig ist, dass sowohl das Verständnis von Therapie als auch sein Störungsmodell mit der Patientin nochmal in Ruhe besprochen werden, da sie die Arbeitsgrundlage hinsichtlich Mitarbeit der Patientin entscheidend mitgestalten.

- Psychoedukation – Informationen zur Symptomatik und zum Krankheitsverlauf
- Kurz allgemeine Prinzipien der Therapie vermitteln: Was wird in der Therapie gemacht? Und wie wirkt sie? Bei den meisten speziellen Bereichen oder medikamentösen Informationen wird man eine eigene Sitzung da-

für verwenden (Beispiel Traumatherapie: genaue Informationen über Wirkungsweise und Durchführung von Stabilisierungsmaßnahmen und Expositionen der jeweils angewandten Methode)
- Informationen zum weiteren Ablauf
- Klärung organisatorischer Fragen

4.5.7 Nächster Schritt

Im Erstgespräch werden die Anamnese, die Psychopathologie und Suizidalität erhoben (→Kap. 4.6). Nach dem ersten Gespräch kann dann der Einbezug von Angehörigen überlegt werden sowie zur motivationalen Klärung weiter vorangeschritten werden.

4.5.8 Schwierige Situationen

Patientinnen kommen in der Psychiatrie nicht immer geordnet ins Erstgespräch, sondern manchmal in Ausnahmesituationen, die mit einem hohen Handlungsdruck einhergehen, wie z. B.:
- Patientin kommt intoxikiert.
- Patientin kommt suizidal.
- Patientin beschimpft mich, wird laut, randaliert.
- Patientin im Erregungszustand.
- Patientin hat sich schwer selbst verletzt.
- Patientin äußerst paranoid, überzeugt, ich und das Team wollen ihr schaden.
- Patientin wach, aber mutistisch/stuporös (d. h. keine Reaktion, keine Aktion, isst und trinkt nichts).
- Patientin dissoziiert.
- Patientin bedroht mich, Gefahr im Verzug.

Treten solche und ähnliche Situationen im Erstkontakt auf, befinden wir uns, je nach Intensität und Ausmaß des jeweiligen Verhaltens, in einem Bereich, der von Krisenintervention bis zu psychiatrischen Notfallsituationen reicht. Letzteren ist gemeinsam, dass sich ein unmittelbarer Handlungszwang ergeben kann, da Handeln, Denken oder Emotionen der Patientin zu (mehr oder weniger) akuter Gefahr für die Gesundheit von sich oder anderen führen können. Anders gesagt: Wenn man nicht interveniert, wird es wahrscheinlich mehr oder weniger schnell eskalieren. Daher ergibt sich unmittelbarer Handlungszwang, i. d. R. in Form einer sofortigen symptomorientierten Therapie.

Für solche Fällen gibt es ein allgemeines und ein spezielles Vorgehen. Das übergreifende Vorgehen ist immer gleich, die speziellen Unterschiede ergeben sich im zweiten Schritt je nach Störungsbild und ggf. Vorkenntnis der Patientin.

Übergreifendes Vorgehen

Deeskalation und Sicherheit

Vorab

Bevor wir mit der Patientin in Kontakt treten und sprechen, gibt es Folgendes zu beachten:
- Nicht allein mit der Patientin sein.
- Für medikamentöse Behandlung oder andere medizinische Anliegen Fachärztin hinzuziehen.
- Keine Selbstüberschätzung, rechtzeitig Helfer/Kolleginnen organisieren.
- In sehr aggressiven oder unklaren Situationen: Vorher Absprachen mit Anwesenden treffen, um Vorgehensweisen/Rollen bei Eskalation festzulegen. Es ist schwierig bis gefährlich, wenn z. B. bei einer aggressiv eskalierenden Patientin plötzlich alle durcheinander reden oder unterschiedliche Therapie- oder Beruhigungsmaßnahmen starten. Falls z. B. ein gemeinsames Festhalten notwendig werden kann, muss vorher klar sein: Wer spricht – wer nicht. Ab wann »Zugriff«, wer entscheidet, wer macht was. Das klingt vielleicht ein bisschen nach »SEK« und kann gerade Laien erschrecken und abschrecken. Gleichzeitig liegt aggressives Ausrasten in der Natur von psychischen Erkrankungen. Daher braucht es für solche Situationen Leitfäden und wir als Therapeutinnen handeln zielorientiert, wenn wir uns mit solchen Dingen auskennen und sie beherrschen.
- Abstand zur Patientin: I. d. R. wird mind. eine Armlänge Abstand empfohlen, die eigene Erfahrung spricht eher für etwas mehr, insbesondere bei potenziell gefährlichen, unberechenbaren Patientinnen/Situationen.

Kommunikation mit der Patientin
- Sich ruhig vorstellen, mit der Absicht zu helfen. Zu forsches Auftreten kann Aggressivität steigern, Depressivität verstärken, Gefühl von tiefgreifendem Abgewiesenwerden durch andere eskalieren, Dissoziation oder Paranoia verstärken.
- Im Gespräch Akzeptanz- und Validierungsstrategien anwenden. Man kann nicht zu wenig validieren. Selbst beim Begrenzen des Gegenübers und Zwangsmaßnahmen. Dies ist nicht nur eine therapeutische und beziehungsstiftende, sondern auch eine deeskalierende Strategie. Menschen, die validiert werden, entspannen und öffnen sich in der Regel (vgl. Shenk & Fruzzetti 2011).

- Bei Gefahr im Verzug und einigen Notfallsyndromen wie Delir, Stupor, Erregungszustand, Katatonie und hoher Suizidalität werden pharmakologische Algorithmen angewendet, zu denen Benzodiazepine, Antipsychotika, niederpotente Neuroleptika und Antidepressiva gehören (diesbezüglich sei auf entsprechende Literatur verwiesen). Ziel ist, eine hinreichend geordnete Kontakt- und Kommunikationsfähigkeit und damit Selbst- und Mitbestimmungsfähigkeit der Patientin so schnell wie möglich wiederherzustellen. Sollten Zwangsmaßnahmen vorübergehend nötig geworden sein, sind diese sobald es geht mit der Betroffenen nachzubesprechen, Ziele und Aufträge der Therapeutinnen zu erklären, einen validierenden Perspektivwechsel vorzunehmen und einen Beziehungsaufbau voranzutreiben.

Ausnahme auch hier: dissoziale Patientinnen. Hier beschränken wir uns auf eine kurze, klare und knappe Beschreibung der Situation, der notwendigen Maßnahmen und der Handlungsmöglichkeiten, die es jetzt gibt, lassen uns auf möglichst keine »Diskussionen« ein, bitten die Polizei wenn immer möglich um Begleitung bzw. Unterstützung, dokumentieren das Verhalten sorgsam, diagnostizieren und behandeln so schnell wie möglich den psychiatrischen Anlass, der zu dem Kontakt führte, sprechen ansonsten nur über Wege zur baldigen Entlassung (→ Kap. 2, Vorgehen bei dissozialen Patientinnen).

- Die Autoren empfehlen für alle Berufsgruppen regelmäßige Schulungen in anerkannten Deeskalationsprogrammen wie z. B. u. a. das PART®-Konzept (Professional Assault Response Training), Prodema® und andere (vgl. auch Steinert & Schmid 2014).
- Nach Entaktualisierung *sowie* wenn eine gewisse Steuerungsfähigkeit da ist, erfolgt sofort Beziehungsaufbau und v. a. *Kontingenzmanagement* (→ Kap. 3, Stufenplan), v. a. wenn die Diagnose klar ist.

Diagnostik

Grundsätzlich gehören zum Notfall bei einem bisher unbekannten Patienten:

- Psychopathologischer Befund
- Fremdanamnese (Angehörige, Personal, Polizei)
- Körperlicher Untersuchungsbefund (allgemeinmedizinisch, internistisch, neurologisch)
- Notfalllabor (Drogenscreening nicht vergessen!)
- EKG (Medikamente!)
- CCT/MRT, wenn Patientin und Störungsbild nicht bekannt sind, zum Psychosespektrum gehören und nicht eindeutig als Reaktion auf eine Situation/ein Trauma zurückzuführen sind
- EEGs wurden früher standardmäßig durchgeführt, ihre Bedeutung ist gegenüber den bildgebenden Verfahren zurückgegangen, Indikationen stellen Krampfanfälle, Epilepsiediagnostik dar.

Spezielle Ergänzungen zum allgemeinen Vorgehen

Erregungszustände

Für Erregungszustände gilt das oben beschriebene Vorgehen. Zunächst beschützend-sichernd und je nach Diagnose (→ pharmakologische Intervention). Parallel Diagnostik vorantreiben – Erregungszustände können bei sehr vielen verschiedenen, auch organischen, Störungen auftreten.

Dissoziation

In einer laufenden Traumatherapie erfolgt vorsichtige und klar-deutliche Reorientierung. Auch beim Erstkontakt mit einer scheinbar dissoziierten Patientin. Es sollte jedoch unbedingt berücksichtigt werden, dass es sich bei der Dissoziation um eine qualitative Bewusstseinsstörung handelt, die auch andere Ursachen haben kann, wie verschiedene Formen von Epilepsie, postiktaler Dämmerzustand oder bei aggressiv-unruhigen, flashback-artigen Zuständen ein pathologischer Rausch. Bei Epilepsie wird man mit Reorientierungsversuchen nicht weit kommen, beim pathologischen Rausch sind sie gefährlich (→ pharmakologische Intervention).

Stupor

Während aktions- und reaktionslose, aber wache Patientinnen früher schnell als kataton eingeschätzt wurden, wird neuerdings schnell von einer posttraumatisch bedingten Dissoziation ausgegangen. Die Patienten wirken dabei wie »abgeschossen« (shut down dissoziation, Schalinski et al. 2015). Wegen Differenzialdiagnosen wie katatone Schizophrenie, malignes neuroleptisches Syndrom, depressiver Stupor sowie neurologischer Erkrankungen (Parkinson Krise) sind körperliche Untersuchung (Muskeltonus!), Verhaltensbeobachtung (plötzliche Änderungen der eingenommenen Körperhaltung?), Fremdanamnese (vorher depressiv? psychotisch? PTSD?) und Labor (Creatinphosphokinase [CPK], Stressleukozytose) unerlässlich. Trotz des stuporösen Bildes kann und sollte mit den Patientinnen Kontakt aufgenommen werden. *Ruhig, freundlich, Abstand haltend, nicht zu laut, beruhigend, respektvoll und gleichzeitig klar, wie mit einem sehr ängstlichen, noch halb verwirrten Kind* reden, das sich noch nicht richtig in der Realität reorientieren kann. Selbst die Patientin mit schizophrener Katatonie kann durch einen freundlich-stützenden sanften Beziehungsaufbau oft erstaunlich weit in den Kontakt zur Umwelt gezogen werden. Diagnostischer Behandlungsversuch mit einem schnell anflutenden Benzodiazepin, z. B. Lorazepam führt bei schizophrener Katatonie und depressivem Stupor oft zu einem Rückgang der Symptome, was man für Differenzialdiagnostik, Anamnese und Beziehungsaufbau ausnutzen kann.

Delir

Bei deliranten Patientinnen im Erstkontakt bei uns unbekannten Patienten sind verschiedenste Ursachen abzuklären, wie Intoxikation versus Entzug verschiedener Suchtmittel, Delir als Nebenwirkung (auch psychiatrischer)

Medikamente, organisch-neurologische Störungen, internistische Erkrankungen, dekompensierte Demenz, u. v. a. m. Gemeinsam ist den meisten Patientinnen, dass sie eine *hohe Unruhe* verspüren, sich kaum oder *nicht orientieren* können, was durch Halluzinationen und Wahnideen verschlimmert wird. Entsprechend *angstvoll, angespannt* oder auch mal *aggressiv* reagieren sie. Neben einer guten Überwachung wegen möglicher Komplikationen brauchen sie eine *beruhigende, strukturierte, reizarme* Umgebung und einen entsprechenden Umgang, bei schweren Verläufen je nach Ursache wird eine pharmakologische Intervention benötigt.

Patientinnen mit Verfolgungswahn
Patientinnen mit Verfolgungswahn sind i. d. R. sehr stark von ihrer eigenen Realität überzeugt, haben aus ihrer Sicht auch Beweise. Krankheitseinsicht scheitert schon allein kognitiv daran, dass sie ja verfolgt werden, nicht krank sind, letzteres sind eher die anderen. Wenn wir versuchen, psychoedukativ vorzugehen, was früher überwiegend der Fall war und auch heute noch zu beobachten ist, hat es negative Auswirkungen auf den Beziehungsaufbau. Es sollte primär versucht werden, wenn möglich, die Sichtweise der Patientin zu akzeptieren und das Coping der Patientin zu verbessern bzgl. der ständigen Konfrontation mit einer ihre Sichtweise nicht teilenden Umgebung (→ Kap. 4.9 und 4.12).

Suizidale Patientin
Suizidalität wird ausführlich im → Kap. 6 behandelt.

Arbeitsblatt »Fokussierung vor dem Gespräch«

Vor therapeutischen Gesprächen, vor allem denen, die als anstrengend erwartet werden, oder denen, die mit mehr Unsicherheit einhergehen (z. B. Erstgespräche), ist es hilfreich, sich kurz zu »sammeln«.

One-Minute-Achtsamkeit

Ich schließe für ungefähr eine Minute die Augen oder fokussiere einen festen Punkt im Raum. Ich atme ein und aus und konzentriere mich auf meinen Atem. Ohne diesen zu verlangsamen oder zu beschleunigen oder sonst wie zu verändern. Ich lausche eine Minute meinem Atem.

Öffnen für die Situation

Ich versetze mich in die Bereitschaft, das Beste aus der Situation zu machen, die mich gleich erwartet. Ich werde alles geben, was ich als sinnvoll erachte, um die Situation zu einem möglichst guten Abschluss zu führen. Ich lasse mich auf die Begegnung mit einem (mir unbekannten) Menschen und deren Probleme ein und bin gespannt, was er mitbringt. Gleichzeitig wahre ich meine eigenen Grenzen.

Ich atme

... durch die Nase
... tief in den Bauch ein
... und durch den Mund
... lange wieder aus.

Bei Bedarf wiederhole ich einen solchen tiefen Atemzug.

Infoblatt »Meine Lebenslinie«

Die Ereignisse in unserem Leben haben einen Einfluss auf unsere Stimmung. Mit einer Lebenslinie können wir einen Überblick über Ihr Leben und die für Sie wichtigen Ereignisse zu erhalten. Überlegen Sie: Welche Ereignisse in Ihrem Leben hatten einen Einfluss auf Ihre Stimmung? War dieser Einfluss eher positiv (+) oder negativ (–)? Wann war es ungefähr? Es geht dabei nicht um eine ganz genaue Einschätzung oder um eine vollständige Darstellung. Notieren Sie die Lebensereignisse, die Ihnen spontan einfallen. Sie können später immer noch ergänzen. Eine Lebenslinie kann zum Beispiel so aussehen:

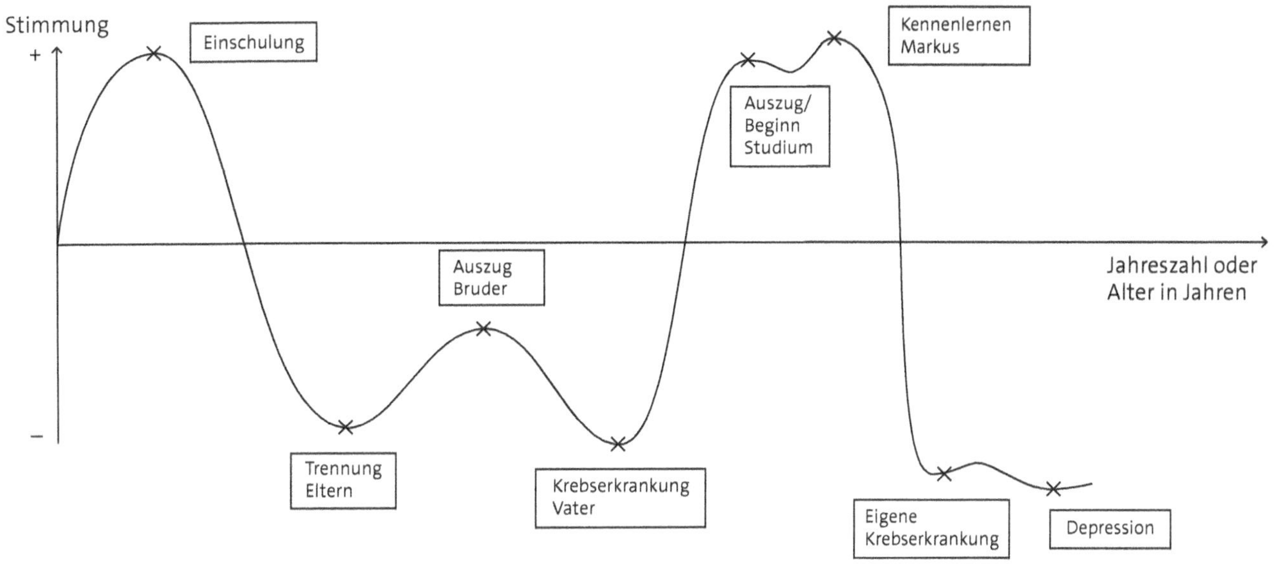

Arbeitsblatt »Meine Lebenslinie«

4.6 Anamnese, inkl. Risikofaktoren wie Suizidalität

Für die Arbeit mit der Patientin brauchen wir für die Behandlung relevante Informationen. Diese sollten von Therapeutinnen strukturiert erhoben werden, damit man zum einen nichts übersieht und sich zum anderen nicht in Details verliert, die für die Behandlung nachrangig sind.

4.6.1 Indikation

- Jede Patientin
- Wenn die Patientin schon mal in Therapie war, brauchen nur aktuelle Umstände, Symptome, Probleme und Auslöser erfragt werden

4.6.2 Ziele

- Kennenlernen der Patientin und Verstehen ihres Systems, erste Anhaltspunkte für die Aufrechterhaltung der Störung bekommen
- Der Patientin wird vermittelt, dass sie ernstgenommen wird und ein Interesse an ihr und ihrer Person besteht, um ihre Symptomatik besser verstehen und behandeln zu können

4.6.3 Haltung als Therapeutin

- »Damit ich Ihnen möglichst gut helfen kann, brauche ich ein paar Informationen. Ich möchte gerne verstehen, warum es Ihnen so geht, wie es Ihnen gerade geht und warum es von alleine nicht wieder weggegangen ist.«
- »Ich unterliege der Schweigepflicht. Das, was Sie uns anvertrauen, behalten wir für uns.«
- »Ich möchte einfach hören, wer Sie sind und was Sie hergebracht hat, ich möchte es nicht bewerten, das steht mir nicht zu.«

4.6.4 Materialien

- CL »Anamnese (T)
- CL »Suizidalität für Anamnese« (T)
- IB »Vorgehen bei (Verdacht auf) Suizidalität« (T)
- CL »Psychopathologischer Befund« (T)
- AB »Anamnesebogen« (P)
- AB »Entschluss fürs Leben« (P)
- AB »Non-Suizid-Vertrag« (P)

4.6.5 Wichtig vorab

Schweigepflicht: Patientinnen berichten in der Anamnese sehr intime Dinge, die sie ansonsten wahrscheinlich nicht spontan jemandem mitteilen würden. Es ist daher wichtig, die Schweigepflicht anzusprechen und zu betonen, dass wir die berichteten Dinge nicht weitergeben, es sei denn, die Patientin gibt uns dafür ihr Einverständnis. Wir stellen einen Rahmen her, in dem die Patientin uns vertrauen und sich öffnen kann. Das kann erreicht werden durch eine offene, freundliche sowie vor allem wertfreie und empathische Gesprächsführung.

Durchführung als Team: Die Anamnese wird im idealen Fall von jemanden aus dem ärztlichen und jemanden aus dem pflegerischen Dienst erhoben. So werden zwei Personen aus dem Team Expertinnen für die Patientin und gehen auch direkt bei Aufnahme in die therapeutische Beziehung. Das ist zum einen hilfreich für Vertretungssituationen oder Teilzeitstellen, zum anderen beruht die Einschätzung der Patientin direkt zu Beginn auf mehreren Augenpaaren. Zudem wird eine wichtige Haltung im Team an die Patientin transportiert: Wir behandeln Sie gemeinsam, als Team, berufsgruppenübergreifend. Damit die Patientin sich gleichzeitig keiner Übermacht gegenübersieht, ist es hilfreich, wenn eine der beiden Therapeutinnen sich eher im Gespräch zurücklehnt und die andere fragt (kann natürlich auch abwechseln). Bei dem Aufbau der Gesprächssituation sollte darauf geachtet werden, dass die Patientin nicht beiden Mitarbeiterinnen gegenübersitzt, sondern dass sich alle eher kreisförmig anordnen, zum Beispiel um einen runden Tisch.

Suizidalität: Sollte sich während der Anamnese herausstellen, dass die Patientin suizidal ist, ist es hilfreich, wenn die Therapeutinnen ein Ablaufschema für sich parat haben und routiniert vorgehen können (→ AB »Vorgehen bei (Verdacht auf) Suizidalität«).

MERKE

Bei Suizidalität werden verschiedene Ausprägungen unterschieden, mit denen therapeutisch unterschiedlich umgegangen wird.

1. Suizidalität mit Todeswunsch, die wir in Abstufungen von Suizidgedanken ohne Handlungsdruck bis hin zu hohem Handlungsdruck, eingeengter Wahrnehmung auf Denken und Handeln in Form des präsuizidalen Syndroms vorfinden. Letzteres ist lebensgefährlich und sollte bei jeder Suizidalitätsprüfung sorgfältig ausgeschlossen werden. Bei Vorliegen braucht die Patientin maximale Schutzvorkehrungen (→ Kap. 3.6.2).
2. Suizidäußerungen und Gedanken als Vermeidungsstrategie gegenüber dem Eintritt unangenehmer, unerwünschte Ereignisse (z. B. Verlassenwerden). Diese sollten ernstgenommen und eine Verschlimmerung geprüft werden. Gleichzeitig sollte nicht zu sehr darauf reagiert werden, stattdessen das Vermeidungsverhalten thematisiert und behandelt werden.
3. Suizidalität in Form konditionierter, automatisierter Gedanken. Sie tritt v. a. bei Störungen mit frühem Beginn in Kindheit oder Adoleszenz auf, wenn das Leben an sich häufig unerträglich erschien und der Gedanke »ich könnte einfach nicht mehr da sein« eine Entlastung von Selbsthass, Depression und Angst bewirkte. Ein Entlastungseffekt ist ein (negativer) Verstärker, sodass die Wahrscheinlichkeit für das Wiederauftreten dieser Gedanken bei aversiven bzw. Stresssituationen von Mal zu Mal steigt und irgendwann automatisiert. Diese Art von Suizidalität sollte zu keinen Notmaßnahmen führen, so ist sie z. B. konstituierend für die Diagnose Borderline-Störung, sollte allerdings immer sorgsam von der erstgenannten Form von Suizidalität abgegrenzt werden.

4.6.6 Ablauf der Anamnese

- Hinweis auf Schweigepflicht
  Wir unterliegen der Schweigepflicht. Alles, was Sie uns erzählen, bleibt hier im Raum und bei uns. (Sollte die Anamnese allein durchgeführt werden, kann ergänzt werden: *Behandlungsrelevante Dinge, die Sie mir erzählen, werde ich mit meinen Kolleginnen besprechen, da wir Sie als Team behandeln. Dafür ist es wichtig, dass auch die anderen die wichtigen Fakten kennen, die zu Ihrer Erkrankung geführt haben und die heute noch dafür sorgen, dass diese aufrechterhalten wird. Okay?*)
- Erklären der formal ablaufenden Anamnese
  Sie sehen, dass ich hier Checklisten vor mir liegen habe. Diese erinnern mich an wichtige Punkte, die ich Sie auf jeden Fall fragen möchte. Das kann etwas formal wirken. Mir ist es wichtig, dass ich nichts übersehe. Wir haben mit solchen Checklisten gute Erfahrungen gemacht. Sollte ich irgendetwas nicht fragen, was Ihnen wichtig erscheint, nennen Sie es gerne auch.
- Durchführen der Anamnese
  Anhand der verschiedenen Checklisten Erheben der Anamnese. Am Ende fragen, ob noch Dinge offen sind: *Gibt es jetzt noch irgendetwas, was Ihnen wichtig wäre zu erzählen, was ich nicht gefragt habe? ... Haben Sie noch Fragen? ...*
- Beenden der Anamnese
  Vielen Dank für Ihre Geduld und Offenheit. Ich habe jetzt einige Informationen zusammen, sodass es mir leichter fällt, mit Ihnen gemeinsam zu schauen, was Ihre Ziele sind und wie ich Sie bei der Erreichung möglichst gut unterstützen kann.

4.6.7 Nächster Schritt

Während der Anamnese werden wir auch Informationen über wichtige Angehörige erfahren. Im nächsten Schritt kann gemeinsam mit der Patientin überlegt werden, welche Angehörigen zu welchem Zeitpunkt wie einbezogen werden sollen.

Sollte es während der Anamnese Hinweise geben, dass für die Therapie ungünstige Motive vorliegen, empfiehlt es sich an dieser Stelle, erst einmal in die motivationale Klärung zu gehen.

4.6.8 Schwierige Situationen

Wortkarge oder schweigende Patientinnen

Wortkarge Patientinnen können durch das Herstellen einer vertrauensvollen Atmosphäre, Fokussieren auf das Einhalten der Schweigepflicht motiviert werden, sich zu öffnen. Hilfreich kann auch sein, offen anzusprechen, dass die Patientin einen eher verschlossenen Eindruck auf einen macht, ohne es zu bewerten: *»Ich merke, dass es Ihnen schwerfällt, sich mir gegenüber zu öffnen. Gleichzeitig haben Sie einen wichtigen Grund, warum Sie hergekommen sind, sonst wären Sie sicherlich nicht hier. Was brauchen Sie, damit es Ihnen ein bisschen leichter fällt zu erzählen, warum Sie hier sind?«* Manche Patientinnen können benennen, was sie momentan hemmt und es kann gemeinsam eine Lösung gefunden werden. Ansonsten können auch Angebote gemacht werden: *»Würde es Ihnen leichter fallen, wenn ich Ihnen die Fragen schriftlich mitgebe und Sie diese auch schriftlich beantworten? Wir können dann in einem nächsten Schritt es uns gemeinsam anschauen ...«*

Patientinnen, die durchgehend schweigen, sind eher die Ausnahme. Hier wäre, genauso wie bei wortkargen Patientinnen, bei denen man nicht weiterkommt, das Schweigen zu validieren und gleichzeitig psychoedukativ zu verdeutlichen, dass Reden unser Hauptgeschäft ist. *»Ich kann mir vorstellen, dass es für Sie eine ziemlich ungewohnte Situation ist, einfach irgendjemandem von Ihren Problemen zu erzählen. Vielleicht mögen Sie Reden auch insgesamt nicht so gerne. Leider ist es für mich fast die einzige Möglichkeit, um Sie zu unterstützen. Ich kann mir Dinge überlegen, dass wir in unserem Arbeiten vor allem auf Methoden setzen, die mit wenig Sprache auskommen. Gleichzeitig brauche ich ein Minimum an Verständigung. Haben Sie spontan eine Idee, wie wir das lösen können? Was Sie brauchen, damit Sie mit mir ein wenig sprechen können? ... Okay, ich sehe, es fällt Ihnen wirklich sehr schwer. Ich schlage vor, Sie schlafen noch einmal eine Nacht darüber und dann gucken wir morgen, vielleicht fällt Ihnen ja was ein. Bevor ich Sie wieder gehen lasse, würde ich gerne wissen, ob ich mich darauf verlassen kann, dass Sie morgen auch wieder zum Gespräch kommen und sich nichts antun? Ist das so?«*

Bei bestimmten Störungen ist Wortkargheit erst mal schwer beeinflussbar.

Ausgeprägte schizophrene Negativsymptomatik

Hier findet man zudem verminderte nonverbale Kommunikation (Mimik, Blickkontakt, Stimmmodulation), Affektivität, Aktivität, sozialen Rückzug. Die krankheitsbedingte Störung ihres dopaminergen Belohnungssystems (Schlagenhauf et al. 2007) macht dieses Verhalten bei solchen Patientinnen nicht nur nachvollziehbar, sie bietet gleichzeitig einen Ansatz: Unter atypischen Antipsychotika lässt es sich stärker aktivieren, und es lassen sich auch bei Negativsymptomatik immer noch Dinge (z. B. fremdanamnestisch, Angehörige) finden, die motivieren (und mit einer stärkeren Belohnungserwartung verbunden sind), sei es Rauchen und Fernsehen. Diese lassen sich für das Kontingenzmanagement (→Kap. 3) ausnutzen, und in diesem Sinne auch mit einer Anstrengung im Gespräch verbinden.

Stupor, Mutismus, Katatonie

Ruhig, freundlich, Abstand haltend, nicht zu laut, beruhigend, respektvoll und gleichzeitig klar, wie mit einem sehr ängstlichen Kind reden. Versuch mit einem Benzodiazepin, bei Erfolg wird Patientin nach einiger Zeit für eine Weile lebendiger, was für das Gespräch ausgenutzt werden kann (→Kap. 4.5.8).

Schwere Depression, depressiver Stupor

Ermuntern, kleinste Schritte und Reaktionen cheerleaden. Versuch mit einem Benzodiazepin wie bei Stupor, Mutismus, Katatonie.

(Schwere) Demenz

Wenn Patientin aufgrund kognitiver Beeinträchtigungen nicht mehr in der Lage ist: Fremdanamnese. Bei vorübergehender, *plötzlich* aufgetretener Wortkargheit Ursachenforschung: Depression? Hypoaktives, »stilles« Delir? Somatische Erkrankung? Ruhige strukturierte fürsorgliche Umgebung schaffen, Überwachen, Fremdanamnese.

Dissoziierte Patientin

Vorsichtig, respektvoll, gleichzeitig ausreichend laut sprechend reorientieren (Hörverlust während Dissoziation). Wahrnehmung ins Hier und Jetzt ziehen, sich Umgebung und Gesprächspartner beschreiben lassen, sicheren Rahmen und Ort klarstellen und betonen. Versuchen, triggernde Themen nur oberflächlich (im Sinne von »Überschriften«) anzusprechen, Zuversicht vermitteln.

Ausschweifende Patientinnen

Patientinnen, die auf Anamnesefragen mit langen Monologen antworten, können eingegrenzt werden: *»Ich kann mir vorstellen, dass Ihnen zu meinen Fragen ganz viel einfällt, Sie haben sich wahrscheinlich auch schon einige Gedanken gemacht zu den Themen. Damit wir möglichst schnell zu dem Teil kommen, in dem es um Ihre Ziele geht und wie ich Sie bei der Erreichung unterstützen kann, gehe ich etwas zügig durch die Fragen durch und würde Sie auch mal unterbrechen, wenn ich die notwendigen Infos bereits habe oder mir noch fehlen. Okay? ... Gut, dann machen wir weiter.«*

Neben dem Einholen von Commitment, dass die Patientin unterbrochen werden darf, werden mehr geschlossene Fragen gestellt, um nicht zu »Erzählungen« einzuladen. Anstatt »Wie war Ihre Schulzeit?« lieber *»Hatten Sie Schwierigkeiten in der Schule?«*

Pseudologie, Konfabulationen

Wenn wir bemerken, dass uns in einem kooperativen und vordergründig überzeugenden Modus Informationen angeboten werden, die sich bei längerer Betrachtung als widersprüchlich erweisen, und keine wahnhafte Schizophrenie vorliegt, empfiehlt sich die fremdanamnestische Kontrolle der Inhalte, sowie die wiederholte Befragung nach gleichen Dingen. Bei Konfabulationen, die i. d. R. einen organischen Hintergrund (Demenz, Korsakow Syndrom) haben, werden die Inhalte auf die gleiche Frage schnell wechseln. Bei Pseudologie sind wir im Bereich der Persönlichkeitsstörung, die uns ohne offensichtlich fassbar-nachvollziehbares Motiv erfundene oder übertriebene Inhalte präsentiert (Sonderform: Münchhausen-Syndrom, artifizielle Störung, hier werden körperliche Beschwerden erfunden und durch weitere Erfindungen untermauert). Wir können die Inhalte mit der Realität konfrontieren, worauf – im Gegensatz zu einer wahnhaften Psychose – die Geschichte revidiert oder modifiziert wird. Motive finden sich eher im Bereich Aufmerksamkeit und sekundärem Krankheitsgewinn.

4.6.9 Sonstiges

Konzept erworbener Furchtlosigkeit

Es gibt Störungen wie z.B. eine Anorexie, bei denen Betroffene sich immer wieder selbst schaden, es von außen auch als gefährlich und schädlich erlebt wird. Bei den Betroffenen selbst hingegen kann durch die sich ständig wiederholende Erfahrung, dass Restriktionen oder sonstiges gestörtes Essverhalten keine unmittelbar lebensgefährliche Konsequenz haben, es zu dem Erwerb von Furchtlosigkeit kommen. Auch andere Erlebnisse wie Drogenkonsum, Gewalt- oder Missbrauchserfahrungen, selbstschädigendes Verhalten können zu einer erworbenen Furchtlosigkeit führen. Man geht davon aus, dass dadurch die Schwelle, sich selbst zu schaden, kleiner wird und auch so ein Risikofaktor für Suizid ist (Sipos & Schweiger 2022). Daher sollte bei der Anamnese mit erhoben werden, ob es Punkte gibt, die für eine erworbene Furchtlosigkeit bei der Patientin sprechen.

Non-Suizid-Vertrag

Sollte sich bei der Anamnese oder im Verlauf der Behandlung herausstellen, dass die Patientin suizidal ist, sollte die Suizidalität in den Vordergrund rücken (→ Kap. 1.3.3). Wenn die Patientin sich vorerst nicht vorstellen kann, einen Entschluss fürs Leben zu fassen (siehe folgenden Punkt), hilft ein abgeschlossener Vertrag, um eine Arbeitsgrundlage für die weitere Therapie zu schaffen. Verträge sind meistens befristet, was es der Patientin im ersten Schritt erleichtern kann, sich darauf einzulassen, sich für eine gewisse Zeit nichts anzutun. Der Patientin kann bei der Erarbeitung aber auch schon der Unterschied zu einem Entschluss deutlich gemacht werden und damit langfristig auch die Vorteile: Ein Entschluss ist eher unbefristet (kann natürlich auch in einem ersten Schritt befristet werden, um die Hürde niedriger zu machen), er braucht keine Vertragspartnerin und bezieht sich eher auf eine Einstellung, ein Ziel, ein Commitment oder einen Plan (siehe auch Faßbinder et al. 2015).

Lebens-Entschluss

Ein Lebens-Entschluss geht weiter als ein Non-Suizid-Vertrag. Inhalt des Entschlusses ist es, sich für die aktive Gestaltung des Lebens zu entscheiden und es nach den eigenen Werten auszurichten sowie Ziele für es zu formulieren. Allein die Formulierung Lebens-Entschluss ist zukunftsgerichtet und beinhaltet eine Annäherung im Gegensatz zum Vermeidungsziel, was durch den Non-Suizid-Vertrag ausgedrückt wird. Damit wird er aber für viele Patientinnen als (noch) nicht umsetzbar erlebt. Wichtig ist auch hier zu betonen, dass es die Entscheidung der Patientin ist (→ Kap. 5.3), gleichzeitig eine wichtige Grundlage für die Therapie darstellt. Von daher sollten die Therapeutinnen die Entscheidung von Zeit zu Zeit überprüfen und so lange mit einem Non-Suizid-Vertrag arbeiten (siehe auch Faßbinder et al. 2015). Zur Erarbeitung eines Lebens-Entschlusses können verschiedene Metaphern hilfreich sein.

Checkliste »Anamnese«

☐ Aktuelle Symptomatik
Warum sind Sie hergekommen? Seit wann ist das so? Was hat die Symptome ausgelöst? Ist kurz vorher etwas passiert, was Sie im Zusammenhang mit der Symptomatik sehen? War es zwischendurch mal besser? Was war der Auslöser, dass Sie dachten, jetzt brauche ich Hilfe? Wie können Sie Ihre Schwierigkeiten selber beeinflussen? Was müsste passieren, damit Sie keine Therapie brauchen? Wie können wir Ihnen helfen? Wie sind Sie auf uns gekommen? Was ist Ihr Ziel für die Behandlung bei uns, was versprechen Sie sich davon?

☐ Psychiatrisch-psychotherapeutische Anamnese
Waren Sie schon einmal in psychiatrischer oder psychotherapeutischer Behandlung? Wann? Wie lange? Wie konnte Ihnen die Behandlung helfen?

☐ Somatische Anamnese
Unter welchen körperlichen Erkrankungen leiden Sie? Seit wann? Sind Sie deswegen in Behandlung? Wie lange ist die letzte Vorsorge/Behandlung her?

☐ Vegetative Anamnese
Wie ist Ihr Schlaf? Wie schlafen Sie ein? Schlafen Sie durch? Wie ist Ihr Appetit? Seit wann? Gibt es Probleme beim Geschlechtsverkehr?

☐ Medikamentenanamnese
Welche Medikamente nehmen Sie? Seit wann? Passiert es schon mal, dass Sie die Medikamente vergessen? Wie häufig? Helfen Ihnen die Medikamente? Was ist dadurch besser/schlechter geworden? Haben Sie den Eindruck, dass es Nebenwirkungen gibt? Hat das Einfluss auf die Einnahme?

☐ Suchtanamnese
Wie häufig trinken Sie Alkohol, ungefähr? Wie viel? Rauchen Sie? Wie viel? Nehmen Sie darüber hinaus weitere Drogen? Welche haben Sie schon ausprobiert? Wie häufig? Wollten Sie schon mal weniger trinken/rauchen/»nehmen«? Warum hat es nicht geklappt? Wollen Sie Ihren Konsum ändern?

☐ Sexualanamnese
Wie zufrieden sind Sie mit Ihrer Sexualität? Je nachdem nachfragen: Hatten Sie schon mal Geschlechtsverkehr mit einem anderen Menschen? Haben Sie Schwierigkeiten beim Geschlechtsverkehr?

☐ Soziobiografische Anamnese
Wie sind Sie aufgewachsen? Mit wem? Haben Sie sich als Kind wohlgefühlt? Wie war die Atmosphäre bei Ihnen zuhause? Wie ist Ihr Verhältnis zu Ihren Eltern heute? Wie haben Sie die Schule erlebt? Welchen Schulabschluss haben Sie? Wie ging es nach der Schule weiter? Wie zufrieden sind Sie mit Ihrer heutigen Arbeitssituationen? Gibt es Probleme bei der Arbeit? Leben Sie in einer Partnerschaft? Haben Sie Kinder? Wie ist Ihr Verhältnis zu Ihren Kindern/Partner? Wie viele Freunde haben Sie? Wer spielt in Ihrem Leben die größte Rolle? Welche Hobbys haben Sie? Sind Sie zufrieden mit Ihrer Aufteilung von Arbeit und Freizeit? Falls gerade arbeitslos oder -unfähig, wollen Sie wieder arbeiten?

☐ Familienanamnese
Gibt es psychische Erkrankungen in Ihrer Familie?

☐ Risikoanamnese
Selbstgefährdung: siehe Checkliste Suizidalität; Fremdgefährdung: Sind Sie schon mal in Konflikten mit anderen oder auch einfach so handgreiflich geworden? Waren Sie schon mal gewalttätig anderen gegenüber? Würden Sie manchmal gerne auf andere losgehen? Haben Sie schon mit der Polizei oder Justiz zu tun gehabt? Wie ist das aktuell?

Checkliste »Suizidalität für Anamnese«

Fragen zu früherer Suizidalität

- ☐ Haben Sie schon mal versucht, sich das Leben zu nehmen? Wann? Womit/wie? Wie konnten Sie gerettet werden? (Bei mehreren Versuchen alle aufnehmen, vor allem den ersten und letzten und schwersten) *Wenn ja, weiter mit Frage 3.*
- ☐ Haben Sie schon mal darüber nachgedacht, sich das Leben zu nehmen? Wann war das? Warum haben Sie es damals dann nicht getan? Tritt das ab und zu auf, oder ständig/schnell, wenn Sie Probleme bekommen?

Fragen zu gegenwärtiger Suizidalität

- ☐ Wie ist es im Moment? Denken Sie daran, sich das Leben zu nehmen?
- ☐ Welche konkreten Ideen haben Sie, wie Sie sich das Leben nehmen würden?
- ☐ Welche Pläne gibt es? Welche vorbereitenden Maßnahmen haben Sie bereits getroffen? (Medikamente gesammelt, Strick zurückgelegt, Rasierklingen gekauft ...)
- ☐ Warum würden Sie es nicht tun? Gibt es etwas, was Sie am Leben hält?

Fragen zu Suizidalität in der Familie

- ☐ Gibt es in Ihrer Familie Suizide oder Suizidversuche?

Ergänzend zur Einschätzung der Risikofaktoren, wenn Hinweise zu Suizidalität in der Vergangenheit oder aktuell *(Joiner 2005)*

- ☐ Haben Sie manchmal das Gefühl, eine Belastung für andere zu sein?
- ☐ Fühlen Sie sich häufig einsam? Haben Sie das Gefühl, nicht »richtig« dazuzugehören?
- ☐ Haben Sie sich schon mal selbst verletzt? Wenn ja, wie? Häufigkeit? Wann das letzte Mal? *(keep it in mind – Konzept erworbene Furchtlosigkeit)*

Infoblatt »Vorgehen bei (Verdacht auf) Suizidalität«

Wenn beim Abfragen und Erheben der Suizidalität deutlich wird, dass die Patientin suizidal ist, hat sich folgender Ablauf als zielführend erwiesen, um die Patientin zügig in eine sichere Behandlung zu bringen:

- **Vier-Augen-Prinzip:** zur Einschätzung eine (erfahrene) Kollegin dazuholen
- **Ärztlichen Dienst informieren:** Informieren der Stationsärztin oder Oberärztin
- **Bahnen stationärer Aufnahme:** wenn Patientin nicht schon stationär aufgenommen ist, Bahnen einer stationären Aufnahme und Überleben der Patientin sicherstellen. Je nach angegebenem Handlungsdruck seitens der Patientin kann auch ein Isolationszimmer von Nöten sein (→ Kap. 3.2.2).
- **Non-Suizid-Vertrag:** Je nach Stationskonzept Erarbeiten eines Non-Suizid-Vertrags oder Entschluss zum Leben (→ AB »Non-Suizid-Vertrag« oder »Lebens-Entschluss«). Belastbarkeit prüfen anhand Psychopathologie, Kenntnis der Patientin und Stärke/Qualität der therapeutischen Beziehung.

- In allen Fällen saubere Dokumentation und Orientierung an Hierarchie Therapieziele.

Checkliste »Psychopathologischer Befund«

(angelehnt an AMDP-System, AMDP 2023)

☐ Bewusstsein
Bitte einschätzen:
quantitativ: *wach, somnolent, soporös oder komatös*
qualitativ: *unauffällig, Eintrübung, Einengung, Verschiebung*

☐ Orientierung
Die Fragen zur Einschätzung brauchen nicht gestellt werden, wenn das Vorhandensein der Orientierung sich aus dem Gespräch ergibt.
Zeitlich: *Welchen Tag haben wir heute?*
Örtlich: *Wo sind wir beide gerade?*
Situativ: *Warum sind Sie hier?*
Zur Person: *Wie heißen Sie und wann sind Sie geboren? Wo leben Sie?*

☐ Aufmerksamkeit und Gedächtnis
Die Fragen zur Einschätzung brauchen nicht gestellt werden, wenn sich die aufgeführten kognitiven Störungen aus dem Gespräch ergeben oder plausibel berichtet werden.
Auffassungsstörung: *Was haben Birnen und Äpfel gemeinsam? Wo ist der Unterschied zwischen einer Möhre und einer Banane?*
Konzentrationsstörung: *Bitte sagen ziehen Sie von 73 immer 7 ab.*
Merkfähigkeitsstörung: *Bitte wiederholen Sie »Garage, Einkaufswagen, 22« (nach zehn Minuten erneut wiederholen lassen und am Ende des Interviews.*
Gedächtnisstörung: *Patientin kann sich an jüngere oder länger zurückliegende Ereignisse während der Anamnese nicht erinnern.*
Konfabulationen: *Patientin gibt auf gleiche Frage wechselnde Antworten.*
Paramnesien: *falsches Wiedererkennen, vermeintliche Fremdheit, Ekmnesien, Hypermnesien, Flashbacks und Intrusionen, falsche Erinnerungen*

☐ Formale Denkstörungen
Bitte einschätzen:
gehemmt, verlangsamt, umständlich, eingeengt, perseverierend, grübeln, Gedankendrängen, ideenflüchtig, vorbeireden, gesperrt/gedankenabreißen, Inkohärenz/zerfahren, Neologismen

☐ Befürchtungen und Zwänge
Bitte einschätzen:
Misstrauen, Hypochondrie, Phobien, Zwangsdenken, Zwangsimpulse, Zwangshandlungen

☐ Wahn
Bitte einschätzen:
Formal: *Wahnstimmung, Wahnwahrnehmung, Wahneinfall, Wahngedanken, systematisierter Wahn, Wahndynamik*
Inhaltlich: *Beziehungswahn, Beeinträchtigungs- und Verfolgungswahn, Eifersuchtswahn, Schuldwahn, Verarmungswahn, hypochondrischer Wahn, Größenwahn, andere Wahninhalte*

☐ Sinnestäuschungen
Bitte einschätzen:
Illusionen, Stimmen hören, andere akustische Halluzinationen, optische Halluzinationen, Körperhalluzinationen, Geruchs- und Geschmackshalluzinationen

☐ Ich-Störungen
Bitte einschätzen:
Derealisation, Depersonalisation, Gedankenausbreitung, Gedankenentzug, Gedankeneingebung, andere Fremdbeeinflussungserlebnisse

☐ Affektivität
Bitte einschätzen:
ratlos, Gefühl der Gefühllosigkeit, affektarm, Störung der Vitalgefühle, deprimiert bzw. aversiv-herabgestimmt sein mit dem Eindruck, Grundgefühle nicht mehr richtig spüren zu können (sog. depressiver Affekt), hoffnungslos, ängstlich, euphorisch, dysphorisch, gereizt, innerlich unruhig, klagsam/jammerig, Insuffizienzgefühle, gesteigertes Selbstwertgefühl, Schuldgefühle, Verarmungsgefühle, ambivalent, Parathymie, affektlabil, affektinkontinent, affektstarr

☐ Antriebs- und psychomotorische Störungen
Bitte einschätzen:
Antriebsarm, antriebsgehemmt, antriebsgesteigert, motorisch unruhig, Parakinesen, manieriert/bizarr, theatralisch, mutistisch, stuporös, logorrhoisch

☐ Circadiane Besonderheiten
Bitte regelhafte Schwankungen der Symptomatik einschätzen:
Morgens schlechter, abends schlechter, abends besser

☐ Andere Störungen
Bitte einschätzen:
Sozialer Rückzug, soziale Umtriebigkeit, Aggressivität, Suizidalität, Selbstschädigung, Mangel an Krankheitsgefühl, Mangel an Krankheitseinsicht, Ablehnung der Behandlung, Pflegebedürftigkeit

Arbeitsblatt »Anamnesebogen«

Im Folgenden sind einige Fragen aufgelistet, die wir Sie bitten würden, zu beantworten. So bekommen wir für Ihre Therapie wichtige Informationen, die nur Sie geben können, denn Sie sind die Expertin für sich und Ihre Problematik. Gemeinsam mit Ihren Therapeutinnen und deren Wissen über psychische Erkrankungen können Sie dann einen Plan machen, um Ihre Schwierigkeiten in den Griff zu bekommen.

Warum kommen Sie in die Behandlung?
Beschreiben Sie die wichtigsten Probleme.

Wann traten Ihre Beschwerden das erste Mal auf?

Wie haben sich Ihre Beschwerden seit dem ersten Auftreten entwickelt?

Wie sehr belasten Sie Ihre Probleme? Bitte schätzen Sie es auf der Skala ein:

1	2	3	4
beunruhigend	schwer	sehr schwer	unerträglich

Was haben Sie schon unternommen, um Ihre Probleme in den Griff zu bekommen? Wer hat Ihnen dabei geholfen?

Wie können Sie Ihre Probleme beeinflussen?

Falls Sie Medikamente nehmen, welche nehmen Sie in welcher Dosis?

Medikamentenname	**Dosis**	**Einnahme seit**	**Verordnet von**	**Ich nehme es regelmäßig ein**

Welche anderen Substanzen nehmen Sie zu sich?

Wie viel Kaffee trinken Sie täglich?

Wie viel Alkohol trinken Sie täglich?

Wie viele Zigaretten rauchen Sie täglich?

Auf den nächsten Seiten möchten wir Sie etwas besser kennenlernen, und Sie finden Fragen zu Ihrer Kindheit, zu Ihrem Aufwachsen und Ihrer Familie. Gemeinsam mit Ihren Therapeutinnen werden Sie die Fragen noch einmal besprechen.

Welche Besonderheiten wurden Ihnen berichtet oder können Sie selbst erinnern (Krankheiten, Schwierigkeiten etc.)?

- Aus der Schwangerschaft Ihrer Mutter:

- Aus Ihrer Kindheit:

- Aus Ihrer Schulzeit:

- Aus Ihrer Ausbildung/Studium:

Wie haben Sie Ihre Kindheit erlebt?

Bitte beschreiben Sie Ihre Eltern und ggf. Geschwister (Alter, Beruf, Charakter):

Vater	**Mutter**	**Geschwister 1:**	**Geschwister 2:**
Alter Beruf Charakter Beziehung	Alter Beruf Charakter Beziehung	Alter Beruf Charakter Beziehung	Alter Beruf Charakter Beziehung

Gab es andere Bezugspersonen, die Ihnen in Ihrer Kindheit wichtig waren? Wenn ja, welche und wie würden Sie diese beschreiben?

Bezugsperson 1	**Bezugsperson 2**	**Bezugsperson 3**	**Bezugsperson 4**
Alter Beruf Charakter Beziehung	Alter Beruf Charakter Beziehung	Alter Beruf Charakter Beziehung	Alter Beruf Charakter Beziehung

Wie würden Sie sich selbst beschreiben?

Wie würden andere Sie beschreiben?

Welche Besonderheiten gibt es in Ihrer Familie (Adoption, Scheidung der Eltern, Misstrauen, Religion, Armut etc.)?

Litt jemand aus Ihrer Familie unter einer psychischen Erkrankung? Wenn ja, wer und wie war der Umgang damit?

Wie viele Freunde hatten Sie als Kind? Wie viele Freunde haben Sie heute?

Gab es oder gibt es heute Schwierigkeiten mit anderen Menschen? Wenn ja, welche?

Beschreiben Sie, wie sich sexuell in Ihrer Familie entwickeln konnten (ungezwungen, aufgeklärt, gehemmt, »verboten« etc.):

Wenn Sie schon mal in Ihrem Leben Geschlechtsverkehr hatten, wann war das? Wie ging es Ihnen dabei?

Gibt es heute Schwierigkeiten im sexuellen Bereich, wenn ja, welche?

Für Frauen: Gibt es Probleme mit Ihrem Zyklus/Beschwerden während der Menstruation?

Im Laufe eines Lebens können verschiedene Belastungen auftreten.
Bitte kreuzen Sie die Belastungen an, die bei Ihnen oder in Ihrer direkten Umgebung aufgetreten sind, sodass Sie beteiligter Zeuge davon wurden, und wann sie aufgetreten sind, beschreiben Sie sie kurz.

☐ Tod von wichtigen Bezugspersonen (wann, wer):

☐ Trennungen oder Scheidungen (wann, wer von wem):

☐ Schwere Erkrankungen (wann, wer):

☐ Schwierigkeiten am Arbeitsplatz oder Verlust des Jobs (wann, wie):

☐ Strafen, Konflikte mit dem Gesetz (wann, was):

☐ Gewalterfahrungen (wann, was):

☐ Finanzielle Nöte (wann, wie):

☐ Einsatz in Kriegsgebieten

☐ Flucht

☐ Naturkatastrophen

☐ Andere belastende Ereignisse (wann, was):

Welche Belastungen haben zur Entstehung Ihrer jetzigen Probleme beigetragen?

Beschreiben Sie Ihren beruflichen Werdegang (wann in welche Schule gegangen, wann welche Ausbildung begonnen ...)?

Beschreiben Sie Ihren aktuellen Lebensstatus:
Wo wohnen Sie?

Mit wem wohnen Sie zusammen?

Wenn Sie in einer Partnerschaft sind, seit wann? Beschreiben Sie Ihre Partnerschaft.

Wenn Sie Kinder haben, wie ist Ihre Beziehung zu ihnen?

Beschreiben Sie Ihre Erwartungen an die Therapie:
Was sind Ihre Ziele für die Therapie?

Was sind Ihre Erwartungen an die Therapie?

Was sollte auf keinen Fall in der Therapie passieren?

Haben Sie weitere Anmerkungen oder Fragen?

Arbeitsblatt »Entschluss fürs Leben«

(angelehnt an Faßbinder et al. 2015)

Wenn jemand an Suizidgedanken festhält und sie nicht loslassen möchte, ist er im Leben eingeschränkt in seinem Handeln. Sie können sich das so vorstellen, dass Sie mit einem Bein im Grab stehen, und das Bein steht da immer. Vielleicht legen Sie mal ein Blatt Papier auf den Boden und stellen sich mit einem Bein darauf und lassen Sie das Bein darauf. Versuchen Sie jetzt mal zur Tür zu kommen oder das Fenster aufzumachen oder den Raum, in dem Sie sich befinden genauer anzuschauen, rauszugehen in die Natur. Sie können es nicht, solange Sie mit »einem Bein im Grab sind«. So ist es auch mit Suizidgedanken. Sie haben einen Ausweg im Blick, können dafür aber an vielen Dingen im Leben nicht teilnehmen.

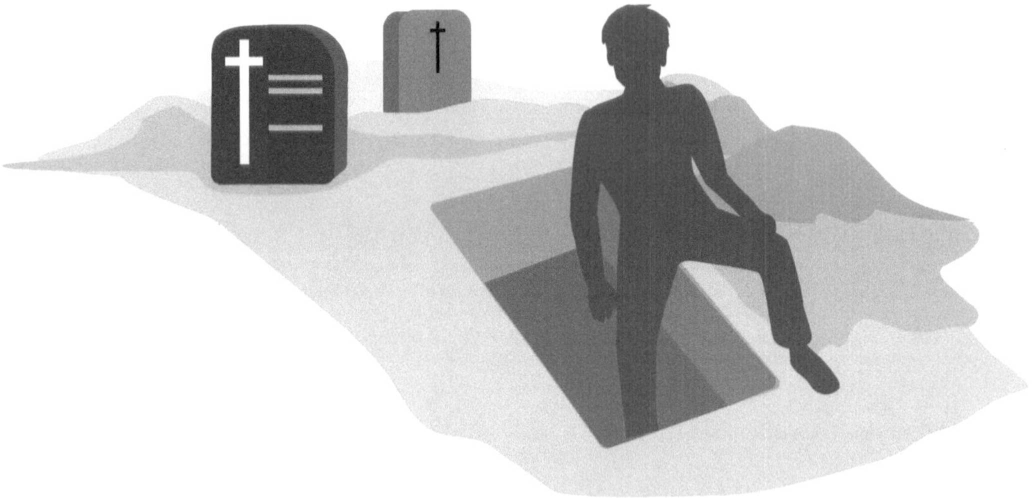

Eine andere Veranschaulichung der Konsequenzen von einem Festhalten an Suizidgedanken ist, wenn Sie sich mal kurz vorstellen, wo der Notausgang im Kino ist. Genau, meistens befindet er sich hinten an der Seite. Was ist der gute Grund, sich dorthin zu setzen? Genau, sollte ein Notfall eintreten, sind Sie mit einem solchen Platz gut bedient und sicher mit bei den ersten, die das Kino verlassen können. Sollte allerdings kein Notfall eintreten, was meistens der Fall ist, was bedeutet das für Ihren Film, den Sie gerne sehen wollen? Richtig, er ist wahrscheinlich von der Seite nicht gut zu sehen. Vielleicht bekommen Sie sogar einen steifen Hals, was noch mehr ablenkt. So gehen Sie am Ende wahrscheinlich frustriert nach Hause, immerhin haben Sie für den Film Geld bezahlt. Auch diese Situation lässt sich auf das Festhalten an Suizidgedanken übertragen: Sie haben den Ausweg fest im Blick, können dafür die schönen Dinge im Leben aber nicht genießen.

Wenn Sie sich dafür entscheiden wollen, aktiv Ihr Leben zu gestalten, Ihre Werte erarbeiten, sich Ziele überlegen und einen Plan machen wollen, wie Sie in Zukunft aktiv Ihr Leben gestalten können – mit Unterstützung Ihrer Therapeutin, dann ist es hilfreich, einen solchen Entschluss festzuhalten.

Es kann zielführend sein, dass man sich einen solchen Entschluss in einer Art Formel merkt. In schwierigen Situationen kann diese Formel einen daran erinnern, dass man diesen Entschluss gefasst hat und helfen, sich auf alternatives Verhalten zu konzentrieren.

Sie können sich einen Satz selbst, vielleicht zusammen mit Ihrer Therapeutin überlegen. Sie können sich auch den Vorschlag unten ausschneiden und griffbereit mit sich führen. Die Formel unten fasst genau das zusammen, was Sie auch mit Ihrer Therapeutin besprochen haben:

- Ihr Commitment, Ihr Leben aktiv zu gestalten
- Ihr Commitment, sich selbst nicht zu schaden
- Ihr Commitment, auch in dissoziativen Umständen sich nichts anzutun
- Die Tatsache, dass Suizidgedanken oder sehr unangenehme Gefühle trotzdem auftauchen können, Sie aber entgegensetzt handeln

Vorschlag für eine Formel:

Ich werde mein Leben gestalten.
Ich werde mir nichts antun.
Weder bewusst noch unbewusst.
Auch wenn ich mich danach fühle.

Eigene Formel oder Ergänzungen:

____

____

____

Arbeitsblatt »Non-Suizid-Vertrag«

(angelehnt an Faßbinder et al. 2015)

Non-Suizid-Vertrag

zwischen ______________________________

und ______________________________

Ich, ______________________________, werde bis zum ____________________ keinen Suizidversuch unternehmen und mein Leben auch nicht unabsichtlich in Gefahr bringen, unabhängig davon, was passieren oder wie ich mich fühlen sollte.

In einer Krise werde ich mich so verhalten, wie in meinem Notfallplan festgelegt und mich, wenn notwendig, sofort an

______________________________ wenden.

Wenn ich ______________________________ nicht erreichen kann, melde ich mich umgehend bei

______________________________.

Datum/Ort ______________________________

Unterschrift Patient ______________________________

Unterschrift Teammitglied ______________________________

4.7 Einbezug von Angehörigen

Angehörige können bei einer psychischen Erkrankung eine entscheidende Rolle spielen. Daher sollte geprüft werden, ob ein Einbezug sinnvoll ist und wenn ja, wie dieser gestaltet werden kann.

4.7.1 Indikation

- Prinzipiell bei allen Patientinnen, es sei denn, es handelt sich bei Angehörigen um Täter
- Angehörige, die sich schädlich gegenüber Patientin verhalten, können vorsichtig dosiert in die Behandlung einbezogen werden, wenn eine Distanzierung seitens der Patientin gegenüber den Angehörigen nicht erreicht werden kann
- Einbezug bietet sich vor allem für Angehörige an, die mit der Patientin in einem Haushalt leben und/oder sie in die Erkrankung einbezogen sind, entweder als Unterstützer, aufrechterhaltender Faktor oder die als Konsequenz der Erkrankung der Angehörigen selbst gefährdet sind, psychisch zu erkranken

4.7.2 Ziele

- Aufrechterhaltung psychischer Erkrankungen durch Angehörige reduzieren
- Akzeptanz gegenüber der Behandlung der Patientin bei Angehörigen fördern, Angehörige ihrerseits Unterstützung zukommen lassen, ohne diese selbst durchzuführen (Psychoedukation, Adressen, Verweise)
- Fremdanamnese bekommen (Diagnostik)

4.7.3 Haltung als Therapeutin

- »Angehörigengespräche sind hilfreich für die Behandlung bzgl. Diagnostik und Psychoedukation. Manchmal können Dinge zwischen Patientin und Angehörigen aufgegriffen und besprochen werden, es ist aber nicht das primäre Ziel.«
- »Lösen von langjährigen Konflikten geht nicht in 90 Minuten und gehört in einen anderen Rahmen.«

4.7.4 Materialien

- IB »Feedbackregeln« (P)
- CL »Ablauf eines Angehörigengesprächs« (T)
- IB »Erheben einer Fremdanamnese« (T)

4.7.5 Wichtig vorab

Angehörige sind bei psychischen Erkrankungen oft in einer Doppelrolle: Bei vielen, v. a. schweren und chronischen, Erkrankungen erscheinen sie als letztes Ufer, gleichzeitig verhalten sie sich oft auch ungewollt aufrechterhaltend für die Symptomatik. Bevor Angehörige einbezogen werden, sollte geprüft werden, ob Kontraindikationen (siehe oben Täter etc.) vorliegen. Bei Angehörigen, die sich problematisch Patientinnen gegenüber verhalten und die durch ihr Verhalten die psychische Erkrankung begünstigen, kann in der Therapie eine Distanzierung besprochen werden. Sollte dies nicht gelingen, kann ein Angehörigengespräch sinnvoll sein, um auch hier durch Psychoedukation eine Reduktion der Aufrechterhaltung zu begünstigen.

Für ein Angehörigengespräch das Doppelte an Zeit einplanen, am besten 90 Minuten. Es gibt immer zwei Perspektiven, die einbezogen werden, das braucht entsprechend mehr Zeit. Sollte bei wortkargen Gesprächen die Zeit nicht gefüllt werden, kann es auch vorher beendet werden. Wichtig ist, dass genug Zeit ist, um ein Angehörigengespräch »rund« zu beenden. Auch für Angehörige ist es meistens der erste Kontakt mit der Psychiatrie, der im besten Falle positiv endet.

Hilfreich ist es, wenn zu dem Angehörigengespräch eine Co-Therapeutin hinzugezogen werden kann. Dadurch, dass Therapeutin und Patientin mitunter schon länger miteinander an den Zielen der Patientin arbeiten, entsteht naturgemäß eine Arbeitsbeziehung. Diese kann auch in dem Angehörigengespräch deutlich werden und den Angehörigen etwas alleine dastehen lassen. Um das auszubalancieren, empfiehlt es sich, einen zweiten Therapeuten zu dem Gespräch mitzunehmen, der explizit für die »Rechte«, Redezeit und die Perspektive der Angehörigen dabei ist. Dies wird zu Beginn auch so anmoderiert (*»Wir sind heute zu viert, meine Kollegin ist extra dabei, um zu schauen, dass Sie mit Ihren Anliegen für den heutigen Termin nicht zu kurz kommen und sich vor allem nicht außen vor fühlen, da Ihr XY und ich schon länger im Austausch sind und ich daher natürlich vor allem die Perspektive Ihres Partners im Blick habe.«*).

4.7.6 Ablauf Angehörigengespräche

Wenn möglich und keine Kontraindikationen vorliegen, Angehörige früh in die Behandlung miteinbeziehen (erste Behandlungswoche), dann können Ergebnisse im Sinne eines diagnostischen Nutzens noch in die Behandlung integriert werden. Im Verlauf einer Therapie kann ein Angehörigengespräch dann auch genutzt werden, um Angehörige in die Behandlung mit einzubeziehen, weil diese z. B. mit aufrechterhaltend für die Erkrankung wirken.

- Commitment bei der Patientin für ein Angehörigengespräch einholen
  »In unserer Erfahrung sind Angehörigengespräche ein sehr hilfreiches Element in der Behandlung. Häufig haben die Erkrankungen unserer Patienten auch Auswirkungen auf ihr Umfeld. In einem gemeinsamen Gespräch können wir zusammen herausfinden, was sich durch Ihre Symptomatik verändert hat. So kann ich auch weitere wertvolle Informationen erhalten, um Sie in Ihrer Behandlung noch besser zu unterstützen. Außerdem haben Angehörige häufig auch Fragen, fühlen sich hilflos oder möchten wissen, wie sie genau helfen können. In einem solchen Gespräch haben auch sie die Möglichkeit, Dinge loszuwerden. Wir legen dafür gemeinsam am Stundenanfang fest, wie wir die Zeit nutzen wollen. Dabei haben alle Mitspracherecht. Mit wem könnte ein solches Gespräch hilfreich sein und Ihre Behandlung unterstützen? Fällt Ihnen jemand ein?«
  Wenn der Patient kein Angehörigengespräch möchte, ihn weiter dazu im Verlauf motivieren, vor allem bei deutlicher Indikation für ein Angehörigengespräch. Zeitpunkt variabel wählen, dabei beachten, dass wir Therapeutinnen dazu neigen, solche Gespräche an das Ende der Behandlung zu stellen. Das kann in manchen Fällen zu spät sein, um dann noch auf gewonnene neue Aspekte ausreichend einzugehen. Analog zu Angehörigengesprächen können auch Betreuer etc. eingeladen werden.

- Begrüßung von beiden, Wertschätzung des Kommens des Angehörigen
  »Schön, dass Sie beide da sind. Ich stelle mich kurz vor, ich bin ..., arbeite hier als ... und behandle Ihre (Patientin) gemeinsam mit dem restlichen Team. Danke Ihnen (Angehöriger) für Ihre Bereitschaft, heute hier zu sein, das freut mich wirklich sehr. Meine Erfahrung ist, dass Angehörigengespräche extrem wichtig und hilfreich sind. So eine Therapie hat ja meistens auch Auswirkungen auf zuhause, deswegen, toll, dass Sie gekommen sind ...«
  Für den Fall, dass man als Therapeutin alleine ohne zusätzliche Therapeutin ist: *»Manchen Angehörigen fällt es nicht so leicht, dazuzukommen, weil sie befürchten, dass ihr Partner (o. Ä.) mit der Therapeutin schon Pläne gemacht hat, denen Sie vielleicht gar nicht zustimmen möchten, wir beide dann aber in der Überzahl sind. Das ist eine ganz normale Befürchtung, für Sie ist das heute ja noch alles unbekannt. Ich verspreche Ihnen, dass ich darauf achten werde, Ihre beiden Anliegen oder auch Fragen gleichwertig einzubringen und auch zu schauen, dass Ihre beiden Perspektiven einbezogen werden. Daher möchte ich jetzt gerne mit Ihnen gemeinsam ...«*

- Festlegen der Themen für das Gespräch
  »Ich würde gerne mit Ihnen gemeinsam festlegen, wozu wir das Gespräch heute nutzen wollen. Wir haben 90 Minuten dafür Zeit. Am Anfang würde ich gerne noch ein paar Fragen an Sie (Angehöriger) richten bzgl. der Erkrankung Ihrer ... Das dient für mich noch mal zur weiteren Diagnostik. Wozu möchten Sie heute das Gespräch nutzen? Wer fängt an?« Meistens können Patientin und Angehöriger sich dann ganz gut einigen, wer beginnt. Wenn Schwierigkeiten erwartet werden, kann es auch direktiver vorgegeben werden: *»Würden Sie einfach mal starten? ... Dankeschön.«*
  Wenn es konkrete Anliegen gibt, die vorher mit der Patientin besprochen wurden, können auch diese direkt angebracht werden. *»Wir sind in der Behandlung immer wieder auf das Thema (z. B. reduzierte Belastbarkeit) gekommen, und was das mit Ihrer Beziehung macht. Das wäre sicherlich ein Thema für heute. Okay? Haben Sie auch ein Thema mitgebracht oder vielleicht Fragen an mich oder uns beide?«*
  Sollte es wider Erwarten einige mehr Themen geben, können diese an einem Flipchart oder auf einem Zettel, der für alle gut sichtbar ist, gesammelt und auch sortiert sowie zeitlich eingeschätzt werden, ggf. muss

priorisiert werden und es kann nicht alles besprochen werden (→ Kap. 4.2, Stundenagenda erstellen). *»Prima, dass Sie so viele Dinge offen ansprechen möchten. Ich fürchte, unsere Zeit wird dafür heute nicht reichen. Was sollte daher heute aus Ihrer Sicht unbedingt im Fokus stehen …? … Vielleicht können wir auch kurz besprechen, wie für Sie beide eine Möglichkeit aussehen könnte, dass Sie die noch offenen Themen zuhause weiter besprechen können?«*
Wenn beide keine Anliegen äußern, startet die Therapeutin mit diagnostischen Fragen. Manchmal kommen dann noch Anliegen auf, ansonsten dabei belassen und das Gespräch nach der Diagnostik/erhebender Fremdanamnese und einem psychoedukativen Teil über die Störung der Patientin beenden.
»Wenn Sie beide zu Beginn kein Anliegen haben, starte ich erst mal mit ein paar Fragen. Sollte Ihnen im Verlauf dann noch etwas einfallen, zögern Sie nicht, das auch direkt einzubringen.«

- Erheben Fremdanamnese
Während der Erhebung der Fremdanamnese sollte Validieren der Angehörigen im Fokus stehen. Gleichzeitig sollte darauf geachtet werden, dass wertschätzend mit der Patientin umgegangen wird und entsprechend respektvolle Äußerungen verstärkt werden, Beschuldigungen oder Vorwürfe sollten direkt aufgegriffen, entschärft und sich vor die Patientin gestellt werden. Am besten gelingt das, in dem man psychoedukative Elemente einbaut.
»Ja, das verstehe ich, die Sonne scheint und Sie würden gerne nach draußen gehen. Ihre Partnerin möchte einfach nicht die Couch verlassen und sie können nicht nachvollziehen, dass sie sich jeden Tag aufs Neue drinnen verkriecht. Egal, wie das Wetter ist, egal wie sehr Sie sie motivieren? Hm … Das ist für Sie natürlich schwer zu akzeptieren, gerade, wenn Sie beide früher so gerne draußen waren. Gleichzeitig ist es nicht so, dass Ihre Partnerin das absichtlich macht oder sie ärgern will. Ich bin mir sicher, dass Ihre Partnerin diese Zeiten auch vermisst und sich wünscht, wieder mit Ihnen gemeinsam Dinge zu erleben. Oder, … (Patientin ansprechen)? Ja, genau, aber es geht einfach nicht und das liegt daran, dass Ihre Partnerin unter einer depressiven Episode leidet, das bringt den Neurotransmitterstoffwechsel ganz schön durcheinander in unserem Gehirn. Vielleicht haben Sie schon mal was von Serotonin, Dopamin usw. gehört? Das sind Neurotransmitter und wir brauchen sie in einem bestimmten Gleichgewicht, damit wir Antrieb haben, motiviert sind, bestimmte Dinge erreichen wollen usw. Bei Ihrer Partnerin ist das momentan gestört und daher fällt es ihr deutlich schwerer als Ihnen, sich für etwas zu begeistern. Das ist reversibel, also es geht wieder weg. Daran arbeitet Ihre Partnerin gemeinsam mit uns. Leider geht das aber nicht von jetzt auf gleich und wir brauchen etwas Geduld …«
Anmerkung: an der alten Vorstellung vom Mangel an Neurotransmittern sollte nicht als Ursache einer Depression festgehalten werden, aber es eignet sich als Metapher für Laien, um zu Entstigmatisieren.

- Abarbeiten der Themen
Beim Abarbeiten der Themen ist die Therapeutin Hüterin der Zeit, sodass die vereinbarten Themen auch ihren Platz bekommen, und gleichzeitig ist sie auch Hüterin der Redezeit. Diese sollte auf Patientin und Angehörigen gleich verteilt sein. Wenn einer der beiden sich weniger von sich aus beteiligt, ihn immer wieder einbeziehen und seine Perspektive erfragen. Wenn einer von beiden etwas erzählt, direkt danach den anderen fragen, ob er das auch so sieht.
Patientin: »Ich denke, dass wir wieder mehr miteinander machen sollten, das könnte uns beiden helfen, dass es uns bessergeht, dass wir uns einfach wieder mehr aufraffen.«
Therapeutin: »Ah ja, Sie denken, Sie könnten beide davon profitieren, wieder aktiver zu sein … Sehen Sie das auch so (Angehörige)*?«*

- Ende der Stunde
Ähnlich wie bei dem Ende eines therapeutischen Einzelgesprächs hört auch ein Angehörigengespräch nicht abrupt auf. Circa 15 Minuten vor dem eigentlichen Schluss sollte das Ende eingeleitet werden. Commitment dafür kann bei allen Beteiligten schnell eingeholt werden: *»Sollen/können wir es so stehenlassen?«*
Gemeinsam werden die Ergebnisse festgehalten, auch hierfür kommt wieder jeder zu Wort.
»Was nehmen Sie von heute mit? Über was werden Sie im Nachgang wohl am meisten diskutieren? Was denken Sie? Vielleicht kann das jeder von Ihnen kurz einmal sagen? Wer möchte beginnen …?«
Je nach Inhalt der Stunde kann auch nach Vorhaben für die Zukunft gefragt werden: *»Was möchten Sie beide sich für die Zukunft vornehmen?«*
Verabschiedung
»Ich wünsche Ihnen alles Gute!«

4.7.7 Nächster Schritt

In der Behandlung wird im nächsten therapeutischen Einzelgespräch das Angehörigengespräch kurz nachbesprochen.

4.7.8 Schwierige Situationen

Gesprächspartnerinnen schweigen

Therapeutin startet mit diagnostischen Fragen/Fremdanamnese. Sollten auch dadurch keine Anliegen aufkommen, siehe oben, nach einem psychoedukativen Teil über die Störung der Patientin, Beenden des Gesprächs.

Gesprächspartnerinnen unterbrechen sich gegenseitig, machen sich Vorwürfe, werden laut etc.

Die Feedbackregeln (→ I B »Feedbackregeln«) werden direkt zu Beginn eines Angehörigengesprächs präsentiert, wenn es Gründe gibt (z. B. bei der Patientin) zu vermuten, dass es zu einem Problem werden könnte, ein geordnetes Gespräch zu führen. Ansonsten kann die Zeit eingespart werden und sie werden in dem Fall besprochen, wenn es zu Unterbrechungen, Vorwürfen etc. kommt.

»Wir haben die Erfahrung gemacht, dass es hilfreich ist, wenn zu Beginn des Gesprächs kurz besprochen wird, unter welchen Bedingungen Gespräche eine höhere Aussicht auf Erfolg haben. Dazu gehört, dass wir uns gegenseitig ausreden lassen, von uns selbst sprechen und unsere Anliegen als Wünsche, Bedürfnisse unsererseits ausdrücken. Ich würde mir erlauben, uns an der Stelle im Gespräch zu unterbrechen, wenn einer von uns davon abweicht. Ist das so okay für Sie?«

Gesprächspartnerinnen beschimpfen sich gegenseitig

Auch hier können die Feedbackregeln präsentiert werden als Gesprächsgrundlage. Zuvor wird aber verdeutlicht, dass in diesem Gespräch keine verbale Gewalt zugelassen und ggf. das Gespräch abgebrochen wird, wenn jemand sich nicht daranhalten kann. Sollte es die eigene Patientin betreffen, wird mit ihr das Problemverhalten im nächsten Einzelgespräch nachbesprochen und mithilfe eines therapeutischen Ziels (z. B. Ziel: Ich halte bei Gesprächen die Feedbackregeln ein.) bearbeitet (→ Kompetenzorientiertes Modul Emotionsregulation, Franz & Franz im Druck)

Angehörige haben manchmal unrealistische, ggf. überzogene Erwartungen an das Gesundheitssystem, gleichzeitig wenig Akzeptanz bzw. Verständnis, dass psychische Erkrankungen jeden treffen können und die Erkrankte und die Familie damit zurechtkommen müssen. Verbunden mit ihrer großen Enttäuschung über aus ihrer Sicht (oder auch real) nicht ausreichend erfolgte Hilfe in der Vorgeschichte richten sie dies voller Affekt und vielen Details, was schiefgelaufen ist, auf die Therapeutin/das Team. Dies verbraucht viel Zeit und verhindert effektives Arbeiten in der Sitzung:

Validieren der faktischen Umstände, die mit der Erkrankung verbunden sind und der inneren Not, die man als Eltern, Partner oder Kinder psychisch Erkrankter empfindet. Gleichzeitig direktiv werden, auf die begrenzte Zeit hinweisen und die Konsequenzen, wenn wir – bei allem Verständnis – diese Zeit ausschließlich für Vergangenheitsthemen nutzen. Therapeutinnen sollten daher das Gespräch inhaltlich strukturieren und die Zeit im Blick haben. Wichtigste Themen am Flipchart sammeln. Immer wieder Verständnis signalisieren, gleichzeitig in jedem Satz sofort wieder auf die Agenda zurückkommen. Commitmentstrategie »Freiheit der Wahl«: *Okay, auch das könnte in der Vorbehandlung schiefgegangen sein. Wie gesagt: Was möchten Sie heute erreichen? Wir können, wie gesagt, gern die Zeit für die Vergangenheit nutzen, dann haben wir am Ende aber die Punkte nicht geklärt, die Sie eigentlich besprechen wollten. Ist es okay, wenn wir also mit der Agenda weitermachen?* Hilfsangebote vermitteln: eigene Psychotherapie (Trauern und Akzeptanzstrategien, dass die Welt nicht mehr so ist, wie sie vor der Erkrankung war, Coping mit der Belastung, Umgang mit Stigmatisierung, Tabuisierung etc.). Angehörigenselbsthilfe hat in Deutschland einen recht hohen Organisationsgrad mit lokalen, regionalen und bundesweiten Angehörigengruppen sowie je einen Landes- und einen Bundesverband. Teilnahme an Angehörigengruppen oder besser eigenes Engagement sind extrem resilienzfördernd, daher mit Angehörigen thematisieren.

Patientin signalisiert erhebliche Probleme im Elternhaus, ggf. steht eine Traumatisierung durch einzelne Familienmitglieder im Raum

Hier muss zunächst zwischen zwei Möglichkeiten unterschieden werden:

1. Ein Angehörigengespräch erweist sich als wirklich gefährlich oder hinderlich für eine Therapie (z. B. im Bereich bestimmter Traumafolgestörungen in schwierigen Milieus). Dann wird man einen Weg suchen, die Therapie ohne Angehörige oder für eine Zeit unter Aussparung bestimmter Themen zu versuchen. 2. Die Angehörigen sind involviert, leisten auch Unterstützung, werden gleichzeitig seitens der Patientin außen vorgehalten. Für den Therapieerfolg wäre es essenziell, sie einzubeziehen. Hier gilt »Vorsicht Falle« – prüfen, ob manipulative Intentionen der Aufrechterhaltung von Unterstützung und Hospitalisierung seitens der Patientin bestehen, die z. B. eine persönliche, emotionale, charakterliche Reifung, Übernahme von erwachsenen Aufgaben und Rollen verhindern. Dann Begrenzen der therapeutischen Angebote und Durchführen von Kontingenzmanagement (→ Kap. 3.7), um eine Hospitalisierung durch Induzieren von Notfallsituationen zu verhindern und Angehörige möglichst aufklären und »ins Boot holen«.

4.7.9 Sonstiges

Manchmal wird in einem Angehörigengespräch deutlich, dass es sich um ein weitergehendes Problem zwischen zwei Partnern handelt und eine Paartherapie hilfreich sein könnte. Im (teil-)stationären Setting ist für eine Paartherapie keine Zeit, ambulant ist es eine kostspielige Angelegenheit für die Patientin und ihre Angehörigen, da die Krankenkasse die Kosten dafür nicht übernimmt. Sollten (mehrere) Paargespräche durchgeführt werden im Rahmen der (teil-)stationären Therapie der Patientin, kann sich an Bodenmann (2012) orientiert werden.

Wichtige Schritte können sein:

- Herausfinden, ob sie weiterhin ein Paar sein möchten, oder ob es um eine möglichst reibungslose Trennung geht, oder ob diese Frage noch ergebnisoffen ist. Je nachdem wie das Ergebnis ist, kann dann im Einzelgespräch mit der Patientin am Umgang mit dem Ergebnis (z. B. bei Trennung) gearbeitet werden, ohne dass der Partner dafür weiter gebraucht wird.
- Herausfinden, wie sie sich im Alltag gegenseitig mehr unterstützen können, Stichwort reziproke Aktivitäten.
- Herausfinden, wie sie im Alltag gemeinsam lustvolle Aktivitäten erleben können.
- Herausfinden, wie sie kommunizieren lernen können.
- Herausfinden, wie sie gemeinsam Probleme konstruktiv lösen können.
- Herausfinden, welche (unrealistischen) Erwartungen an die Partnerin bestehen.
- Herausfinden, welche Seiten der Partnerin sie lernen wollen zu akzeptieren und bei welchen sie sich eine Veränderung wünschen.

Infoblatt »Feedbackregeln«

(angelehnt an Bodenmann 2012)

Sprecherregeln

1. **Konkret bleiben**
   - Sich auf konkrete Situation und veränderbares Verhalten beziehen
   - Generalisierungen (immer/nie) vermeiden
   - Im Hier und Jetzt bleiben (keinen Gang durchs Museum! *Damals hast du aber …)*

   Mir ist aufgefallen, dass … Ich habe bemerkt, dass …

2. **Ich-Gebrauch: Sprechen vom eigenen Erleben, eigener Sicht der Dinge**
   - Vorwürfe und Kritik vermeiden

   Für mich ist es so … In meiner Perspektive sehe ich das so … Ich fühle mich dann alleine, wenn …

3. **Äußerungen von Wünschen oder Verbesserungsvorschlägen**
   Ich wünsche mir, dass … Vielleicht wäre es möglich, dass wir es beim nächsten Mal …

Zuhörerregeln

1. **Aktives, engagiertes Zuhören**
   - Blickkontakt
   - Zugewandte Körperhaltung
   - Verbales (hm …) und nonverbales Feedback (nicken)

2. **Rückfragen stellen**
   - Offene Rückfragen stellen bei Unklarheiten

3. **Zusammenfassen**
   - Zurückmelden, was verstanden wurde
   - Keine eigenen Wertungen oder Kommentare vornehmen

Checkliste »Ablauf eines Angehörigengesprächs«

Vor der Stunde

☐ Kurz erinnern: Was ist das Ziel für heute?

☐ Wie ist meine Haltung als Therapeutin?

☐ Ist mir heute etwas besonders wichtig, auf das ich achten oder das ich ansprechen möchte?

In der Stunde

☐ Begrüßung und Wertschätzen des Angehörigen und dessen Zeit, ggf. Einführen der Gesprächsregeln

☐ Ggf. Vorstellen Co-Therapeut oder verdeutlichen, dass unabhängig von der bestehenden Arbeitsbeziehung zwischen der Patientin und mir (Therapeutin) ich die Hüterin der Perspektiven/Redeanteile bin

☐ Stundenagenda aufstellen

☐ Stundenagenda abarbeiten

☐ Beenden der Stunde: *Was nimmt jeder von Ihnen heute für sich mit? Gibt es etwas, was Sie sich für die Zukunft vornehmen wollen?*

☐ Verabschieden: *Ich wünsche Ihnen beiden alles Gute!*

Infoblatt »Erheben einer Fremdanamnese«

Eine Fremdanamnese kann wertvolle diagnostische Informationen liefern und Hinweise geben, die Therapeutinnen in der Behandlung nutzen können. Gerade in Bezug auf die Aufrechterhaltung der Störung können hier wichtige Aspekte aufkommen, die so schneller in der Behandlung adressiert werden können.

- *Vielleicht können Sie mal schildern, wie Sie bemerkt haben, dass bei Ihrem/r XX etwas nicht mehr so ist, wie Sie es gewohnt sind. Woran haben Sie bemerkt, dass etwas anders ist als vorher? Wann war das ungefähr? (Darauf achten, dass die Schilderung nicht zu viel Zeit kostet, v. a. wenn mehrere Angehörige da sind.)*
- *War das von jetzt auf gleich? Wie hat sich das entwickelt?*
- *Was würden Sie aus heutiger Sicht sagen, gab es einen Auslöser? Was ist passiert?*
- *Was hat sich durch die Erkrankung Ihres/r XX in Ihrem Leben geändert?*
- *Sind Sie in die Erkrankung einbezogen? Inwiefern?*
- *Woran merken Sie, dass es Ihrem/r XX schlecht geht? Gibt es auch gute Tage? Wie sehen diese aus?*
- *Was denken Sie müsste sich ändern, damit es Ihrem/r XX wieder besser geht?*
- *Haben Sie Fragen an mich oder Ihre/n XX?*

4.8 Motivationale Klärung

Für eine vertiefte Beschäftigung mit dem Thema empfehlen wir Sachse et al. (2018).

4.8.1 Indikation

- Jede Patientin, vor allem, wenn ungünstige Motive für die Behandlung deutlich werden

4.8.2 Ziele

- Arbeitsgrundlage für die Therapie schaffen
- Commitment bei Patienten fördern

4.8.3 Haltung als Therapeutin

- »Ich möchte gerne verstehen, was Sie dazu bewegt herzukommen. Was zu dieser Entscheidung geführt hat.«

4.8.4 Materialien

- AB »Meine Motivation für die Therapie« (P)

4.8.5 Wichtig vorab

Ohne Motivation sind therapeutische Ziele nicht erreichbar. Kein Patient ist unmotiviert. Es ist unser Job herauszubekommen, wofür Motivation vorliegt und ggf. die Motivation für eine Therapie zu steigern. Wichtig ist, dass es erst einmal darum geht, die motivationale Lage zu analysieren und mit ihr zu arbeiten, anstatt sie direkt zu bewerten.

Es gibt verschiedene Stufen der Motivation (vgl. Bohus 2021), veranschaulicht an einem Beispiel (→ Abb. 4-1): Wenn wir an einer Erkältung erkranken, gehen die meisten von uns wahrscheinlich davon aus, dass diese wieder von selbst weggeht. In dem Moment haben wir keine Motivation, uns Hilfe zu holen (Motivationsstufe 0 → Motivation gleich null). Sollte die Erkältung nicht weggehen und die Beschwerden in lästiger Form überdauern, suchen einige von uns eine Hausärztin auf. Unsere Motivation hat sich also etwas erhöht, nämlich Hilfe zu bekommen (Motivationsstufe 1 → ich bin motiviert, Hilfe zu bekommen). Mehr aber in dem Moment nicht. Unser medizinisches Verständnis und auch das unserer Patientinnen ist häufig medizinisch so geprägt, dass wir davon ausgehen, dass wir etwas bekommen (z. B. ein Medikament) oder etwas mit uns geschieht (z. B. eine OP) und die Beschwerden dann weggehen. Wir haben also Motivation, Hilfe zu *bekommen*. Schlägt uns die Hausärztin nun eine Veränderung unseres Verhaltens vor, nämlich Schonen und Stressreduktion oder Sport, heißt das nicht, dass wir dafür motiviert sein müssen. Gerade in beruflich oder familiär stressigen Zeiten haben wir nicht den Eindruck, uns schonen zu können. Es ist also keine Motivation zu einer Veränderung da. Schafft die Hausärztin durch gute Argumente uns zu dieser nächsten Motivationsstufe zu verhelfen, sind wir also bereit, eine Veränderung *anzustreben* (Motivationsstufe 2 → ich bin motiviert, etwas zu verändern), bedeutet das noch lange nicht, dass wir dem Weg dorthin zustimmen müssen, also motiviert dafür sind, die vorgeschlagene Intervention *umzusetzen* (Motivationsstufe 3 → ich bin motiviert für die Intervention). In unserem Beispiel bedeutet das, dass wir möglicherweise etwas an unserem Stress verändern möchten, einer Krankschreibung aber nicht zustimmen wollen, weil es gerade auf der

GRUNDLEGENDES ARBEITEN

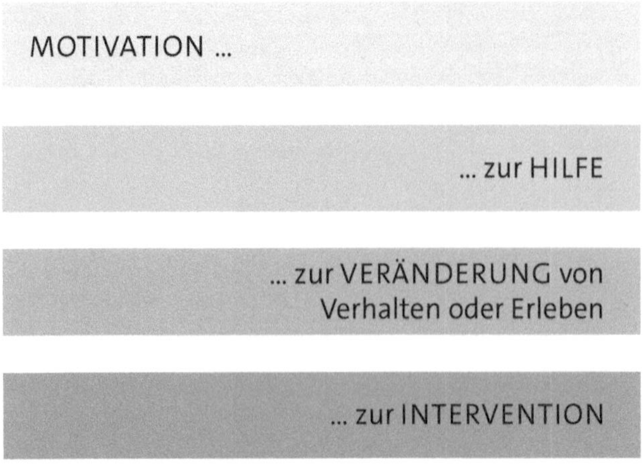

Abb. 4-1: Die verschiedenen Ebenen der Motivation

Arbeit sehr viel zu tun gibt und wir die Kolleginnen nicht damit allein lassen wollen.

In einer psychiatrisch-psychotherapeutischen Behandlung ist es wichtig, dass wir analysieren, welche Motivation unsere Patientin von sich aus mitbringt, damit die Arbeit in der Therapie auch Früchte tragen kann. Gehen wir in der Therapie z. B. von einer Veränderungsmotivation unserer Patientin aus, die gar nicht vorhanden ist, droht unser Behandlungsplan zu misslingen. Voraussetzung für eine Therapie ist eine Motivation dafür, Hilfe zu bekommen (welche bei untergebrachten Patientinnen häufig nicht gegeben ist, → Kap. 4.8.8). Wenn diese gegeben ist, sollten wir alles dransetzen zur Veränderung und zu den dazugehörigen Interventionen motivieren. Dabei gibt es Motive, die eher ungünstig für einen Therapieerfolg sind, z. B. wenn eine Behörde die Therapie fordert oder die Partnerin zur Therapie drängt. In diesem Fall liegt zumindest eine Ambivalenz vor, die Therapie zu machen (ansonsten wäre die Patientin nicht in unsere Behandlung gekommen), vielleicht sogar die Motivation für eine Therapie, um eben die dritte Person (Behörde, Partnerin etc.) zufriedenzustellen. In diesen Fällen kann (muss nicht!) es deutlich schwerer werden, eine Motivation zur Veränderung aufzubauen. Daher frühzeitig die motivationale Lage analysieren, mit der Patientin besprechen und fortan im Blick haben (Sachse et al. 2018).

4.8.6 Ablauf vom Analysieren einer motivationalen Lage

Wenn es während der Anamnese Hinweise auf eine ungünstige motivationale Lage der Patientin gab, macht es Sinn, diese noch mal genauer zu analysieren, anstatt vorschnell zu bewerten. Auch wenn es auf den ersten Blick nicht so wirkt, kann doch eine hohe Motivation für die Therapie vorliegen.

FALLBEISPIEL

Während der Anamnese

Therapeutin: »Warum kommen Sie ausgerechnet jetzt zu uns?«

Patientin: »Na, mein Mann hat gesagt, wenn sich jetzt nichts ändert, verlässt er mich.«

Therapeutin: »Verstehe, und das wollen Sie auf keinen Fall ...«

Patientin: »Nein, auf keinen Fall, ich möchte meinen Mann nicht verlieren, die Ehe zu ihm ist mir sehr wichtig.«

Später, motivationale Klärung, Fokus ist die weiterführende Analyse der Motivation

Therapeutin: »Sie hatten mir schon berichtet, dass Sie hauptsächlich kommen, weil Ihr Mann Ihnen wichtig ist und er zur Therapie gedrängt hat.«

Patientin: »Ja, das stimmt ...«

Therapeutin: »Was möchten Sie denn selber durch die Therapie erreichen?«

Patientin: »Ja, es wäre schon gut wahrscheinlich, wenn ich wieder mehr aus dem Haus gehen könnte ...«

Therapeutin: »Und wie wichtig ist Ihnen das persönlich?«

Patientin: »Es geht so, also meinem Mann ist es auf jeden Fall wichtiger.«

Therapeutin: »Denken Sie denn, Sie können das schaffen? Mithilfe der Therapie wieder mehr das Haus zu verlassen?«

Patientin: »Ich weiß es nicht. Ich habe es ja schon häufig probiert. Zuhause fühle ich mich einfach am wohlsten, ich weiß gar nicht, warum das so schwer zu verstehen ist.«

Die Motivation spiegelt die Tendenz eines Menschen wider zu handeln. Je stärker die Motivation, desto höher die Handlungstendenz, also etwas Bestimmtes zu tun. Um die Motivation unserer Patientin zu erhöhen, können wir an zwei verschiedenen Faktoren ansetzen, zum einen an dem Anreiz – also wie wichtig ist es der Patientin, ihr Ziel mithilfe der Therapie zu erreichen, wie attraktiv ist es. Zum anderen geht es um den Faktor der Erwartung, das Ziel auch erreichen zu können. Das kann einmal die Erwartung an sich selbst sein, ob man selbst wirksam werden kann (Selbstwirksamkeitserwartung), aber auch die Erwartung, dass die Rahmenbedingungen stimmen, also z. B. ob ich genügend Zeit oder andere Ressourcen habe, um das Ziel zu erreichen.

In der Therapie können wir einen oder beide Faktoren gemeinsam mit der Patientin näher anschauen und auf eine Erhöhung des Anreizes oder eine Stärkung der Erwartung hinarbeiten. Um den Anreiz eines Ziels zu erhöhen, muss dieses erst einmal formuliert sein (→ Kap. 4.12). Wenn Ziele formuliert sind, kann es hilfreich sein:

- diese zu visualisieren, sodass sie für die Patientin mit Leben gefüllt sind und greifbarer werden
- die Kosten abzuwägen, wenn das Ziel nicht erreicht wird (»Was sind die Nachteile, wenn alles so bleibt, wie

es ist?«) und den Nutzen, wenn das Ziel erreicht wird (»Was wären Vorteile, wenn Sie Ihr Ziel erreichen?«)

- eine Verbindung herzustellen zwischen den Zielen und den Werten, die Patientinnen haben (→ Kap. 4.11, 4.12)
- sich den Grund der Anstrengung und die eigenen Ressourcen bewusst zu machen (→ AB »Meine Motivation für die Therapie«)

FALLBEISPIEL (FORTSETZUNG)

Motivationale Klärung, Fokus ist den Anreiz für die Patientin zu erhöhen:

Therapeutin: »Okay, wenn ich Sie richtig verstehe, ist Ihr Ziel schon, das Haus wieder verlassen zu können, auch wenn Sie es in einem ersten Schritt vor allem für Ihren Mann machen.«

Patientin: »Ja, genau.«

Therapeutin: »Hm, ein Teilziel könnte ja vielleicht sein, dass Sie Ihren Mann nächste Woche auf seine Firmenfeier begleiten?«

Patientin: »Ja, wenn es sein muss ...«

Therapeutin: »Es muss gar nicht sein, Sie entscheiden. Ich mache nur einen Vorschlag, wie wir uns dem großen Ziel, wieder täglich mindestens einmal das Haus zu verlassen, um draußen Aktivitäten nachzugehen, annähern können. Da wäre ja eine erste Unternehmung vielleicht ein Ziel, bei dem wir überlegen könnten, wie Sie das hinbekommen. Was wäre Ihr Vorschlag?«

Patientin: »Nee, das ist schon okay. Das wäre natürlich auch eine Freude für meinen Mann, wenn er dort endlich nochmal mit seiner Frau auftaucht und nicht immer alleine.«

Therapeutin: »Okay, was wäre denn noch ein Vorteil davon, wenn Sie das schaffen mitzugehen?«

Patientin: »Ich würde auch nochmal die Arbeitskollegen meines Mannes sehen und auch die Neuen kennenlernen, von denen er immer erzählt, von denen ich aber noch gar kein Bild habe.«

Therapeutin: »Ah, okay, Sie könnten dann also später auch wieder besser mitreden.«

Patientin: »Ja, genau.«

Therapeutin: »Also, wenn Sie mitgehen, hätten Sie gleich mehrere Fliegen mit einer Klatsche geschlagen. Sie kämen Ihrem Ziel näher, wieder regelmäßig vor die Tür zu gehen, würden gleichzeitig Ihrem Mann einen Gefallen tun – und Ihre Ehe ist für Sie ja ein wichtiger Bestandteil in Ihrem Leben. Zusätzlich könnten Sie auch wieder besser mit Ihrem Mann über seine Arbeit reden.«

Patientin: »Stimmt. So gesehen wäre das gar nicht so schlecht.«

Die Zuversicht in das eigene Handeln zu stärken, kann auf verschiedenen Wegen passieren:

- Aktivierung der Ressourcen der Patientin (→ Kap. 4.4)
- Den eigenen Einfluss, den man nehmen kann, bewusstmachen
- Das große Ganze in kleine Teile runterbrechen, die eher zu bewältigen sind (»Möglicherweise kommt Ihnen das wie ein riesiger Berg vor und Sie fragen sich, wie Sie das schaffen sollen? Wir könnten es in kleine Ziele zerlegen und dann schauen, wie Sie Schritt für Schritt schaffen?«)

Bedingungen klären, um das Ziel erreichen zu können und diese ggf. modifizieren:

- Unter welchen Umständen könnten Sie das schaffen?

Außerdem kann es hilfreich sein, auch die Fehlerbereitschaft zu fördern (»Die Menschen wären heute nicht da, wo sie sind, wenn nicht ständig Fehler passieren würden, aus denen gelernt wird.«) und das Risiko, das man eingeht, greifbar zu machen (»Was passiert, wenn es nicht klappt? Was riskieren Sie wirklich, wenn Sie es versuchen?«).

FALLBEISPIEL (FORTSETZUNG)

Motivationale Klärung, Fokus ist die Erwartung der Patientin, ins eigene Handeln zu stärken

Therapeutin: »Welche Ihrer Eigenschaften von sich müssten Sie wieder aktivieren, um Ihren Mann dann wirklich nächste Woche zu begleiten?«

Patientin: »Hm.«

Therapeutin: »Überlegen Sie mal, wie haben Sie es früher geschafft, aus dem Haus zu gehen, vor Ihrer depressiven Erkrankung?«

Patientin: »Naja, da habe ich gar nicht groß darüber nachgedacht.«

Therapeutin: »Okay, da ist es Ihnen also sehr leichtgefallen. Wie sind denn solche Gelegenheiten abgelaufen? Gab es vielleicht etwas, was Sie immer gemacht haben, wenn Sie außer Haus gegangen sind?«

Patientin: »Schon. Ich habe mich schön angezogen und auch geschminkt. Das habe ich schon ewig nicht mehr gemacht. Dafür müsste ich auch erst mal wieder zum Frisör.«

Therapeutin: »Ah ja! Dann wäre das vielleicht noch ein wichtiger Zwischenschritt, dass Sie zum Frisör gehen?«

Patientin: »Ja, so kann ich meinen Mann auf keinen Fall begleiten!«

Therapeutin: »Verstehe. Das haben Sie ja durchaus in der Hand, zum Frisör zu gehen. Wollen wir das vielleicht mal als nächsten Schritt festhalten? Einen Frisörtermin machen und hingehen?«

Patientin: »Ja, okay. Das könnte ich schaffen, denke ich.«

Therapeutin: »Prima.«

MERKE

Ein schwieriges Ziel (lange Wegstrecke, unbekannte Wegabschnitte, Hindernisse etc.) braucht sehr viel Motivation.

4.8.7 Nächster Schritt

Wenn die motivationale Klärung während oder im Anschluss an die Anamnese stattfand, kann nun in die weitere Problemerhebung und Zielfindung gegangen werden. Sollte das schon stattgefunden haben, kann nun in die Zielerreichung, also in die eigentlichen Therapieinhalte eingestiegen werden.

4.8.8 Schwierige Situationen

Patientin ist zwangseingewiesen und untergebracht

Unter solchen Umständen ist es häufig schwer, eine Motivation für therapeutische Ziele aufzubauen, da meistens nicht einmal die Motivation für die Therapie vorliegt. Wenn Patientinnen darauf drängen, wieder entlassen zu werden und das als einziges Ziel benennen, empfiehlt es sich, damit zu arbeiten. Um dieses Ziel zu erreichen, passiert es zwangsläufig, dass auch an therapeutischen Zielen als Teilzielen gearbeitet werden muss.

Ziel der Patientin: »Ich möchte wieder raus hier, sobald wie möglich.«

Daraufhin kann auf die Bedingungen verwiesen werden, die vorhanden sind, damit die Patientin die Klinik wieder verlassen darf (z. B. Absprachefähigkeit vorhanden, Unterbringung aufgehoben). Im nächsten Schritt kann mit der Patientin besprochen werden, wie nun diese Bedingungen erreicht werden können. Es kann ein Plan mit ihr vereinbart werden, z. B. zur Steigerung der Absprachefähigkeit.

Patientin lässt sich nicht zu einer höheren Stufe bewegen

Es kommt vor, dass Patientinnen eine gewisse Motivation zur Hilfe, aber nicht zur Veränderung haben, und ein kleiner Teil hat eine Motivation, die man etwas zugespitzt als Motivation zur Hospitalisierung nennen kann. Der sichere, schützende und i. d. R. empathische Rahmen eines Teams verbunden mit der Versorgung einer Krankhausstruktur, die die Bereiche Wohnen, Übernachtung, Ernährung, Tagesstruktur, soziale Kontakte, Freizeit und medizinische Versorgung abdeckt, entspricht in manchen Aspekten einer Ferienanlage oder Kreuzfahrt, auch wenn das Ambiente nicht ganz so abwechslungsreich ist. Wenn die eigenen Lebens- und Entwicklungsaufgaben aus verschiedenen Gründen als sehr unattraktiv erscheinen, kann eine moderne psychiatrisch-psychotherapeutische Struktur einen Verstärkercharakter bekommen. Bei den meisten Patientinnen lässt sich dies gemeinsam verstehen, transparent machen und mittels Funktionaler Problemanalyse, Zielvereinbarung und Commitmentstrategien bearbeiten. Ein sehr kleiner Teil kann mit manipulativen Mechanismen für Hospitalisierung »sorgen«, wobei v. a. bei selbstschädigendem Verhalten die Arbeitsweise unserer medizinischen Notfallversorgung fast automatisch zur Wiederaufnahme führt. Hier sollten intensives Kontingenzmanagement zur Reduktion des dysfunktionalen Verhaltens (→ Kap. 3), Aufklärung des beteiligten Umfelds mit rundem Tisch und der Versuch, mit der Patientin funktionalere Ziele herbeizuführen, erfolgen.

Arbeitsblatt »Meine Motivation für die Therapie«

Die Arbeit an einem selbst, gerade auch in der Therapie, kann sehr fordernd sein und uns manchmal viel abverlangen. Manchmal kommen dann noch unvorhergesehene Tiefschläge oder Rückschritte dazu. Für solche Momente, aber auch für die Veränderungsarbeit generell, kann es hilfreich sein, sich zu überlegen, warum wir die Anstrengungen auf uns nehmen und sich dann ggf. daran zu erinnern. Zusätzlich ist es für den Weg der Veränderung hilfreich, sich bewusst zu machen, was man schon alles in sich trägt, was einem auf dem Weg unterstützen wird.

Gute Gründe,
warum ich intensiv an mir arbeiten werde,
und wenn es sein muss,
auch mal an meine Grenzen gehen werde:

- ____________________
- ____________________
- ____________________
- ____________________

Ich kann das, weil ich …

- ____________________
- ____________________
- ____________________
- ____________________

4.9 Problemerhebung

4.9.1 Indikation

- Patientinnen, die in der Lage sind, ihre Probleme zu benennen, im besten Fall bei (elektiver) Aufnahme; ansonsten (z. B. bei Intoxikation, akuter Psychose) sobald Psychopathologie es zulässt
- Patienten, die zum ersten Mal in Behandlung kommen; bei im Haus bereits bekannten Patienten im besten Fall Aktualisieren einer Problemanalyse bzw. eines Problemkuchens

4.9.2 Ziele

- Validieren der Patienten durch Ernstnehmen ihrer Probleme
- Verstehen der Sicht des Patienten auf seine Situation
- Schaffen gemeinsamer Arbeitsgrundlage zum Ableiten von Zielen

4.9.3 Haltung als Therapeutin

- »Ich möchte gerne verstehen, warum Sie hergekommen sind und wobei wir Ihnen helfen können.«
- »Sie sind der Mensch, der die Verantwortung in Ihrem Leben trägt, und können entscheiden, was Sie verändern möchten – ich unterstütze Sie dabei.«

4.9.4 Materialien

- AB »Problemkuchen« (P)

4.9.5 Wichtig vorab

Die Funktionale Problemanalyse (→Kap. 1.3.3) zeigt uns *aus therapeutischer Sicht* Problemverhalten und seine Aufrechterhaltung. In diesem Kapitel geht es um die Probleme *aus der Sicht der Patientinnen*. Diese sind ihnen bewusst, sie leiden darunter, fühlen sich insofern gesehen. Zudem fällt es leichter, die erhobenen Probleme heranzuziehen, um immer wieder auf einen roten Faden in der Therapie zu achten, v. a. bei Patienten mit multiplen und variierenden Problempräsentationen. Die Funktionale Problemanalyse enthält durch die beschriebene Aufrechterhaltung wichtige Informationen für die Patientin, die im Rahmen des Störungsmodells mit ihr besprochen werden.

Anmoderation der Intervention:
Die Anmoderation des Problem*kuchens* sollte angepasst an die Person erfolgen, die vor einem sitzt. Manche Patientinnen können sehr gut mit der Darstellung eines Kuchens arbeiten und empfinden es als hilfreiche Veranschaulichung. Andere hingegen könnten sich nicht ernstgenommen fühlen und es als lächerlich abtun. In diesen Fällen hat es sich bewährt, von einem Kuchen*diagramm* zu reden, das eine Übersicht über die vorhandenen Schwierigkeiten und deren prozentualen Anteil geben soll. Mit dieser kleinen Abwandlung sind die meisten Patientinnen (wieder) im Boot. Auch manchen Therapeuten erscheint die Metapher »Kuchen« etwas trivial. Im Gegensatz zu »Diagramm«, »Aufstellung«, »Schema« oder Ähnlichem liegt der Vorteil eines Kuchens in der unmittelbar salienten Vorstellung einer Aufteilung in verschieden große Stücke – das kann sich jeder vorstellen, hat es auch schon gemacht.

Probleme auf der Verhaltensebene:
Mit dem Sammeln und Hierarchisieren der Probleme wird gleichzeitig die Grundlage geschaffen zur Ableitung therapeutischer Ziele. Je mehr die Probleme auf der *Verhaltensebene* verbalisiert werden, desto einfacher wird das Formulieren von *konkreten* Zielen.

BEISPIEL
Problem »Antriebsstörung« und *Ziel* »Ich will wieder mehr Antrieb haben.«
versus

Problem »Ich kann mich momentan so gut wie nicht überwinden etwas zu tun.« und *Ziel* »Wiederaufnahme von wöchentlichen Vereinssitzungen/direktes Öffnen von Briefen/täglichen Gymnastikübungen«.

Auch Psychopharmaka können bei Zielen einbezogen werden, z. B. »Regelmäßige Einnahme von meinen Medikamenten«. Sollte es Platzprobleme geben beim Notieren der Probleme und Ziele, empfiehlt es sich, Stichwörter (so verhaltensnah wie möglich) anstatt ganzer Sätze aufzuschreiben. Entscheidend ist, dass bereits bei der Problemerhebung die Haltung vertreten wird, dass Patientinnen selbst – mit unserer Unterstützung – die Veränderung herbeiführen werden.

4.9.6 Ablauf der Problemerhebung

Die Problemerhebung kann eingebettet sein in ein therapeutisches Einzelgespräch, sich an eine Aufnahme anschließen oder bei gut strukturierten Patienten und vorhandener Übung des Therapeuten auch während der Anamnese erstellt werden. Gerade wenn Aufnahmegespräche multiprofessionell durchgeführt werden, hat es den Vorteil, dass von Beginn an zwei Berufsgruppen die Situation des Patienten kennen und bei der Behandlungsplanung im Team gut darstellen können.

- Begrüßung, angepasst ans Setting des Gesprächs
- Überblick über Probleme schaffen
  Wir möchten gerne genau verstehen, warum Sie hier sind, damit wir Ihnen möglichst gut helfen können. Dafür ist es für uns hilfreich, mit Ihnen zu schauen, was Sie momentan als problematisch erleben und warum Sie hergekommen sind. Ich gebe Ihnen ein Blatt Papier und vielleicht schreiben Sie in einem ersten Schritt erstmal alles untereinander. Was fällt Ihnen als erstes ein …?
- Erstellen Problemkuchen (→ A B »Problemkuchen«)
  Vielen Dank, dass Sie das mit mir zusammen gemacht haben. Was denken Sie, wenn Sie die Liste sehen? …
  Es ist vielleicht nicht immer leicht sich genau mit dem auseinanderzusetzen, was einem so zu schaffen macht. Manchmal haben Sie eventuell eher den Impuls, alles wegzuschieben und es sich nicht auch noch aufzuschreiben. Vielleicht fragen Sie sich auch, wie Sie das alles schaffen sollen? Es erscheint Ihnen wie ein riesengroßer Berg? Ich möchte mit Ihnen zusammen ein bisschen den Berg in kleinere Steine zerlegen. Wäre das okay für Sie? …
  Okay, schauen Sie sich mal diesen Kreis an und stellen sich vor, das ist ein Kuchen und der stellt die Summe Ihrer Probleme dar. Das heißt, jedes Ihrer Probleme ist ein Stück Kuchen und zusammen ergeben sie den ganzen Kuchen. Je größer aus Ihrer Sicht das Problem ist, desto größer ist dieses Stück Kuchen. Nachvollziehbar? Okay, dann fangen wir an – welches Problem bekommt das größte Stück? Zeichnen Sie es gerne mal ein … Es kommt nicht auf die Nachkommastelle an, es geht mehr um eine grobe Einteilung und Hierarchisierung …
- Cheerleading
  Toll, dass Sie sich so darauf eingelassen haben. Auch wenn Sie vielleicht denken, wir sind noch keinen Schritt weiter, haben wir richtig viel geschafft heute. Wir haben eine Arbeitsgrundlage gelegt für alle weiteren Schritte und nun eine gemeinsame Sprache – wir wissen nun beide, was Sie momentan so plagt und kommen immer wieder darauf zurück. Schon im nächsten Schritt, wenn es darum geht in die Zukunft zu blicken – was soll aus Ihren Problemen werden? Was soll an ihrer Stelle stehen? Wie soll sich der Ist-Zustand verändern? Lassen Sie uns Problem für Problem angehen und überlegen, wie der Soll-Zustand aussehen könnte, wo wollen Sie hin, was ist Ihr Ziel?

4.9.7 Nächster Schritt

An die Probleme anschließend kann mit dem Ableiten der Ziele begonnen werden (→ Kap. 4.12). Aus Sicht der Autoren empfiehlt sich aber zuerst das Erstellen eines individuellen Störungsmodells (→ Kap. 4.10), das die gemeinsame Arbeitsgrundlage ergänzt und das Wissen der Patientinnen über ihre eigene Störung um Ursache und Aufrechterhaltung erweitert. Es gehört zu einer jeden Behandlung unbedingt dazu. Wenn Zeit ist, kann es direkt an die Problemerhebung angeschlossen werden.

4.9.8 Schwierige Situationen

Patientin nennt keine Probleme

Manchen Patientinnen fällt es schwer, ihre Probleme direkt zu benennen, äußern eher eine anhaltende Befindlichkeit wie z. B. »Mir geht es einfach nicht gut, alles ist so schwer geworden.« Folgende Fragen können sich anbieten, um die eigentlichen Schwierigkeiten herauszufiltern, um sie dann festzuhalten:

- *Woran* merken Sie das? *Wie* macht sich das bemerkbar?
- War das schon mal anders?
- Haben Sie schon mal gemerkt, dass Sie einen Einfluss auf Ihre Schwierigkeiten haben?
- Was wünschen Sie sich, was anders wäre? Wie wünschen Sie sich Ihren Alltag? Was müsste passieren, damit Sie so leben können, wie Sie es sich wünschen?
- Explizit einzelne Themen abfragen und so Problemfelder herausfiltern: Wie läuft es denn in Ihrer Partnerschaft/mit der Familie/mit den Kindern/im Beruf/mit Freunden/in der Freizeit ...?

Patientin nennt sehr viele Probleme

Es kann passieren, dass Patientinnen so viele Probleme nennen, dass wir selbst das Gefühl bekommen, den roten Faden zu verlieren. Dann kann es helfen, wenn wir nach dem Sammeln Cluster bilden. Häufig gehören viele kleine Probleme zu einem Hauptthema und es ist hilfreich zu versuchen zu verstehen, was allen zugrunde liegt und das dann als Problem festzuhalten.

Beispiel: Ich traue mich nicht, vor anderen zu sprechen, habe Angst mich zu blamieren, vermeide soziale Kontakte, hatte noch nie eine Partnerschaft → Cluster: Aus Angst vor der Reaktion anderer ziehe ich mich weitestgehend zurück.

Wichtig ist, dass die Patientin die Cluster nachvollziehen und so annehmen kann. Wenn Patientin keinen Zusammenhang sieht, so stehen lassen: *Wir können ja demnächst weiter untersuchen, ob es einen Zusammenhang gibt oder nicht. Jetzt lassen wir es auf jeden Fall erstmal so stehen, wie es sich gerade für Sie darstellt.*

Wichtig ist außerdem, dass wir auch bei den Clustern auf der Verhaltensebene bleiben. Therapeutinnen sehen vielleicht auf den ersten Blick Kriterien einer Diagnose erfüllt (antriebslos, schläft schlecht, Selbstwert im Keller, keine Freude mehr an irgendetwas → Depression), was dazu einlädt, die Diagnose als Cluster aufzuschreiben. Diagnosen an sich gehen aber weg von der Verhaltensebene, sind für Patienten abstrakt und nicht zugänglich, daher sollte die Diagnose so individuell und konkret wie möglich als *Problemverhalten* aufgenommen werden – wie es die meisten Patientinnen auch beschreiben. Wenn Patientinnen anstatt Problemverhalten eine Diagnose nennen, sollte das konkrete Problemverhalten sowie das für die Patientinnen durch die Diagnose entstehende konkrete Problem herausgefunden werden (Depression → schlafe schlecht).

Patientin nennt realitätsferne Probleme

Realitätsferne Probleme, wie von Marsmenschen verfolgt zu werden, unter denen Menschen mit einem Wahn leiden, können auch mit einem Problemkuchen bearbeitet werden. Letztlich macht es aus der Sichtweise der Patientin keinen Unterschied, ob die vermeintlichen Verfolger vom Mars kommen oder aus dem Haus von schräg gegenüber. Es ergeben sich Gefühle wie Ängste, Einsamkeit, Depression, häufig mit Rückzug, Grübeln und Sorgen verbunden. Aus diesem Problemverhalten lassen sich sehr gut Ziele für die nächsten Schritte zu einem gesünderen Leben ableiten. Mit anderen Worten: Wahn akzeptieren ist wirksamer als Wahn verändern, vgl. Mehl et al. 2015. Zudem gibt es bei solchen Patientinnen ebenfalls häufig Probleme mit der Emotionsregulation und Sucht wie bei allen anderen auch, deren Verbesserung unabhängig von Wahninhalten attraktiv für sie sein kann. Als vertiefende Literatur empfehlen sich die Arbeiten um die Arbeitsgruppe von Mehl et al. (2015).

Patientin nennt Probleme außerhalb unseres Zuständigkeitsbereichs

Manchmal kann es auch sein, dass Dinge genannt werden, die nicht zu unserem psychiatrisch-psychotherapeutischen Bereich gehören. In einem solchen Fall sammeln wir alle Probleme, bedanken uns für die Offenheit und bieten psychoedukativ an, die Probleme gemeinsam etwas zu sortieren in »Was wir uns in der Behandlung vornehmen«, »Was in einer teilstationären und/oder ambulanten Behandlung weiterverfolgt werden kann« und »Was in einen anderen Bereich fällt«.

Patientin findet Kuchen-Idee albern

Abneigung validieren und sich auf einen anderen Begriff wie Kuchen-/Kreisdiagramm einigen. Zielführend ist, sich schnell auf eine Variante festzulegen und keine unnötige Zeit mit Diskussionen zu verlieren. Die gemeinsame Sprache sollte für Patientin und Therapeutin passen, gleichzeitig ist die Therapeutin flexibler und passt sich daher der Sprache von der Patientin an. Wenn eine Abneigung bei der bekannten Patientin erwartbar ist, wird direkt andere Anmoderation gewählt (→ Kap. 4.9.5).

4.9.9 Sonstiges

Die Übung »Problemkuchen« eignet sich bei fitteren Patientinnen auch gut als eigenständig zu erledigende Aufgabe bis zur nächsten Sitzung, dann kann der fertige Problemkuchen gemeinsam besprochen werden.

Arbeitsblatt »Problemkuchen«

Nehmen Sie die Rückseite dieses Blatts zur Hand und notieren Sie alle Probleme, unter denen Sie leiden. Bitte stellen Sie sich dann vor, der Kuchen beschreibe die Summe all Ihrer Probleme. Teilen Sie den Kuchen in Stücke und beschriften Sie diese in dem inneren Kreis. Jedes Stück symbolisiert eines Ihrer Probleme. Je schwerwiegender das Problem, desto größer sollte das Kuchenstück sein. Im Kuchenrand können Sie die gemeinsam erarbeiteten Ziele eintragen.

4.10 Erstellen eines Störungsmodells

4.10.1 Indikation

- Ein Erklärungsmodell für eine psychische Störung zu haben, ist für Patientinnen sehr hilfreich, um a) selbst Expertin für die eigene Erkrankung, b) validiert und c) entpathologisiert zu werden.
- Die Tiefe bei der Erarbeitung des Störungsmodells kann an das jeweilige Funktionsniveau der Patientin angepasst werden.

4.10.2 Ziele

- Patientin bekommt Einsicht in Ursachen (woher kommt es?) und Aufrechterhaltung (warum bleibt es?) ihrer Störung(en)
- Erstellen gemeinsamer Arbeitsgrundlage für die weitere Behandlung

4.10.3 Haltung als Therapeutin

- »Sie sind Expertin für Ihre Lebensgeschichte und Ihre Symptomatik. Ich bin Expertin für psychotherapeutisch-psychiatrisches Fachwissen. Beides vereinen wir in einem Störungsmodell, was uns als Arbeitsgrundlage dient.«

4.10.4 Materialien

- IB »Vulnerabilitäts-Stress-Modell« (P)
- AB »Meine Erkrankung, woher kommt es?« (P)
- AB »Der gute Grund für mein Problemverhalten« (P)
- AB »Behandlungsplanung anhand des Funktions- und Bedingungsmodells« (T)

4.10.5 Wichtig vorab

In einer psychotherapeutischen Ausbildung lernt man für jede Störung mindestens ein Entstehungsmodell kennen, häufig gibt es mehrere, von verschiedenen Autoren. Es ist nicht mit dem psychiatrischen Arbeitsalltag vereinbar, dass alle Berufsgruppen für jede Störung das jeweilige Modell kennen. Gleichzeitig wird auf Stationen bzw. in Behandlungseinheiten gearbeitet, in denen grundsätzlich jede Störung behandelt werden kann und es daher eine Lösung braucht. Um dem gerecht zu werden, wird im Folgenden ein allgemeines Entstehungsmodell für psychische Erkrankungen vorgestellt, das Vulnerabilitäts-Stress-Modell (für eine Vertiefung siehe auch Wittchen & Hoyer 2011). Je nach Wissen und zeitlichen Ressourcen der einzelnen Therapeutin kann darüber hinaus für die entsprechende Störung noch ein weiteres erstellt werden. Auf störungsspezifischen Stationen, die sich vor allem mit einer Störungsgruppe auseinandersetzen, kann es zielführend sein, sich gemeinsam als Team in dieser Störung weiterzubilden und entsprechend spezifische Störungsmodelle parat zu haben.

Als Therapeutin ist für die Behandlungsplanung hilfreich, sich alle Faktoren, die zur Entstehung der Störung bzw. zu deren Aufrechterhaltung beitragen, übersichtlich zu notieren (→ AB »Behandlungsplanung anhand Funktions- und Bedingungsmodell«) und dann zu schauen, an welchen Stellen therapeutisch gearbeitet werden kann.

4.10.6 Ablauf der Erarbeitung des Störungsmodells

Gemeinsam mit der Patientin wir das individuelle Störungsmodell erarbeitet.

- Rational hinter dem Erarbeiten eines Störungsmodells: Patientinnen erklären, dass es Sinn macht, sich gemeinsam anzuschauen, woher die Erkrankung kommt und wodurch sie aufrechterhalten wird. Dies ist sehr wertvoll, denn es ermöglicht daraus, wie auch aus den Problemen, die die Patientin mitbringt, wichtige therapeutische Ziele abzuleiten. Es kann sowohl an Vulnerabilitäten und Stressoren gearbeitet werden als auch an der individuellen Aufrechterhaltung.
- Zur Erklärung des Vulnerabilitäts-Stress-Modells kann das Infoblatt als Grundlage dienen. Dieses kann entweder der Patientin mitgegeben werden fürs eigene Durcharbeiten oder aber, und das wird bei den meisten Patientinnen angeraten sein, gemeinsam mit der Patientin am Flipchart oder auf einem Zettel erarbeitet werden.
- Zur Erklärung der Aufrechterhaltung kann ein allgemeines Model (»Der gute Grund für Problemverhalten«) herangezogen werden oder auch ein störungsbezogenes Modell (wie z. B. der Angst-Teufelskreis bei Angsterkrankungen, das Trigger-Vermeidungs-Escape-Modell bei Traumafolgestörungen oder das Verstärker-Verlust-Modell bei Depressionen). Auf die Suche von aufrechterhaltenden Faktoren sollte viel Zeit gelegt werden, da diese Möglichkeiten aufzeigen, die innerhalb der Therapie mit Maßnahmen angegangen werden können.

FALLBEISPIEL

Eine Patientin mit Zwangsstörung kommt in die Behandlung, sie steht kurz vor dem Abschluss des Studiums. Die damit verbundenen Herausforderungen und die Fülle an Terminen haben zu einer Verschlimmerung der Symptomatik geführt (Kontrollieren, bestimmte Dinge nicht tun können aus Angst vor Fehlern). Die Mutter, bei der die Patientin wieder wohnt, leidet ebenfalls unter einer Zwangserkrankung. Der Vater der Patientin habe sie verlassen, als sie drei Jahre alt war. Die Patientin ist mit Beginn des Studiums aus dem Haus ihrer Mutter ausgezogen und hat in einer WG gelebt. Unmittelbar nach dem Auszug habe sie Zwangssymptome entwickelt, sich erdrückt gefühlt von der Verantwortung, die sie auf einmal habe. Sie habe einen Nervenzusammenbruch gehabt und habe wieder zu ihrer Mutter zurückziehen müssen. Seitdem sei es ihr besser gegangen, bis nun die vielen Prüfungen und die Abschlussarbeit erneut zu sehr viel Druck geführt hätten und sie die meiste Zeit am Tag damit verbrächte, Dinge zu kontrollieren.

→ Tab. 4-1 zeigt die verschiedenen Faktoren, die von der Therapeutin mit der Patientin gesammelt wurden und welche Maßnahmen, die Therapeutin sich überlegt hat, um mit den verschiedenen Aspekten der Erkrankung in der Behandlung umzugehen.

Faktoren, die zur Entstehung und Aufrechterhaltung beigetragen haben		Maßnahmen in der Therapie
Vulnerabilitäten	▪ Genetische Vorbelastung durch Erkrankung der Mutter	▪ Psychoedukation Zwangserkrankungen
Stressoren: Begünstigende Faktoren	▪ Modelllernen durch Mutter ▪ Frühes Verlusterlebnis (Trennung vom Vater)	▪ Auszug aus Haus der Mutter
Stressoren: Auslöser	▪ Ursprünglich: Auszug aus Haus der Mutter ▪ Für Verschlimmerung der Symptomatik: Abschluss des Studiums, Termindruck	▪ Reduktion beruflicher Anspruch ▪ Vermeidung von Terminchaos ▪ Emotionsregulation
Aufrechterhaltende Aspekte	▪ Vermeidungsverhalten (Situationen vermeiden, die zu Fehlern führen könnten) ▪ Exzessives Kontrollieren von Geräten, schriftlichen Aufgaben, Türen/Fenstern etc.	▪ Exposition mit angstauslösenden Situationen

Tab. 4-1: Übersicht der Vulnerabilitäten und Stressoren sowie mögliche Maßnahmen in der Therapie, diesen zu begegnen

4.10.7 Nächster Schritt

Ableiten von therapeutischen Zielen (→ Kap. 4.12); optional, wenn Zeit und Indikation vorliegen, vorher noch die Arbeit an Werten durchführen (→ Kap. 4.11).

4.10.8 Schwierige Situationen

Patientin sieht Ursache ihrer Schwierigkeiten nur bei anderen

Manche Patientinnen neigen dazu, ihre Probleme zu externalisieren, also anderen zuzuschreiben oder andere als das Problem in ihrem Leben anzusehen. Die Psychoedukation zur Entstehung von psychischen Erkrankungen kann an der Stelle helfen, aufzuzeigen, dass die Ursache für eine Erkrankung meistens multifaktoriell ist. Es liegen mehrere Dinge vor, die zur Entstehung und auch jetzt zur Aufrechterhaltung beitragen. Auf die Art und Weise kann versucht werden die Umstände, an denen die Patientin vehement festhält, zu integrieren und gleichzeitig weitere Aspekte mit aufzunehmen. Je nach Reaktanz der Patientin kann darauf verwiesen werden, dass sie die Expertin für ihre Krankheitsgeschichte ist. Gleichwohl wir als Therapeutinnen die Expertinnen für die Entstehung von psychischen Erkrankungen sind und es in unserer Verantwortung liegt, die Patientin auch an der Stelle aufzuklären, wie der aktuelle Forschungsstand ist. Das alles kommunizieren wir in unserer empathisch-validierenden Grundhaltung.

Patientin integriert Störungsmodell nicht in die weitere Behandlung

Patientin stimmt zu, Modell verstanden zu haben, befasst sich aber nicht damit, kann es nicht anwenden, in Folgeterminen muss es immer wieder neu erklärt werden. Das kann an verschiedenen Dingen liegen, z.B. an einer Überforderung der kognitiven Fähigkeiten der Patientin, einer unzureichenden Erklärung unsererseits oder an einem Commitmentproblem. Je nachdem sollte der Wert des Modells herausgestellt oder eine einfachere Version mit anderen Worten versucht werden. Wenn die Therapie ansonsten gut läuft, kann es sein, dass die Patientin das Modell implizit verstanden hat und intuitiv für sich richtig anwendet. Sollte es in der Therapie generell Probleme geben, zurück zur Commitmentprüfung und Psychoedukation.

Infoblatt »Vulnerabilitäts-Stress-Modell«

Das Vulnerabilitäts-Stress-Modell besteht aus zwei Faktoren, die dazu beitragen können, dass wir psychisch erkranken. Beide Faktoren kann man sich als Päckchen vorstellen, die wir mit uns, in unserem Rucksack, herumtragen.

Faktor 1: Vulnerabilität (Verwundbarkeit)

Bei dem ersten Faktor Vulnerabilität oder auch Verwundbarkeit geht es um Dinge, die wir von Geburt in uns tragen wie **Genetik** (gibt es psychische Erkrankungen in der Familie?), **Aspekte der Persönlichkeit** (z. B. sensibel, sehr gewissenhaft) oder auch **angeborene körperliche Erkrankungen**. Dazu können frühe Stressoren kommen, die so früh im Leben waren, dass sie unsere Entwicklung geprägt haben und auch als Verletzlichkeiten in unseren Rucksack gewandert sind und die wir seitdem mit uns tragen, z. B. **familiäre Faktoren** wie Aufwachsen in Armut oder Fluchterfahrungen, **frühe Verlusterlebnisse** wie Tod einer Bezugsperson, **traumatische Erlebnisse (psychisch und physisch)** oder **ungünstige/negative Beziehungserfahrungen in der Kindheit**.

Ein jeder Mensch bekommt bei der Geburt bzw. im Laufe seines sehr frühen Lebens »seine Päckchen« mit, die er dann mit sich trägt. Wir sagen ja auch »Jeder hat sein Päckchen zu tragen.«. Wie viele Päckchen ein Mensch bei der Geburt mitbekommt, kann ganz unterschiedlich aussehen, wie hier in der Grafik dargestellt:

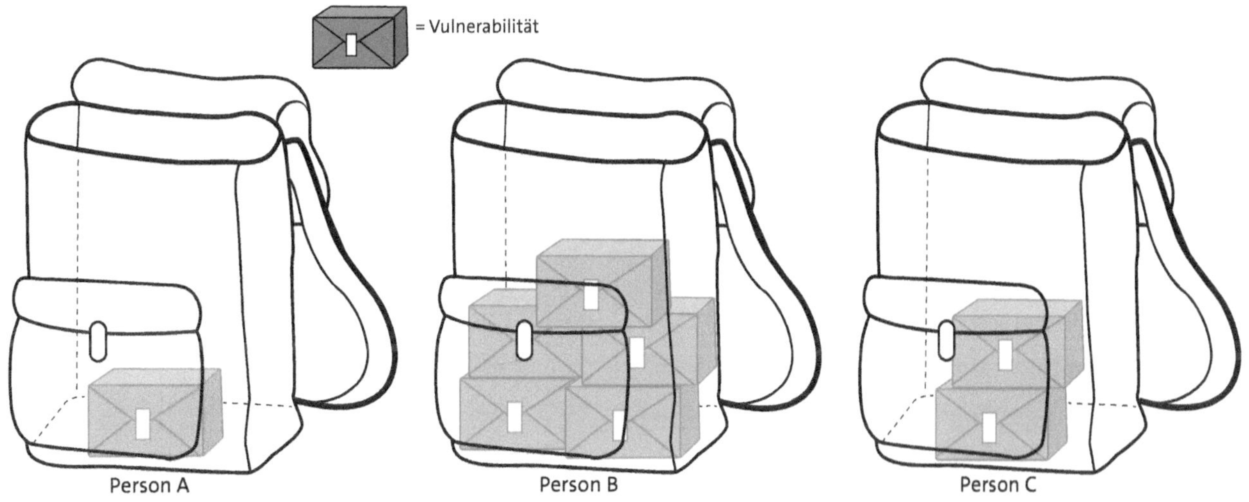

Faktor 2: Stress

Bei dem zweiten Faktor Stress geht es einmal um **chronischen, anhaltenden Stress**, aber auch um **akuten Stress** wie **Veränderung in der Familiensituation** (z. B. Heirat, Trennung, Scheidung, Geburt Kind), **Umzug in neue Stadt/Land, Auszug aus Elternhaus, Verlusterlebnisse**, z. B. Tod, Arbeitsplatz oder **Suchtmittelkonsum, somatische Erkrankungen** (z. B. Krebs).

Jeder Mensch macht unterschiedliche Erfahrungen im Laufe seines Lebens. Wenn wir nun aber mal davon ausgehen, dass die drei Personen aus der Grafik oben mit der Zeit alle die drei gleichen Stressoren dazubekommen, ist der Rucksack von Person B deutlich schneller voll als der Rucksack von Person A oder C.

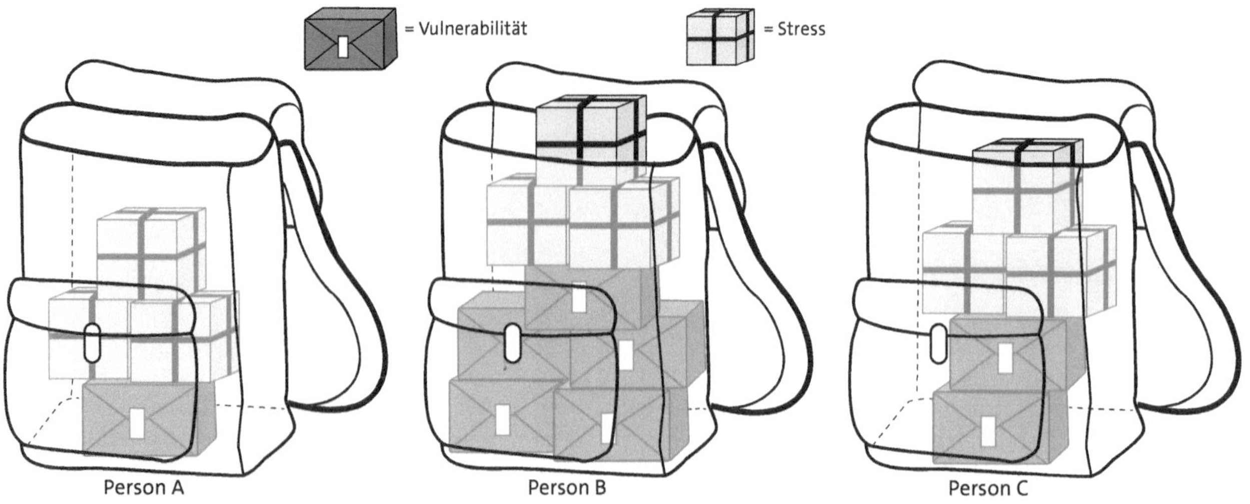

Wir alle können nur eine bestimmte Menge Stress aushalten, irgendwann ist aber eine Schwelle erreicht und wir werden psychisch krank. Jemand, der mehr Verwundbarkeiten von Anfang an mitbringt, hat weniger Spielraum für hinzukommende Stressoren und kann daher schneller an einer psychischen Erkrankung leiden.

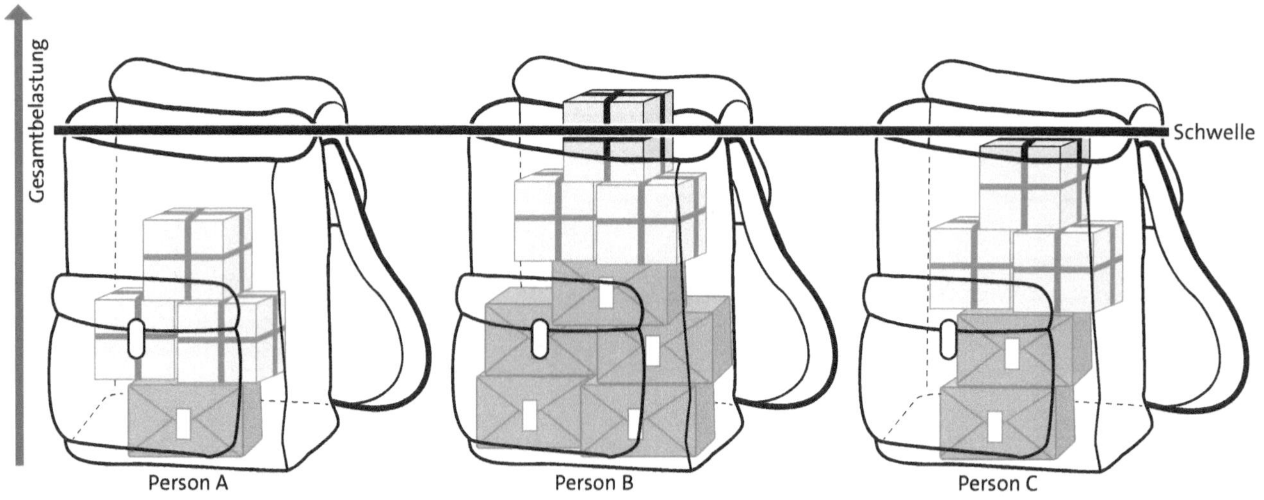

Überlegen Sie, welche Verwundbarkeiten haben Sie ins Leben mitgenommen und welche Stressoren haben sich im Laufe der Zeit angesammelt. Was hat bei Ihnen dann das Fass zum Überlaufen gebracht, also die Schwelle übertreten lassen?

Wichtig: Mit bestimmten Strategien können Sie lernen, sowohl mit Verwundbarkeiten als auch mit Stressoren umzugehen, sodass Sie im Alltag weniger belastet sind.

Arbeitsblatt »Meine Erkrankung, woher kommt es?«

Bitte notieren Sie zuerst Ihre Vulnerabilitäten in Ihrem Rucksack und dann Ihre Stressoren. Nutzen Sie dafür zwei verschiedene Schriftfarben. Wenn Sie einen Stressor als Auslöser ansehen würden, kreisen Sie diesen rot ein.

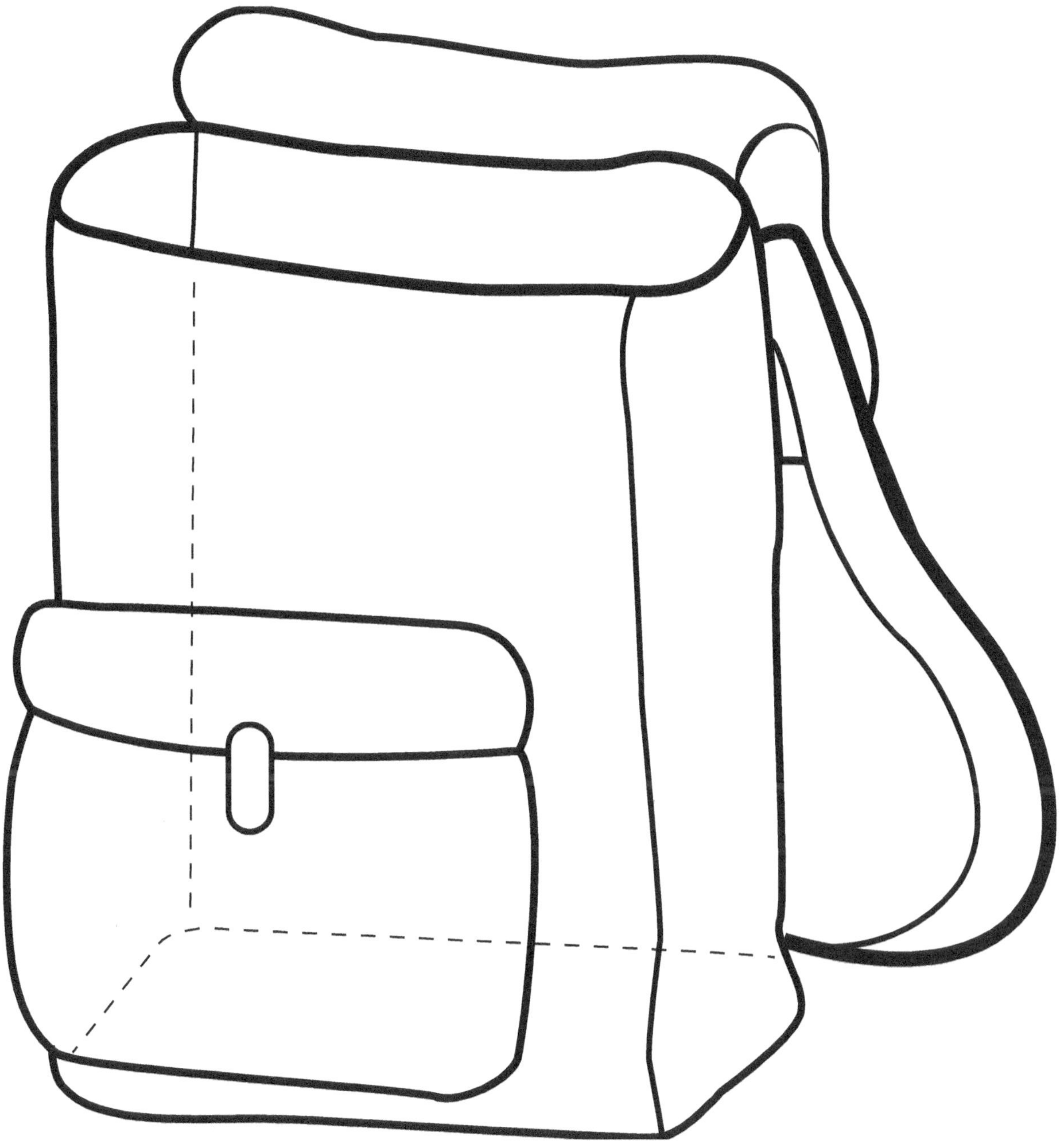

Arbeitsblatt »Der gute Grund für mein Problemverhalten«

In der Verhaltenstherapie gehen wir davon aus, dass jeder Mensch sich nicht zufällig verhält, sondern einen guten Grund für sein Verhalten hat. Meist ist dieser gute Grund nur unmittelbar nach dem Ausüben des Verhaltens spürbar. Wenn wir zum Beispiel Kuchen über alles lieben, uns aber vorgenommen haben, eine Zeit lang auf Kuchen zu verzichten, und dann einem großartigen Stück Schokokuchen nicht Stand halten können, werden wir uns relativ schnell ärgern, dass wir nicht durchgehalten haben. Das sieht auf den ersten Blick so aus, als wäre das Verhalten von uns, also das Essen des Stück Kuchens, nicht nachvollziehbar – wir wollten es doch eigentlich nicht. Wir könnten auf die Idee kommen, dass wir gar keinen guten Grund hatten, das Stück Kuchen zu essen. Wenn wir aber genau hinschauen, dann hatten wir ihn. Was macht Kuchen mit uns? Er ist lecker und führt zu einem angenehmen Gefühl. Außerdem hat Essen auch häufig einen entspannenden Effekt. Also haben wir schon zwei gute Gründe für das Essen des Stück Kuchens: ein angenehmes Gefühl und Entspannung.

Gleichzeitig hat es auch einen Sinn, dass wir weniger Kuchen essen wollen. Um das aber langfristig hinzubekommen, brauchen wir eine Alternative, die ebenfalls zu einem angenehmen Gefühl und Entspannung führt. Es ist daher sehr hilfreich seine guten Gründe für ein problematisches Verhalten zu kennen, damit man sich auf die Suche machen kann, diese Bedürfnisse durch ein anderes Verhalten zu erfüllen, das uns langfristig weniger Probleme bereitet.

Überlegen Sie, was sind Ihre guten Gründe für ein problematisches Verhalten, das Sie eigentlich loswerden wollen? Schauen Sie dabei vor allem auf die Zeit während der Ausübung des Verhaltens oder unmittelbar danach.

Mein Problemverhalten	Mein guter Grund

Gemeinsam mit Ihrer Therapeutin können Sie in einem nächsten Schritt überlegen, was Sie alternativ machen können, um die Funktion Ihres Problemverhaltens trotzdem zu erfüllen.

Arbeitsblatt »Behandlungsplanung anhand des Funktions- und Bedingungsmodells«

Anhand der Anamnese der Patientin und dem Krankheitsverlauf, können Sie die entscheidenden Faktoren, die zur Entstehung der Erkrankung geführt haben, eintragen. Im nächsten Schritt können Sie überlegen, mit welchen Methoden Sie an welcher Stelle in der Therapie anknüpfen können. Es empfiehlt sich vor allem bei der Aufrechterhaltung hinzuschauen.

Faktoren, die zur Entstehung und Aufrechterhaltung beigetragen haben		**Maßnahmen in der Therapie**
Vulnerabilitäten		
Stressoren: Begünstigende Faktoren		
Stressoren: Auslöser		
Aufrechterhaltende Aspekte		

4.11 Wertearbeit

Werte bilden ab, was Menschen im Leben wichtig ist. Sie motivieren Menschen, sich so oder so zu verhalten. Sie geben eine Orientierung, wie wir unser Leben gestalten wollen. Bei Menschen, die keine Idee von ihren eigenen Zielen im Leben haben, kann es hilfreich sein, einen Schritt zurückzugehen und erst einmal mit Werten zu arbeiten, aus denen dann Ziele, also konkrete Handlungen abgleitet werden können. Da die Arbeit an Werten vorbereitend für die konkreten Therapieziele ist, findet sich das Kapitel vor dem Kapitel zu den Therapiezielen. Manchmal merkt man aber erst bei der Erarbeitung der Ziele, dass eine Arbeit an Werten sinnvoll ist, dann empfehlen wir zu diesem Kapitel zurückzukommen. Für eine vertiefte Literatur empfehlen wir Wengenroth (2017).

4.11.1 Indikation

- Patientinnen mit ausreichend Reflexionsvermögen und Bereitschaft, ihre jetzigen Probleme und Ziele in einen größeren Lebenskontext zu packen
- Patientinnen mit rezidivierenden Erkrankungen, zur Prüfung, ob evtl. von ihnen wichtige Werte permanent nicht gelebt werden und entstehende Diskrepanz zwischen Wunsch und Realität zu Leiden führt
- Patientinnen, die in der Fülle von Optionen noch Orientierung suchen und nicht wissen, wie sie ihr Leben gestalten wollen (v. a. auch bei jungen Menschen)

4.11.2 Ziele

- Grundlage schaffen, um therapeutischen Ziele anhand eines größeren, validen (Lebens-)Kontexts abzuleiten
- Patientin erarbeitet sich individuelle Werteorientierung, an der sich im Selbstmanagement immer wieder ausgerichtet werden kann
- Diskrepanz zwischen den Werten, die Patientin sich wünscht, und denen, die gelebt werden, sowie die daraus entstehenden Konsequenzen (z. B. Leiden, Verstärkerverlust) psychoedukativ verdeutlichen und an Reduktion der Diskrepanzen als Therapieziel ableiten

4.11.3 Haltung als Therapeutin

- »Wenn ich mich an Werten im Leben orientiere, kann es helfen, das für mich Wesentliche nicht aus dem Blick zu verlieren und mich selbst und meine Ziele immer wieder daran zu orientieren.«
- »Werte können sich ändern, sie sind nicht in Stein gemeißelt.«
- »Es ist hilfreich, wenn Ihre Werte von Ihnen gewählt werden und Sie sich dabei nicht zu sehr von äußeren Meinungen, Einstellungen etc. leiten lassen. Umso mehr es Ihre eigenen Werte sind, desto stärker können sie ihre Wirkung entfalten.«

4.11.4 Materialien

- AB »Wichtige Lebensbereiche« (P)
- AB »Geburtstagsrede« (P)
- AB »Säulen meines stabilen Ichs« (P)

4.11.5 Wichtig vorab

Es gilt den therapeutischen Fokus nicht aus dem Blick zu verlieren, da die Arbeit an Werten Potenzial hat, in ein (philosophisches) Gespräch mit Patientinnen zu kommen, Werte sind abstrakter. Bei der Erarbeitung der Werte im Leben, die (fortan) zur Orientierung beim Ableiten von SMARTen Zielen (→Kap. 4.12) dienen dürfen, sollte daher darauf geachtet werden, dass es konkret bleibt, dass Werte sich ändern dürfen und heute nicht bis ins kleinste Detail geklärt werden müssen. Als Annäherung an eigentliche Werte wie Toleranz, Regeltreue, Genuss oder Leistung wählen wir den Weg über Lebensbereiche, da er uns für psychiatrische Patienten am zugänglichsten erscheint (siehe auch Wengenroth 2017).

Die evtl. entstehende Diskrepanz zwischen den Wertevorstellungen, die jemand leben möchte, und deren momentan fehlenden Umsetzung im Leben, stimmt Patientinnen häufig traurig. Nach Validieren der Traurigkeit direkt zu konkreten Verhaltensweisen überleiten, die Patientinnen momentan vielleicht davon abhalten, den Wert in ihrem Leben zu integrieren. Somit wird der Fokus auch hier in Richtung SMARTe Ziele gesetzt, die Patientinnen helfen, sich der Umsetzung anzunähern.

Manchmal kommunizieren Menschen aus sozialer Korrektheit Werte anders als sie es wirklich leben und empfinden, z. B. bei dissozialen oder selbstunsicher-vermeidenden Persönlichkeiten. Wenn wir es bemerken, sollten wir es problematisieren. Wichtig ist, dass die Patientin versteht, welche Konsequenzen es für ihr Leben hat, wenn sie ihre Therapiezeit dafür nutzt, Werte und Ziele zu erarbeiten, die sie nur für andere verfolgt (z. B. selbstunsicher-vermeidend). Manchmal gibt es auch Werte, die für die Patientin schambehaftet sind und sie sich nicht traut spontan zu äußern. In der Exploration kann daher gezielt nach solchen »geheimen« Werten gefragt werden.

4.11.6 Ablauf der Wertearbeit

Prinzipiell kann die Arbeit an Werten an jeder Stelle eingefügt werden, es empfiehlt sich vor der konkreten Zielbearbeitung, damit während derer dann darauf referiert werden kann. Aus verschiedenen Gründen kann die Arbeit an Werten oder wichtigen Lebensbereichen aber auch erst im Verlauf der Behandlung an Bedeutung gewinnen.

Bei manchen Patientinnen bietet es sich an, kurz auf den Unterschied zwischen Zielen und Werten einzugehen, zum Beispiel anhand der Übung Ziele vs. Werte, die vor allem für Gruppen geeignet ist, aber auch im Einzelgespräch genutzt werden kann. So kann die Patientin angeleitet werden, auch im Selbstmanagement immer mal wieder innezuhalten und für sich zu prüfen, ob sie momentan ihren Alltag nach ihren wichtigen Lebensbereichen gestaltet oder sich ggf. neue Ziele vornehmen möchte, um ihre Werte wieder mehr zu leben.

ÜBUNG Ziele vs. Werte (für eine Gruppe)

Patientinnen werden gebeten, sich spielerisch auf das neue Thema einzulassen und eine Übung mitzumachen. Therapeutin sollte, gerade wenn die Übung im Einzelgespräch genutzt wird, die Übung mitmachen, damit Patientinnen eigene Scham überwinden und sich auf die Übung einlassen.

Ich möchte Sie bitten, dass Sie sich einmal hinstellen ... Prima, Danke. Und nun werde ich gleich den Gong schlagen und Ihre Aufgabe ist es, sich einfach im Raum zu bewegen bis Sie erneut den Gong hören. Okay? Los geht es. Gong ... Gong.

Prima, danke, wie ist es Ihnen ergangen? Ah ja, okay. Gut, nun möchte ich Sie bitten, dass Sie sich wieder zwischen den beiden Gongtönen im Raum bewegen, aber diesmal sich etwas im Raum aussuchen, auf das Sie dann gezielt zugehen. Okay? Weiter geht es. Gong ... Gong.

Prima, danke, wie es Ihnen diesmal ergangen, womit waren Sie beschäftigt? ... Ja, im Unterschied zum ersten Herumlaufen, ah ja, es war einfacher, weil Sie ein Ziel vor Augen hatten, verstehe. Gut, dann möchte ich Sie nun zuletzt bitten, dass Sie sich wieder im Raum etwas aussuchen, auf das Sie zugehen, aber diesmal überlegen Sie sich bitte, wie Sie auf das Objekt zusteuern. Sie können dabei ausprobieren, was immer Sie wollen: auf einem Bein hüpfend (vormachen!), wie ein Affe (vormachen: unter den Achseln graulend) oder kriechen, krabbeln ... Ihrer Fantasie sind keine Grenzen gesetzt. Okay? Dann letzte Runde. Gong ... Gong.

Prima, danke. Wie ist es Ihnen diesmal gegangen? Womit waren Sie beschäftigt? Ah ja, mehr damit, wie Sie zu Ihrem Ziel kommen, verstehe. Noch andere Rückmeldungen ...? Okay, dann sammeln wir mal: Erste Erkenntnis, ein Ziel vor den Augen zu haben, ist hilfreich, weil Sie dann nicht planlos in der Gegend rumlaufen, wenn Ihnen dann alles Mögliche im Kopf herumgeht ... Ja, wir brauchen Ziele. Ziele sind Dinge, auf die wir zusteuern und abhaken können, sobald wir diese erreicht haben. Aber was passiert danach mit dem Ziel? Genau, es ist nicht mehr so wichtig, wir haben es ja in der Tasche. Lassen Sie uns ein Beispiel machen: Hat jemand von Ihnen den Führerschein? Ja, okay, können Sie sich noch erinnern, wie Sie darauf zugesteuert haben? Und wie lange war das wichtig für Sie ... genau, es war ziemlich schnell selbstverständlich.

Gut, was war die Erkenntnis von der letzten Runde? Ja, auch der Weg, wie wir ein Ziel erreichen, spielt eine Rolle. Dabei nähern wir uns dem Thema Werten, können Sie daran auch einen Haken machen? Ich mache Ihnen ein Beispiel: Sie wollen Vater werden, daran können Sie einen Haken machen, wenn Sie es geworden sind. Wenn ein Wert von Ihnen aber ist, ein verantwortungsvoller Vater zu sein – können Sie daran einen Haken machen? Genau, das geht nicht, es gibt Ihnen eher die Richtung vor, wie Sie etwas machen, aber erst am Ende Ihres Lebens können Sie sagen, ja, ich war ein verantwortungsvoller Vater. Macht das für Sie Sinn? Wir haben einmal Ergebnisziele, siehe den Führerschein, und dann Richtungsziele, unsere Werte. Heute möchte ich mich näher dem Thema Werte widmen ...

Es gibt unterschiedliche Möglichkeiten, eine Werteorientierung zu erarbeiten. Die Methoden haben jeweils einen unterschiedlichen Fokus und können danach ausgewählt werden, was bei der Patientin im Vordergrund steht, oder auch kombiniert werden.

→ AB »Wichtige Lebensbereiche«: Manchmal kann sich die Zielvereinbarung als schwierig erweisen, da Patientinnen nicht wissen, was sie mit ihrem Leben anfangen wollen. Es ist daher hilfreich, mithilfe eines Fragebogens die Lebensbereiche, die Patientinnen individuell wichtig sind (ohne, dass die Auswahl zu begründen ist!), auszuwählen, und eine Bestandsaufnahme erheben zu lassen, wie sehr diese Lebensbereiche gerade auch in ihrem Alltag Beachtung finden. Dafür eignet sich zu erfragen, wie viel Zeit in den Lebensbereich investiert wird, da ein Zeitinvestment einen Indikator darstellt für eine (gelungene) Umsetzung von Werten im Leben. Sollte eine Diskrepanz sichtbar werden zwischen persönlicher Bedeutsamkeit und investierter Zeit, kann eine verstärkte Umsetzung im Alltag mithilfe von konkreten Zielen besprochen und (anfänglich) begleitet werden. Ähnlich wie bei SMARTen Zielen ist bedeutsam, dass die Umsetzung verstärkend für Patientinnen ist. Sollte auffallen, dass die Werte eher sozial erwünscht ausgewählt wurden, könnte dies besprochen werden und die Bedeutsamkeit herausgehoben werden, dass Wertebereiche, die attraktiv und sinnhaft erscheinen, mit einer höheren Wahrscheinlichkeit auch die Lebensgestaltung beeinflussen.

→ AB »Geburtstagsrede« (angelehnt an Dambacher & Samaan 2020): Eine andere Annäherung an die individuell wichtig erscheinenden Werte kann das Nutzen von sozialem Ansehen sein. Wenn es Patientinnen schwerfällt, sich zu entscheiden, was einem wichtig ist – trotz Vorschläge wie im AB »Wichtige Lebensbereiche«, kann es eine Hilfe sein, zu erfragen, was sie sich wünschen, was andere von ihnen denken. Und da es sich um Werte handelt, die man nicht wie ein Ziel erreicht, sondern der Weg an sich die Zielerreichung darstellt, wirft man den Blick aufs Ende des Lebens und lässt sich vorstellen, was die Patientin gerne zum 85. Geburtstag in einer Rede eines Freundes hören wollen würde.

→ AB »Säulen meines stabilen Ichs«: Das Arbeitsblatt beinhaltet zugleich einen psychoedukativen Anteil, anhand dessen vermittelt werden kann, wie wichtig es ist, mehrere Lebensbereiche im Leben zu verfolgen und in sie zu investieren. Es bietet sich daher vor allem für Patientinnen an, die in ihrem Leben »alles auf eine Karte setzen«, z. B. die Arbeit oder Partnerschaft. Verhalten nach mehreren Lebensbereichen auszurichten, macht Sinn, weil sich Lebensbereiche ändern oder wegfallen können und es Menschen psychisch bessergeht, wenn sie dann auf andere Bereiche ausweichenkönnen. (Beispiel: Die Partnerschaft ist die einzige Säule im Leben eines Menschen. Der Partner verunfallt, sodass diese eine wichtige Säule wegfällt und erst mühsam, in einer dazukommenden Trauerphase, andere Lebensbereiche/Säulen erarbeitet werden müssen.) Grafisch wird es dargestellt an dem Dach, dass das »stabile Ich« verkörpert, was nicht nur von einer Säule getragen werden kann. Wenn Patientinnen zwei Säulen auswählen, sollte auch hier darauf eingegangen werden, dass es ein risikobehaftetes Unterfangen ist, da eine Säule wegbrechen kann und dann das Dach nicht mehr von nur einer Säule gehalten werden kann. Sollte dieser psychoedukative Teil bei der Intervention fokussiert werden, empfiehlt es sich, das Dach und die Säulen Stück für Stück mit der Patientin auf einem leeren Blatt Papier gemeinsam zu erarbeiten.

Arbeitsblatt »Wichtige Lebensbereiche«

Bitte lesen Sie sich die Lebensbereiche durch und ergänzen Sie noch weitere Bereiche, wenn Sie welche vermissen. Unter jedem Lebensbereich finden Sie außerdem Platz, um ihn für sich so zu individualisieren, dass er zu Ihnen passt. Überlegen Sie sich, wie wichtig die verschiedenen Bereiche sind. Welche Bereiche sollten in Ihrem Leben eine besondere Rolle spielen?

Überlegen Sie dann in einem zweiten Schritt, wie viel Zeit Sie dem Lebensbereich im Moment in Ihrem Leben widmen.

Vielleicht werden Sie feststellen, dass es Lebensbereiche gibt, die Ihnen einerseits sehr wichtig sind, Sie andererseits momentan aber kaum dazukommen, sich diesen zu widmen. Es kann aber auch genau andersherum sein, dass manche Lebensbereiche Sie momentan sehr beanspruchen, obwohl sie Ihnen gar nicht so bedeutsam vorkommen. Besprechen Sie in diesem Falle mit Ihrer Therapeutin, ob Sie daran etwas ändern möchten und wenn ja, wie Ihnen das durch konkrete (Teil-)Ziele gelingen kann. Es ist normal, dass wir nicht zu jedem Zeitpunkt in unserem Leben jedem uns wichtigen Lebensbereich so viel Zeit widmen können, wie wir möchten. Schauen Sie daher, was realistisch ist.

Lebensbereich	**So wichtig ist mir der Bereich … (1–10)** *1 – gar nicht wichtig* *10 – extrem wichtig*	**So viel Zeit widme ich dem Bereich im Alltag … (1–10)** *1 – gar keine Zeit* *10 – extrem viel Zeit*
Beruf		
Persönliche Weiterentwicklung		
Bildung, Sprachen lernen		
Partnerschaft		
Familie		
Gesundheit (körperlich/psychisch)		
Religion, Philosophie, Ethik		
Natur		
Spaß und Spiel		
Sport		
Ästhetik, Kunst		

GRUNDLEGENDES ARBEITEN

Arbeitsblatt »Geburtstagsrede«

(angelehnt an Dambacher & Samaan 2020)

Stellen Sie sich vor, Sie feiern Ihren 85. Geburtstag und eine Ihrer besten Freundinnen hält zu Ihren Ehren eine Geburtstagsrede, in der sie Ihre Persönlichkeit beschreibt, wofür Sie von allen geschätzt werden und was Ihr Leben bis zu diesem Tag ausgemacht hat.

Was wünschen Sie sich, sollte in dieser Rede stehen?

(Sollten Sie kein Fan von Geburtstagsreden zu Ihren Ehren sein, können Sie gerne auch einen Gratulationsbrief daraus machen. Wozu würden Sie gerne zu Ihrem 85. Geburtstag gratuliert bekommen?)

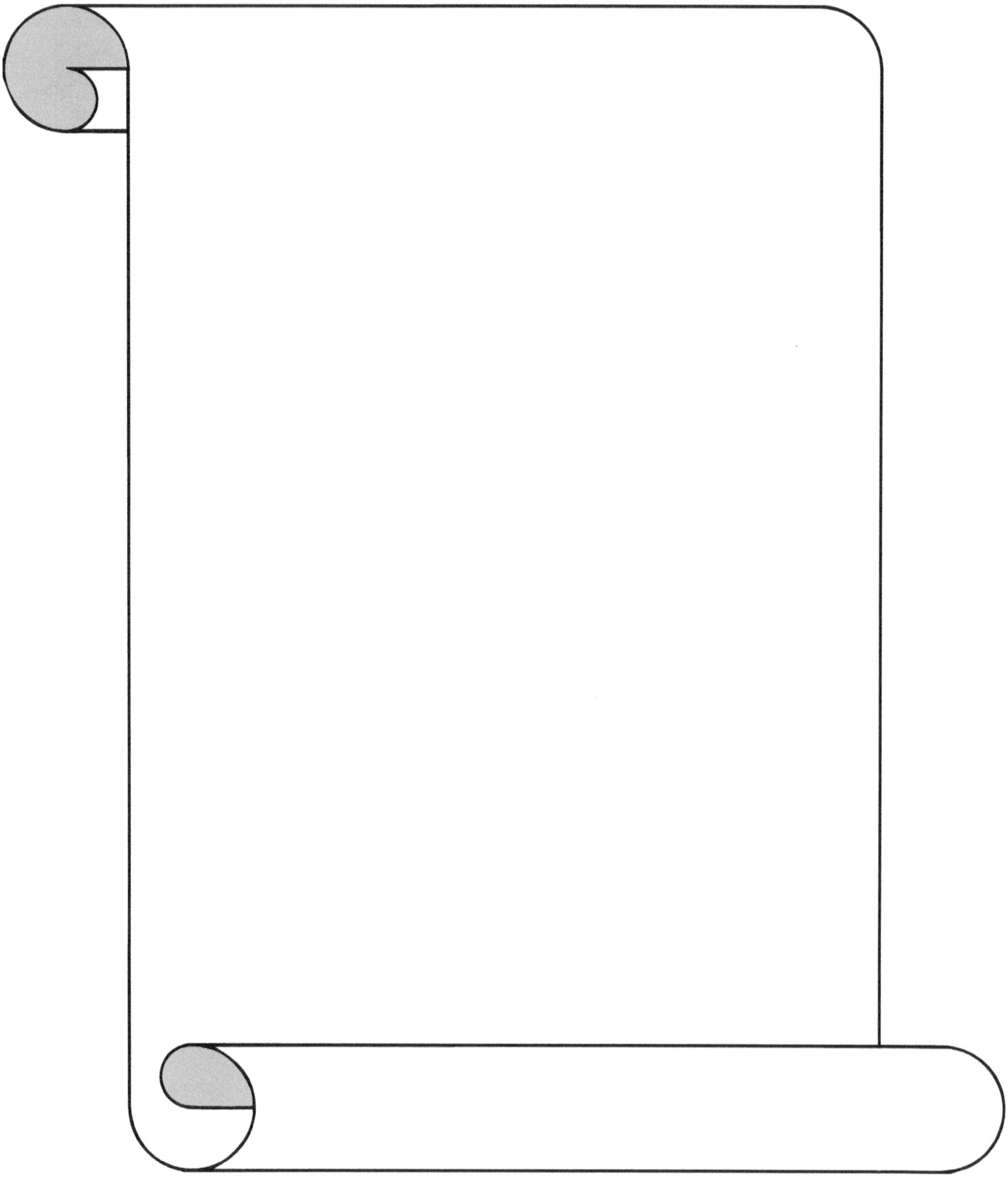

Arbeitsblatt »Säulen meines stabilen Ichs«

Stellen Sie sich vor, dass das Dach Ihr stabiles Ich ist. Es wird von Säulen getragen. Überlegen Sie sich, wofür die Säulen in Ihrem Leben stehen – was brauchen Sie für Ihre Stabilität? Damit das Dach stabil getragen wird, brauchen Sie mindestens zwei Säulen. Damit es auch noch steht, wenn eine Säule wegfällt, drei Säulen. Je mehr Säulen Sie tragen, desto standfester sind Sie und Ihre Stabilität.

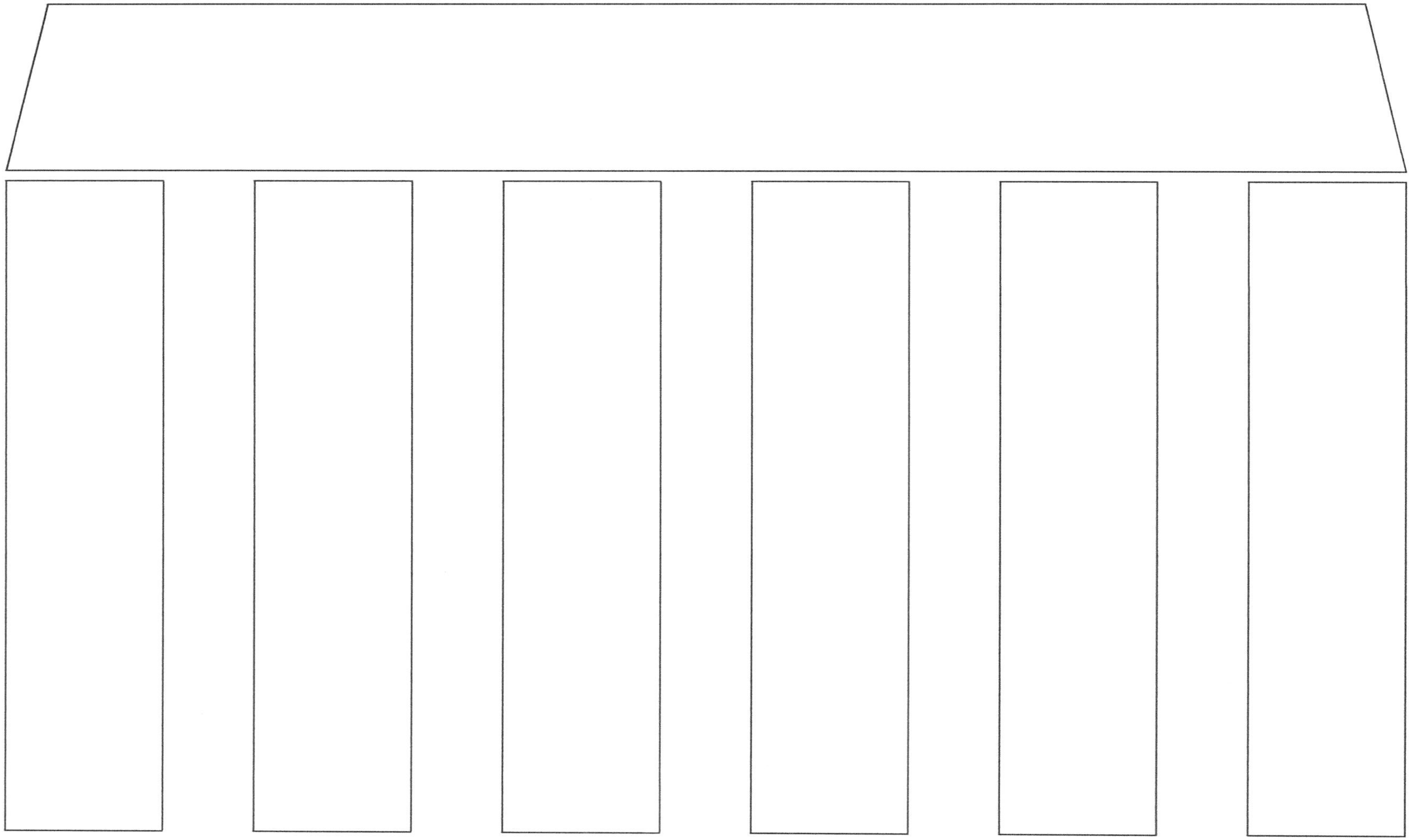

4.12 Zielformulierung

4.12.1 Indikation

- Patientinnen in jeder Behandlung, unabhängig davon, ob Krisenbehandlung oder elektive Therapie
- Solange Patientinnen nicht steuerungsfähig sind, legt das Team die therapeutischen Ziele der Behandlung fest, z. B. Wiedererlangen der Steuerungsfähigkeit
- Wenn Patientinnen nicht mehr steuerungsfähig sind (z. B. Demenz), sollte das Team ein therapeutisches Ziel der Behandlung festlegen, um dennoch eine stringente Behandlung durchzuführen und auf eine Entlassung fokussiert hinzuarbeiten. In dem Fall ist die Beteiligung von Angehörigen und Betreuerinnen sinnvoll

4.12.2 Ziele

- Schaffen bzw. Erweitern einer gemeinsamen Arbeitsgrundlage für die Therapie, die den roten Faden des weiteren Vorgehens bildet und auf Fortschritt überprüft werden kann

4.12.3 Haltung als Therapeutin

- »Ich möchte Sie dabei unterstützen, dass es Ihnen wieder bessergeht. Lassen Sie uns daher überlegen, in welche Richtung es gehen soll und uns Ziele vornehmen, die dahin führen und an denen wir auch unseren Fortschritt messen können.«
- »Gemeinsam erarbeitete Ziele helfen uns, dass wir gemeinsam an einem Strang ziehen.«

4.12.4 Materialien

- AB »Problemkuchen« (P; aus Kap. 4.9)
- IB »SMARTe Ziele« (P)
- AB »SMARTe Ziele« (P)
- IB »Vier Wege im Umgang mit einem Problem« (P)

4.12.5 Wichtig vorab

Eine (teil-)stationäre Behandlung ist auf wenige Wochen begrenzt, sodass auf der Hand liegt, dass sich nicht alle Probleme, die Patientinnen mitbringen, lösen lassen. Schon bei der ersten Problemerhebung sollte damit transparent umgegangen werden und gemeinsam eine realistische Einschätzung erarbeitet werden, was auf Station umsetzbar ist und was nach der Behandlung weiterbearbeitet werden muss. Je nachdem, wie umfangreich die einzelnen Probleme oder die sich aus der Funktionalen Problemanalyse ergebenden Interventionen sind, die Patientinnen mitbringen, kann es ganz unterschiedlich sein, wie viele Probleme angegangen werden und Ziele dafür abgeleitet werden. Daumenregel: Lieber erst einmal mit ein bis drei Problemen beginnen, ggf. später weitere Probleme hinzunehmen.

Bezüglich der Differenziertheit und Ausgiebigkeit der Erklärung, was SMARTe Ziele sind, gilt es sich an das Funktionsniveau von Patientinnen anzupassen. Je höher das Funktionsniveau, desto mehr empfiehlt es sich, kurz ins Detail zu gehen und auch das Infoblatt »SMARTe Ziele« auszuhändigen. So profitieren Patientinnen auch im Selbstmanagement nach der Behandlung davon. Bei Patientinnen, denen es schwerfällt, dem Konstrukt zu folgen, geben wir mehr vor und leiten, indem wir auf eine SMARTe Formulierung bei der Zielvereinbarung achten und mithilfe von Fragen dorthin lenken (z. B. »Okay, prima, und wie oft in der Woche wollen Sie das im ersten Schritt machen?«).

4.12.6 Ablauf der Zielvereinbarung

- Begrüßung und Einleitung ins Thema
  Prima, dass Sie da sind und den Problemkuchen aus der letzten Sitzung dabeihaben. Heute würde ich gerne genau da mit Ihnen weitermachen und Ziele mit Ihnen erarbeiten. Ihre Probleme kannten Sie ja auch vorher schon, wenn auch vielleicht nicht so strukturiert notiert. So oder so, da wollen wir nicht stehenbleiben!
- Psychoedukation über therapeutische Ziele
  Wenn wir uns einfach hinsetzen und reden würden, was Ihnen und mir gerade so einfällt, hätte ich die Befürchtung, dass Sie am Ende enttäuscht sind, weil Sie gar nicht erreicht haben, was Sie sich vielleicht von der Behandlung erhoffen.
  ...
  Mit gemeinsam vereinbarten Zielen haben wir einen roten Faden in der Therapie, wissen beide, worauf wir hinarbeiten und können zwischendurch immer mal wieder schauen, ob wir noch auf Kurs sind. Das hat sich als sehr effektiv erwiesen. Macht das Sinn für Sie?
- Referenz auf den Problemkuchen
  In Phasen, in denen es uns nicht so gut geht, wissen wir häufig nicht, wo wir hinwollen, was Ziele von uns sind. Wir wollen meistens einfach nur, dass es uns bessergeht.
  ...
  Daher würde ich gerne die Problembereiche, die wir gemeinsam erarbeitet haben, zur Hilfe nehmen, damit wir konkret schauen können, was passieren müsste, damit es Ihnen auch wirklich bessergeht. Im Problemkuchen sehen Sie noch einen äußeren Kreis, für jedes Kuchenstück gibt es sozusagen einen Schokorand und dem wollen wir uns heute widmen. Für jedes Problem oder zumindest die momentan bedeutendsten schauen wir uns an, was an die Stelle Ihres Problems hinsoll, d. h. was Ihr Ziel ist, was also verlockend und attraktiv ist – wie der Schokorand vom Kuchen.
- Optional: Psychoedukation über SMARTe Zielen
  Bevor wir starten noch kurz etwas zu den Zielen vorneweg: Es hat sich bewährt, dass wir Ziele vereinbaren, die ein paar Kriterien erfüllen, damit sie so konkret sind, dass wir beide auch wirklich schauen können, ob wir auf dem richtigen Kurs sind. Bei Zielen, die nicht so konkret sind, fällt es schwer, sie zu erreichen. Ich mache mal ein Beispiel aus dem Alltag: Wenn eine Freundin Ihnen sagt: Komm nach Barcelona. Können Sie dann damit was anfangen?
  ...
  Genau, es ist zu grob. Wir brauchen dann mehr Informationen: Wann, soll ich wo in Barcelona sein? Wie soll ich dahinkommen? Und wenn ich die Infos habe, kann ich noch schauen, ob ich das überhaupt realisieren kann und ob ich überhaupt nach Barcelona möchte, oder ob mir das vielleicht viel zu laut etc. ist. So ist es auch mit den Therapiezielen, wir brauchen sie konkret, bedeutet: spezifisch, messbar, attraktiv, realistisch und terminiert. Kurz: SMART. Ich gebe Ihnen dieses Infoblatt mit, dann können Sie es in Ruhe noch mal anschauen, vielleicht tauchen noch Fragen auf ...
  ...
  Jetzt erarbeiten wir gemeinsam Ihre Ziele und wir achten zusammen darauf, dass wir die Kriterien berücksichtigen, okay?
  ...
- Ableiten der individuellen Ziele der Patientin
  Fangen wir mit dem Problem an, das im Moment für Sie am vordringlichsten ist, okay?
  ...
  Was wünschen Sie sich denn in Bezug darauf?
  Nach und nach Erarbeiten der Ziele und dabei darauf achten, dass die SMART-Kriterien erfüllt sind. Ggf. nachhelfen durch folgende Fragen:
  Spezifisch: *Wie genau soll das aussehen? Versuchen Sie es so konkret wie möglich zu beschreiben, damit ich es mir gut vorstellen kann, wie es sein wird, wenn Sie das Ziel erreicht haben.*
  Messbar: *Wie können wir feststellen, ob Sie Ihrem Ziel näherkommen oder es gar erreicht haben?*
  Attraktiv: *Finden Sie das Ziel attraktiv? Was an dem Ziel finden Sie attraktiv? Wollen Sie es gerne erreichen? Wie könnten wir es attraktiver gestalten?*
  Realistisch: *Lassen Sie uns nochmal prüfen, ob wir uns zu viel vorgenommen haben fürs Erste. Mir ist es wichtig, dass wir gerade beim Start der Therapie eine hohe Erfolgswahrscheinlichkeit haben und wir uns nicht überfordern, das Tempo anziehen können wir immer noch.*
  (Bei manchen Patientinnen kann es auch sein, dass die Ziele zu niedrig angesetzt werden, dann sollte auch hier nachgearbeitet werden, damit es zu Erfolgserlebnissen kommt: *Lassen Sie uns schauen, ob wir die Ziele zu niedrig gesteckt haben? Sollten wir noch mehr von uns abverlangen, damit wir auch das Gefühl von Vorankommen haben?*)
  Terminiert: *Wann wollen Sie das umsetzen, wie oft wollen Sie das umsetzen? Bis wann ...*
- Cheerleading
  Wow, jetzt haben wir ein ganz gutes Paket geschnürt und können loslaufen. Prima, Sie haben das super gemacht und ich freue mich auf die Zusammenarbeit mit Ihnen. Sie werden das schaffen, ich glaube ganz fest an Sie und uns als Team.
- Optional: Exkurs Wertearbeit (→ Kap. 4.11)

4.12.7 Nächster Schritt

In der Therapie wird nun an der Zielerreichung gearbeitet, dazu kann sich aus den entsprechenden weiterführenden Modulen (siehe Kompetenzorientierte Module in Franz & Franz, in Druck) bedient werden. Im basalen Ablauf einer Behandlung findet sich nach den Stunden, in denen an der Zielerreichung gearbeitet wird, das Thema Rückfallprophylaxe (→Kap. 4.13).

4.12.8 Schwierige Situationen

Patientin hat keine Vorstellung, wie es ohne die Probleme aussehen könnte

Gerade im Bereich Adoleszenz, aber auch bei anderen Patientinnen kann es vorkommen, dass keine Vorstellung darüber existiert, wie es ohne die Probleme aussehen könnte oder soll. Das kann das Ableiten von SMARTen Zielen erschweren. Wir Therapeutinnen müssen sehr unterstützen und die Ziele konkret für jedes der ausgewählten Probleme ableiten, nicht zu allgemein halten (»Was wünschen Sie sich in Bezug auf die Panikattacken?« vs. »Wo wollen Sie hin? Was ist Ihr Ziel?«). Sollte es dennoch indiziert sein, eher breit nach den Vorstellungen der Patientinnen zu fragen, um z. B. eine langfristige Perspektive zu erarbeiten, können folgende Fragen hilfreich sein:

Wunderfrage (angelehnt an De Shazer & Dolan 2018): *Stellen Sie sich vor, über Nacht käme eine Fee zu Ihnen und während Sie schlafen, nähme sie alle Probleme von Ihnen weg. Wenn Sie morgen aufstünden und alle Probleme wären weg, wie sähe dann morgen Ihr Tag aus? Was wäre anders?*

Wenn Sie träumen und sich mal über alle Grenzen hinwegsetzen, die vielleicht existieren, was wünschen Sie sich für Ihr Leben?

Therapeutin kann aktiv Vorschläge für Tagesgestaltung machen und zum Ausprobieren anregen: *Lassen Sie uns doch gemeinsam mal Ihren Samstag planen, wenn Sie Stationsurlaub machen. Sie könnten mal ausprobieren, wie sich die Sachen anfühlen, die wir uns nun überlegen?*

Patientinnen ohne Vorstellungen über ihre Zukunft bieten sich an, um zuerst eine Werteorientierung zu erarbeiten (→Kap. 4.11): Gerade mit Patientinnen im Adoleszenzbereich, denen es schwerfällt zu benennen, wie ihr Leben ohne die psychische Störung aussehen soll, bietet es sich an, den Exkurs zu Werten in die Behandlung zu integrieren.

Patientin ist kaum in die Erarbeitung von Zielen zu bekommen, fokussiert stattdessen (in einer Dauerschleife) auf die Probleme

An dieser Stelle bietet es sich an, gemeinsam die vier Wege im Umgang mit einem Problem (Linehan 2015) zu besprechen (→IB »Vier Wege im Umgang mit einem Problem«). Der erhoffte Effekt liegt darin, dass Patientinnen sehen, dass sie mit der Fixierung auf das Problem nicht weiterkommen, sondern sogar weiterleiden, und so Bereitschaft aufbauen, an Zielen zu arbeiten und sich auf einen nächsten Schritt einzulassen. Wichtig, Patientinnen entscheiden selbst, welchen Weg sie gehen möchten. Unser Job als Therapeutin ist es, die vier Wege aufzuzeigen und die Konsequenzen des eingeschlagenen Weges zu besprechen, ihnen aber nicht die Entscheidung vorzuschreiben oder sie zu belehren.

Patientin formuliert unrealistische Ziele

Das kommt u. a. bei akuten und produktiv chronifizierten Schizophrenien vor. Wenn immer möglich, sollte man versuchen, die Ziele zu validieren, auch wenn man sie nicht immer gutheißt oder umsetzbar findet, und überlegen, was davon therapeutisch nutzbar zu machen ist. Wenn eine Patientin bspw. als Hauptziel angibt, George Clooney, Sigmund Freud oder Niccoló Machiavelli in Berlin treffen zu wollen, kann man den Wunsch aus Sicht der Patientin validieren, und, unabhängig davon, ob sich das demnächst umsetzen lässt, gemeinsam überlegen, was die *nächsten* Schritte sein müssen, um überhaupt in die Lage zu kommen, nach Berlin fahren und irgendjemand treffen zu können.

Weiterhin können dissoziale und narzisstische Patientinnen konkrete Schwierigkeiten und ihre reale Lage komplett verleugnen und externalisieren. Dadurch formulieren sie Ziele, die Menschen zwar grundsätzlich möglich sind, bei ihrer Lage und Verhalten jedoch zum Scheitern verurteilt sind. Auch hier kann man den Wunsch an sich validieren, zugleich vorsichtig ausbalancieren, sich auf die nächsten Schritte als Ziele zu konzentrieren und mithilfe von individuellen Werten (Cave bei Dissozialen) individuell akzeptable »Zwischenziele« vereinbaren. Wegen der hohen Kränkbarkeit kann das unrealistische Hauptziel auf die Zeit nach der Behandlung verschoben werden.

Zielvereinbarung bei Suchtkranken

Für Menschen, deren Präferenzen durch eine jahrelang konditioniertes, »aus dem Ruder gelaufenes Dopaminsystem«, massiv selektiert und gesteuert werden (Suchterkrankungen aller Art), sollte darauf geachtet werden, dass die vereinbarten Ziele den gesundheitlichen, sozialen und mentalen Steuerungsmöglichkeiten entsprechen. Wir sollten vermeiden, ein Abstinenzziel mit den einhergehenden Maßnahmen (Entwöhnung, Verweis aufs Selbsthilfesystem) automatisch vorzugeben. Hilfreich ist die hierarchische Priorisierung. Manchmal kann es einfach ums Überleben gehen, manchmal ist eine vorübergehende Trinkmengenreduktion der einzig machbare Schritt. Am Ende kann dann trotzdem noch die Abstinenz stehen, ist dann aber ein für die Patientin viel realistischeres Ziel, als wenn man die erste Behandlung direkt damit begonnen hätte.

4.12.9 Sonstiges

Die Formulierung von therapeutischen Zielen erachten wir als notwendig in einer jeglichen Behandlung. Die Arbeit an Werten hingegen betrachten wir im stationären Setting als optional aufgrund zeitlicher Ressourcen. Wenn es in einer Behandlung Platz finden kann, ist es absolut zu empfehlen, da es auch die Zielvereinbarung bei manchen (persönlichkeitsgestörten) Patientinnen um einiges erleichtern kann (→Kap. 4.11). Wenn aus z. B. Zeitgründen eine Wertearbeit nicht möglich, kann es guten Gewissens in die ambulante Therapie verlagert werden. Stationär sollte der Fokus auf den Zielen liegen, die notwendig sind, damit die Patientin wieder zuhause leben und behandelt werden kann.

Infoblatt »SMARTe Ziele«

Wenn wir uns im Leben etwas vornehmen, ist es besonders schön, wenn es dann auch klappt. Wenn wir ein Ziel erreichen, freuen wir uns und es motiviert uns für weitere Vorhaben. Erfolgserlebnisse stärken uns und helfen uns, dass wir uns mehr zutrauen. Hingegen kann Frustration über immer wieder nicht Erreichtes uns lähmen und im Weitergehen behindern. Wenn wir bei der Formulierung von Zielen auf ein paar Kriterien achten, kann das bei der Zielerreichung helfen – zum einen, weil sie unterstützen, dass Ziele greifbar werden und wir so merken, wenn wir etwas geschafft haben, zum anderen, weil die Kriterien unterstützen, dass wir am Ball bleiben.

Die Kriterien lassen sich gut merken und zusammenfassen mit dem Wort *SMART*.

S	M	A	R	T
Spezifisch Das Ziel wird konkret formuliert.	**M**essbar Das Ziel ist messbar, das heißt, es gibt nachvollziehbare Kriterien, wann ist das Ziel erreicht und wann nicht.	**A**ttraktiv Das Ziel ist erstrebenswert und mit einer positiven Bewertung verknüpft.	**R**ealistisch Das Ziel ist umsetzbar, sowohl zeitlich als auch bzgl. anderer Ressourcen.	**T**erminiert Das Ziel ist zeitlich verankert, entweder über einen bestimmten Zeitraum oder für einen bestimmten Zeitpunkt.
Einmal in der Woche 1000 Meter am Stück schwimmen ab sofort bis Ende Freibadsaison				
Am Stück schwimmen	*1000 Meter*	*Mein Körper fühlt sich danach fit an, es ist eine gute Abkühlung im Sommer, ich entspanne mich durch das regelmäßige Atmen*	*1000 Meter kann ich am Stück schwimmen, einmal in der Woche ist ein machbarer Wiedereinstieg*	*Einmal pro Woche, ab sofort bis zum Ende der Freibadsaison*

Probieren Sie es aus oder prüfen Sie bisherige Ziele – sind Sie SMART formuliert? Ansonsten unterstützen Sie sich selbst, indem Sie Ihre Ziele spezifisch, messbar, attraktiv, realistisch und terminiert mit sich vereinbaren und sie so erreichbarer werden.

Arbeitsblatt »SMARTe Ziele«

S	M	A	R	T
Spezifisch Das Ziel wird konkret formuliert.	**M**essbar Das Ziel ist messbar, das heißt, es gibt nachvollziehbare Kriterien, wann ist das Ziel erreicht und wann nicht.	**A**ttraktiv Das Ziel ist erstrebenswert und mit einer positiven Bewertung verknüpft.	**R**ealistisch Das Ziel ist umsetzbar, sowohl zeitlich als auch bzgl. anderer Ressourcen.	**T**erminiert Das Ziel ist zeitlich verankert, entweder über einen bestimmten Zeitraum oder für einen bestimmten Zeitpunkt.
Ziel 1:				
Ziel 2:				
Ziel 3:				

Infoblatt »Vier Wege im Umgang mit einem Problem«

(angelehnt an Linehan 2015)

Probleme treten auf, das ist normal und kommt in jedem Leben vor. So unterschiedlich sie sein mögen, es gibt vier Wege im Umgang mit einem Problem. Doch nicht für jedes Problem passt jeder Weg. Sie entscheiden, welchen Weg Sie wählen möchten im Umgang mit Ihrem Problem.

1. Problem lösen: Sie schaffen das Problem aus der Welt, indem Sie sich so verhalten, dass es verschwindet oder Sie haben die Möglichkeit zu verschwinden, indem Sie die Situation verlassen können.
2. Einstellung ändern: Sie ändern Ihre Einstellung zum Problem ins Positive, sodass es für Sie kein Problem mehr darstellt.
3. Radikale Akzeptanz: Sie akzeptieren die Situation mit dem Problem so, wie sie ist. Sie finden sie nicht gut, sie ist, wie sie ist und so nehmen Sie sie an.
4. Weiterleiden: Sie hadern mit dem Problem, wollen, dass es weg ist, am besten, dass es nie dagewesen wäre. Sie leiden unter der Situation mit dem Problem und versuchen, mit dem Kopf durch die Wand zu gehen oder verleugnen das Problem. Darunter leiden Sie weiter und stärker.

Beispiel: Sie haben einen platten Fahrradreifen.

1. Problem lösen: Sie suchen das Loch im Reifen und flicken es, so können Sie Ihr Fahrrad wieder nutzen.
2. Einstellung ändern: Anstatt »So ein Mist!« denken Sie »Es ist ganz gut, dass ich einen Platten habe, so kann ich kein Fahrrad mehr fahren und brauche keinen Unfall fürchten. Richtig gut.«
3. Radikale Akzeptanz: Sie nehmen es an, wie es ist. Sie finden es nicht gut, dass Sie einen Platten haben, aber so ist es nun mal. So können Sie das Fahrrad nicht mehr nutzen, so ist es.
4. Weiterleiden: Sie treten gegen das Fahrrad und ärgern sich, das hätte nicht passieren dürfen. Sie fluchen und jedes Mal, wenn Sie an dem Fahrrad vorbeikommen oder es benötigen würden, können Sie wieder richtig sauer sein. Warum liegen bloß überall Scherben, regen Sie sich immer wieder aufs Neue auf. Sie sind frustriert, dass Sie einen Platten haben.

4.13 Rückfallprophylaxe

4.13.1 Indikation

- Jede Patientin

4.13.2 Ziele

- Vorbeugen von weiteren Krisen und (teil-)stationären Aufenthalten
- Selbstmanagement der Patientin bzgl. Umgang mit Vulnerabilitäten optimieren
- Vorbereitung der Patientin auf Alltag außerhalb der (Tages-)Klinik

4.13.3 Haltung als Therapeutin

- »Es ist in Ihrem Sinn und ich möchte Ihnen dabei helfen, dass Sie möglichst gut auf die Zeit nach Ihrer Entlassung vorbereitet sind.«
- »Sie brauchen sich nicht schämen, wenn Sie uns noch einmal brauchen werden, dazu kann es immer wieder kommen – auch durch äußere Umstände bedingt. Wir können zusammen jetzt schon Vorarbeit leisten, dass Sie vielleicht nicht so schnell wieder in eine Krise kommen.«
- »Sie schaffen das, ich glaube an Sie!«

4.13.4 Materialien

- AB »Erarbeiten von Frühwarnzeichen« (P)
- AB »Krisen- und Notfallplan« (P)
- AB »Wochenplan« (P)
- AB »Gesammelte Strategien« (P)
- AB »Ziele nach Entlassung« (P)
- AB »Ressourcenkoffer« (P; aus Kap. 4.4)
- AB »To-Do-Liste nach Entlassung« (P)

4.13.5 Wichtig vorab

Es geht darum, möglichst auszubalancieren zwischen auf der einen Seite, Rückfälle dürfen sein, und auf der anderen Seite, bestärken, dass Patientinnen an ihre Therapieerfolge anknüpfen und außerhalb der Klinik ihre Ziele weiterverfolgen können. Dabei ist es wichtig, dass die Störung an sich und auch die Schwere der Störung berücksichtigt werden. Die Erwartung eines Rückfalls sollte aufgrund der vorliegenden Rückfallwahrscheinlichkeit bei der jeweiligen Störung gemeinsam mit der Patientin realistisch betrachtet werden. Seitens der Therapeutin ist also zum einen Cheerleading gefragt und zum anderen Entpathologisieren hinsichtlich eines Rückfalls.

Für Patientinnen, die zu häufigen Wiederaufnahmen neigen und bei denen Motivation zu Hospitalisierung im Raum steht (→ Kap. 4.8), sind demgegenüber eher Absprachen hilfreich, die das Nicht-wiederaufgenommen-Werden mit einem Angebot verbinden – z. B. wenn es die Patientinnen schaffen, eine bestimmte Zeit nicht aufgenommen zu werden und mit den ambulant zur Verfügung stehenden Hilfsangeboten/Netzwerken klarzukommen, einen Besuchstag oder eine kurze Aufnahme auf die vertraute Station oder Behandlungseinheit zu bekommen, ohne dafür Symptome präsentieren zu müssen. Gleichzeitig sollte die Wiederaufnahme mit entsprechendem Kontingenzmanagement verbunden sein (→ Kap. 3).

4.13.6 Ablauf der Rückfallprophylaxe

Es gibt unterschiedliche Möglichkeiten eine Rückfallprophylaxe zu gestalten. Zielführend, um einem Rückfall vorzubeugen, ist die Fokussierung auf *Frühwarnzeichen*, einen Krisen- und einen Notfallplan. Um das Selbstmanagement der Patientinnen als erstes Ziel zu stärken, wird einem Notfallplan ein *Krisenplan* vorgeschaltet, der vor allem auf Selbsthilfe aufbaut. Erst, wenn dieser nicht mehr helfen kann, greift ein *Notfallplan*, in dem das Hinzuziehen von professioneller Hilfe thematisiert wird.

Frühwarnzeichen und Krisen-/Notfallplan können ergänzt werden durch Sammeln der in der Therapie gelernten Strategien und Notieren/Dokumentieren der eigenen Ressourcen, um die Patientin darin zu bestärken, ihre Ziele auch außerhalb der Klinik erfolgreich weiterverfolgen zu können.

Bei vollstationären Behandlungseinheiten kann ein zweiter Fokus auf die erste Zeit nach Entlassung gelegt werden, um vorzubeugen, dass Patientinnen in ein Loch fallen, wenn von heute auf Morgen eine ziemlich umfassende Struktur durch den Klinikalltag wegfällt.

Checkliste:

- ☐ Frühwarnzeichen erarbeiten
- ☐ Krisen- und Notfallplan erstellen und an Hilfesystem sowie Angehörige verteilen
- ☐ Wochenplan für die Woche nach Entlassung
- ☐ Festhalten von Zielen für die Zeit nach der Klinik (optional)
- ☐ Sammeln wichtiger Strategien (optional)
- ☐ Ressourcenkoffer (optional, z. B. in der Patientinnengruppe erstellen lassen)
- ☐ To-Do-Liste für die erste Woche nach Entlassung (optional)

4.13.7 Nächster Schritt

Verabschieden und Entlassen der Patientin.

4.13.8 Schwierige Situationen

Patientin gibt an, dass es keine Frühwarnzeichen gäbe

Manchmal fällt es Patientinnen schwer, Frühwarnzeichen für ihre Symptomatik zu erkennen und es fühlt sich so an, als »käme es von jetzt auf gleich« über sie. Psychoedukativ wird die Entstehung von Störungen und das Vulnerabilitäts-Stress-Modell wiederholt (→ Kap. 4.10). Mithilfe dessen wird nochmal verdeutlicht, dass meist mehrere Faktoren zusammentreffen, damit es zu der Entstehung von Symptomatik und einer Störung kommt. Gemeinsam wird geschaut, wie sich die letzte Störung nach und nach entwickelt hat, welche Dinge dazu beigetragen haben und inwiefern die Patientin wann bestimmte Veränderungen bei sich entdeckt hat. So können auf Basis der Anamnese Frühwarnzeichen für die Zukunft festgehalten werden, die auf dem AB »Erarbeiten von Frühwarnzeichen« vermerkt sind. Vielleicht fallen auch weitere durch Erzählung der Patientin auf, die dann ebenfalls aufgenommen werden.

Arbeitsblatt »Erarbeiten von Frühwarnzeichen«

Meistens geht es uns nicht von heute auf morgen oder von jetzt auf gleich schlecht. Häufig handelt es sich um einen schleichenden Prozess. Es gibt Veränderungen, die wir vielleicht nicht bewusst wahrnehmen, aber dennoch darauf reagieren, was oft zu einer weiteren Verschlechterung führt. Das können Veränderungen auf verschiedenen Ebenen sein. Zum Beispiel:

- **Körperlich:** Unruhe, Nervosität, schlechterer Schlaf ...
- **Gedanklich:** Entscheidungsschwierigkeiten, Konzentrationsstörungen, nicht abschalten können ...
- **Emotional:** Angst, starker Ärger bis hin zu Wut, Scham-/Schuldgefühle ohne passenden Anlass ...
- **Verhalten:** viel essen, sehr wenig essen, sozial zurückziehen, keine Pausen mehr machen ...

Solche Veränderungen signalisieren uns frühzeitig Handlungsbedarf. Nehmen wir diese Warnzeichen wahr, können wir erprobte Strategien anwenden, damit es uns bald wieder bessergeht.

Frühwarnzeichen, die sich körperlich, gedanklich, emotional oder im Verhalten zeigen, können sehr vielfältig und bei einzelnen Menschen sehr verschieden sein. Werden Sie Experte für Ihre Frühwarnzeichen und machen Sie sich diese bewusst. Dann können Sie im Alltag auf solche achten, rechtzeitig reagieren und so Krisen oder Rückfällen vorbeugen.

Meine Frühwarnzeichen auf den verschiedenen Ebenen sind:

- **Körperlich:**

____

____

____

- **Gedanklich:**

____

____

____

- **Emotional:**

____

____

____

- **Verhalten:**

____

____

____

Arbeitsblatt »Krisen- und Notfallplan«

Kann ich mir noch selbst helfen? → Krisenplan
Ich kann mir nicht mehr selbst helfen! → Notfallplan

Krisenplan

Frühwarnzeichen: Ich merke, dass ich auf eine Krise zusteuere, wenn:

- **Körperlich:**

____

____

- **Gedanklich:**

____

____

- **Emotional:**

____

____

- **Verhalten:**

____

____

Meine Strategien, um gegenzusteuern:

____

____

In einer Krise kann ich mich an folgende Menschen wenden:

Name und Telefonnummer: ______________________________

Name und Telefonnummer: ______________________________

Name und Telefonnummer: ______________________________

Name und Telefonnummer: ______________________________

Notfallplan

Notfallkontakte

Name und Telefonnummer: ____________________

Name und Telefonnummer: ____________________

Telefon Therapeutin/Erreichbarkeit: ____________________

Telefon Psychiaterin/Sprechzeiten: ____________________

Telefon Hausärztin/Sprechzeiten: ____________________

Notaufnahme Psychiatrie, Arzt vom Dienst:

____

Zentrale Notaufnahme:

____

Notarzt: 112 Polizei: 110

Kassenärztlicher Bereitschaftsdienst: 116 117

Telefonseelsorge: 0800-1110111 (ev.) oder 0800-1110222 (kath.)

Meine Notfallmedikation

Medikament: ____________________

Dosierung: ____________________

Medikament: ____________________

Dosierung: ____________________

Arbeitsblatt »Wochenplan«

	Montag	Dienstag	Mittwoch	Donnerstag	Freitag	Samstag	Sonntag
06–07							
07–08							
08–09							
09–10							
10–11							
11–12							
12–13							
13–14							
14–15							
15–16							
16–17							
17–18							
18–19							
19–20							
20–21							
21–22							

Arbeitsblatt »Gesammelte Strategien«

Strategien, die mir im Alltag helfen, gesund zu bleiben

Strategien, um Frühwarnzeichen gegenzusteuern

Arbeitsblatt »Ziele nach Entlassung«

S	M	A	R	T
Spezifisch Das Ziel wird konkret formuliert.	**M**essbar Das Ziel ist messbar, das heißt, es gibt nachvollziehbare Kriterien, wann ist das Ziel erreicht und wann nicht.	**A**ttraktiv Das Ziel ist erstrebenswert und mit einer positiven Bewertung verknüpft.	**R**ealistisch Das Ziel ist umsetzbar, sowohl zeitlich als auch bzgl. anderer Ressourcen.	**T**erminiert Das Ziel ist zeitlich verankert, entweder über einen bestimmten Zeitraum oder für einen bestimmten Zeitpunkt.
Ziel(e) für den ersten Tag nach Entlassung:				
Ziel(e) für die erste Woche nach Entlassung:				
Ziel(e) für den ersten Monat nach Entlassung:				

Arbeitsblatt »To-Do-Liste nach Entlassung«

☐

☐

☐

☐

☐

☐

☐

☐

☐

☐

4.14 Entlassung

4.14.1 Indikation

- Jede Patientin

4.14.2 Ziele

- Einvernehmlicher Abschied
- Behandlung bleibt in guter Erinnerung

4.14.3 Haltung als Therapeutin

- »Ich habe gerne mit Ihnen zusammengearbeitet.«
- »Ich wünsche Ihnen viel Erfolg für Ihren weiteren Weg. Sie tragen alles in sich, um Ihre Ziele zu erreichen. Ich drücke Ihnen die Daumen!«

4.14.4 Materialien

- AB »Postkarte zur Verabschiedung« (T)
- AB »Baum der Hoffnung« (P)
- CL »Entlassung« (T)
- CL »Entlassung gegen ärztlichen Rat« (T)

4.14.5 Wichtig vorab

Die Verabschiedung aus der Therapie ist für beide Seiten ein wichtiger Prozess. Patientinnen behalten die Behandlung im besten Fall in guter Erinnerung, sodass sie sich nicht scheuen, sich bei Bedarf auch nochmal in Therapie zu begeben. So kann Chronifizierung vorgebeugt werden. Gleichzeitig kann man sich vorstellen, dass eine Patientin, die gestärkt mit Therapieerfolgen in der Tasche nach Hause geht, motivierter ist, an weiteren Zielen zu arbeiten. Wir Therapeutinnen bleiben mit einem Verstärker zurück, wenn wir die Therapie zufrieden abschließen. Verstärker sind für uns, in dem teils herausfordernden oder kräftezehrenden Arbeitsfeld, wichtig für die eigene psychische Gesundheit. Zusätzlich kann eine Entlassung dazu genutzt werden, dass Patientinnen, die gehen, den Patientinnen, die neu ankommen, Mut machen, indem sie ihre eigenen Erfahrungen teilen.

Zur Entlassung gehören die Verabschiedung und die Entlassung als solche. Eine Verabschiedung kann sowohl im Einzelgespräch als auch in der Gruppe stattfinden. Das Entlassgespräch findet im Einzelgespräch statt.

4.14.6 Ablauf Verabschiedung

Eine Verabschiedung im Einzelgespräch kann am Ende des Entlassgesprächs ein Händeschlag mit einem Abschiedsgruß sein, z. B. »Ich wünsche Ihnen alles Gute.« Bei manchen Patientinnen bietet es sich an, bei der Verabschiedung etwas mehr von uns als Therapeutinnen reinzugeben. Das kann zum Beispiel eine Postkarte (→Abb. 4-2) sein, die wir mitgeben, auf der wir die Patientin verabschieden, alles Gute wünschen und bestärken in ihrem weiteren Weg.

Beispiel: →Abb. 4-2

Wir können die Patientin alternativ auch aus einem Fundus von Figuren (den wir uns als Therapeutinnen im Laufe unseres beruflichen Wirkens anlegen können für solche Situationen) sich eine aussuchen lassen unter dem Gesichtspunkt, was sie aus der Therapie mitnimmt und woran sie die Figur im Alltag erinnern kann (→Abb. 4-3). Das Gespräch über die Symbolkraft der Figur kann zum Abschied nochmal der gemeinsamen Reflexion dienen.

Beispiel: →Abb. 4-3

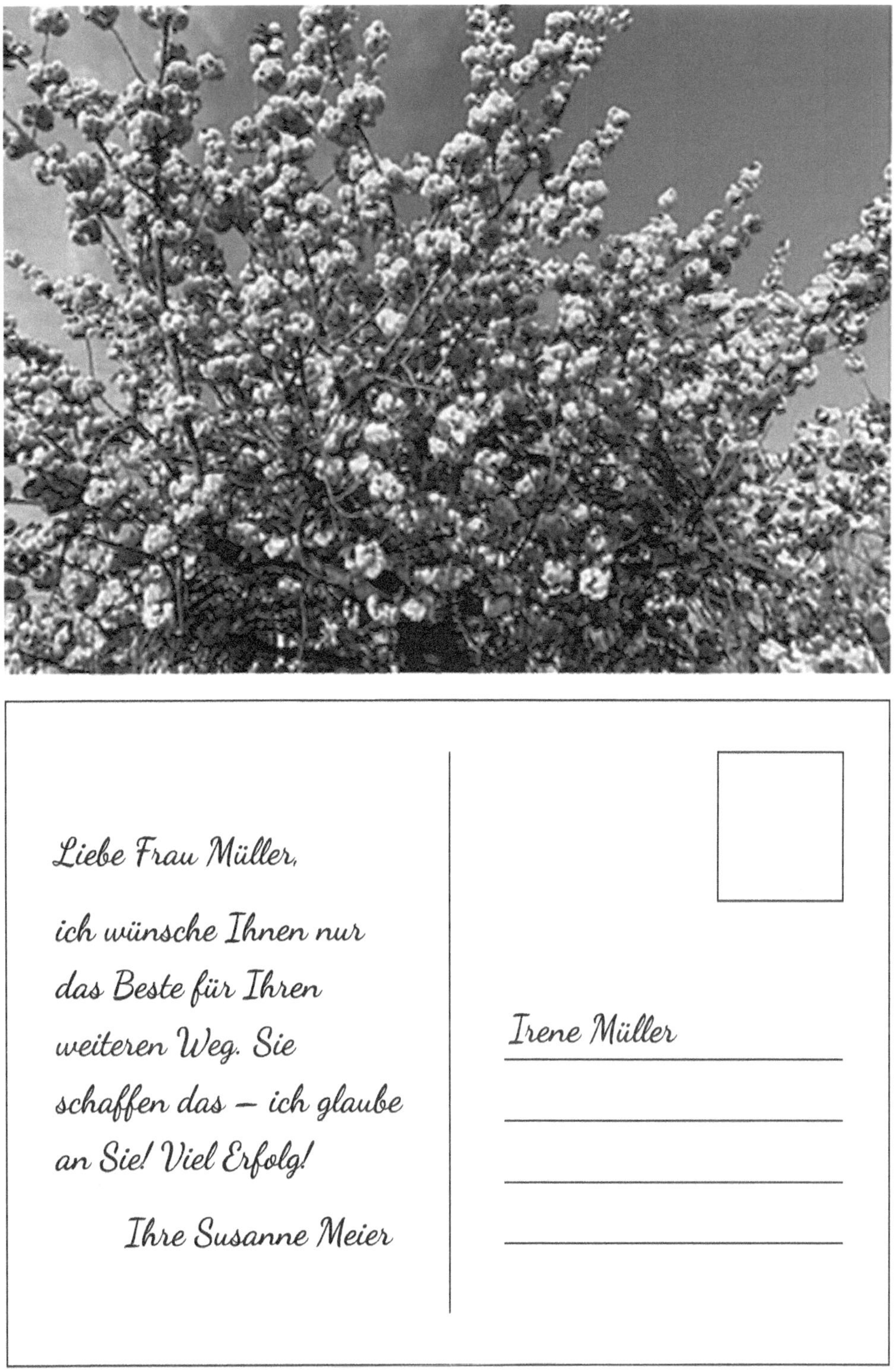

Abb. 4-2: Beispiel einer Postkarte zur Entlassung

Eine Verabschiedung in der Gruppe hat den Vorteil, dass in konstruktiven Gruppen, einige andere Menschen die Patientin nochmal bestärken können, ihren Weg weiterzugehen. Hierbei gibt es ein paar Aspekte zu beachten:

- Abschiedsrunde in der Gruppe ist von der zu verabschiedende Patientin gewollt
- Gruppe ist wohlwollend, sollte explizit dazu angehalten werden, die Patientin im Guten zu verabschieden, auch wenn möglicherweise Meinungsverschiedenheiten oder Konflikten in den letzten Wochen vorlagen
- Kein Zwang, etwas zur Verabschiedung einer anderen Patientin zu sagen, wenn es auch gleichzeitig die eigenen sozialen Kompetenzen stärken kann
- Verständliche Instruktion für alle Beteiligte: »Wir wollen heute Frau Müller verabschieden, sie hat heute ihren letzten Tag auf Station. Sie alle sind ein Stück von dem Weg von Frau Müller mitgegangen und wer möchte, darf jetzt Frau Müller noch etwas Wohlwollendes, etwas Bestärkendes mit auf ihren weiteren Weg geben. Dabei geht es nicht um Ratschläge, sondern um

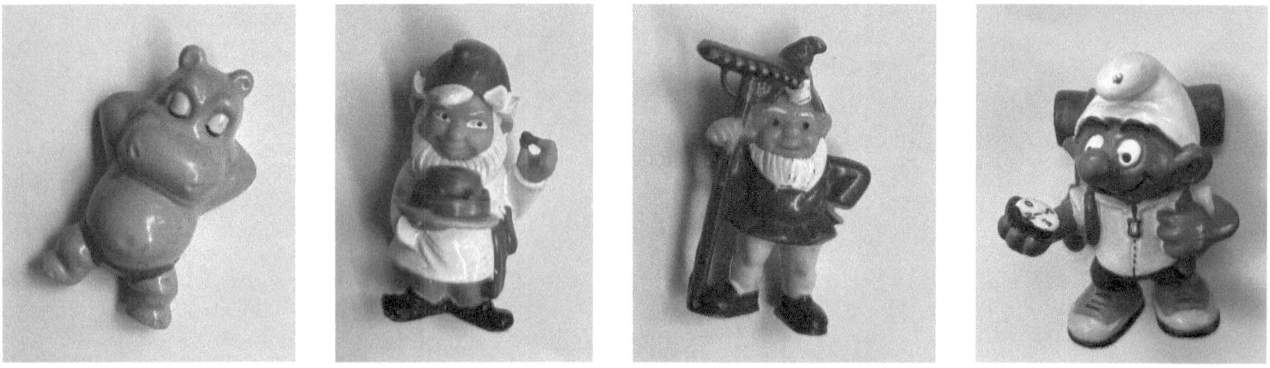

Mach Pausen! | Ich darf mir was gönnen! | Nimm nicht alles zu genau! Lass Fünfe mal gerade sein! | Orientier dich, dann lauf los!

Abb. 4-3: Beispiele für Figuren zum Abschied

Wünsche. Es geht auch nicht darum, nochmal alles zu Frau Müller zu sagen, was sie ihr schon die ganze Zeit sagen wollten, sondern kurz und knapp einen wohlgemeinten Wunsch für ihre Zeit nach der Entlassung. Wer nichts sagen möchte, muss das nicht. Gibt es noch Fragen? Okay, dann fange ich mal an: ›Liebe Frau Müller, ich freue mich, dass Sie so weit gekommen sind und so hart an sich gearbeitet haben. Ich wünsche Ihnen für Ihren Weg alles Gute und dass Sie erreichen, was Sie sich vorgenommen haben. Die Daumen sind gedrückt! – Wer möchte weitermachen?‹«.

- Patientin, die verabschiedet wird, darf am Ende oder am Anfang auch noch etwas sagen
- Zur Not Verzicht auf Abschiedsgruppe, wenn momentane Gruppenzusammensetzung sich dafür nicht eignet (dann sollte im Team überlegt werden, was die Therapeutinnen zu einem wohlwollenderen Umgang zwischen den Patientinnen beitragen kann →Kap. 1.3.3, Stationsgespräch)

Es kann auch die Übung »Warmer Rücken« (→AB »Warmer Rücken«, Kap. 4.4) in etwas abgewandelter Form in die Abschiedsrunde integriert werden: Anstatt, dass alle Patientinnen durch den Raum laufen und bei jeder anderen Patientin etwas auf die Karte auf dem Rücken schreiben, kann nur für die eine Patientin eine Karte ausgefüllt werden. Alternativ kann von Zeit zu Zeit auch die Übung in der großen Runde, also für und mit allen Patientinnen, durchgeführt werden, im Vorgriff auf die Verabschiedung einer jeden einzelnen am Ende ihrer Therapie.

Zusätzlich kann durch die Entlassung einer Patientin die ganze Behandlungseinheit von ihren positiven Therapieerfahrungen profitieren: Patientinnen werden am Ende ihrer Therapie dazu aufgefordert, für nachfolgende Patientinnen eine Entlassnachricht dazulassen, die beschreibt, was ihnen geholfen und gefallen hat, was während der Therapie für sie geschehen ist und gerne auch einen hilfreichen Tipp für andere Patientinnen, die die Therapie noch vor sich haben. Je nach Ressourcen kann in der Ergotherapie dafür ein Baum gebastelt werden, der im Stationsflur hängt und so nach und nach ein Blatt mit Hoffnung »gesät« wird (Entlassnachricht). Gerade zu Beginn haben verschlossene oder ängstliche Patientinnen, die von der Offenheit ihrer Therapeutinnen nicht unmittelbar profitieren können, hier eine alternative Chance, Vertrauen zu fassen (Löhr et al. 2022).

4.14.7 Ablauf des Entlassgesprächs

Das Entlassgespräch kann unterschiedlich gestaltet werden, je nachdem wie viel vorher bereits rückfallprophylaktisch bearbeitet werden konnte. Sollten noch Punkte offen sein, kann das Gespräch auch dafür noch genutzt werden. Ansonsten kann sich an folgendem Ablauf orientiert werden:

- Zusammenfassung der Rückfallprophylaxe
- Checken wichtiger Dokumente (Notfallplan etc.)
- Offene Fragen klären
- Ggf. Termin für ambulante Nachsorge vereinbaren
- Verabschiedung

4.14.8 Nächster Schritt

Damit sind alle Schritte auf Station abgeschlossen. Es kann zur Qualitätssicherung und ggf. zur Überbrückung bis zu einer ambulanten Weiterbehandlung noch ein Nachsorgegespräch mit der Patientin vereinbart werden.

4.14.9 Schwierige Situationen

Patientin verlässt die Behandlung gegen ärztlichen Rat

Aus unterschiedlichen Gründen kann es dazukommen, dass die Patientin vor einem regulären Ende der Behandlung entlassen werden möchte. Wir müssen prüfen, ob die Patientin einwilligungsfähig ist, um rechtswirksam über die möglichen Folgen einer Entlassung gegen ärztlichen Rat aufgeklärt zu werden. Wir müssen weiter einschätzen, ob die Patientin in der Lage ist, Informationen über Konsequenzen einer Nichtbehandlung von uns aufzunehmen, angemessen zu verarbeiten und in ihrer Entscheidung insofern zu berücksichtigen. Dass sie dabei zu einer aus unserer Sicht »unvernünftigen« Entscheidung kommt, stellt die Einwilligungsfähigkeit nicht in Frage. Wenn sie einwilligungsfähig ist und der Wunsch weiter besteht, sollten gemeinsam die Gründe dafür erörtert werden. Manchmal steht dabei impulsives Verhalten im Vordergrund, weil die Patientin sich über Mitpatientinnen, Abläufe auf Station oder ihre Therapeutin geärgert hat. In solchen Fällen besteht durch eine empathisch-validierende Grundhaltung die Möglichkeit, dass gemeinsam mit der Patientin eine Lösung für ihren Ärger gesucht wird und die Therapie fortgesetzt werden kann. Manchmal ist das nicht möglich und der Entlasswunsch besteht weiterhin. Eine Entlassung gegen ärztlichen Rat sollte von mehreren Mitgliedern im Team getragen werden, für das Entlassgespräch ist zum Einhalten des Facharztstandards eine Fachärztin oder jemand mit einer äquivalenten Ausbildung vorzusehen. In einem Entlassgespräch (→ CL »Entlassung gegen ärztlichen Rat«) klären Therapeutinnen vorliegende Selbst- oder Fremdgefährdungsaspekte. Solange die Patientin freiwillig in der Behandlung, einwilligungsfähig und von Selbst- und Fremdgefährdung eindeutig distanziert ist, bereiten wir die Entlassung im Gespräch weiter vor, indem wir bestimmte Sachen thematisieren und auf einem Formular notieren, das die Patientin im Original mitbekommt und in Kopie auf Station verbleibt. Es wird der bisherige Behandlungsverlauf zusammengefasst und eine Empfehlung für ein weiteres Vorgehen ausgesprochen. Eine ambulante Weiterbehandlung wird besprochen, es erfolgt ggf. eine Aufklärung von Wirkung und unerwünschten Wirkungen der Entlassmedikation. Wenn die Patientin zustimmt, können die Hausärztin und die Fachärztin informiert und der Kontakt für eine ambulante Weiterbehandlung hergestellt werden. Sollte die Patientin das ablehnen, wird es ebenfalls vermerkt. Der Patientin wird eine Wiederaufnahme und eine Krisenintervention angeboten. Sowohl Therapeutin als auch Patientin unterschreiben das Formular und verabschieden sich voneinander.

MERKE
In einer therapeutischen Sicherungsaufklärung müssen Therapeutinnen der Patientin alle Informationen geben und nötige Maßnahmen durchführen, um den Behandlungserfolg zu sichern und medizinische Risiken für sie zu minimieren. Sie hat auch bei vorzeitiger Beendigung Anspruch darauf, sonst ergibt sich für uns ein potenzielles Haftungsrisiko. Weiterhin müssen wir sie über die Risiken der Entlassung aufklären. Das muss gut dokumentiert werden.

Sollte die Patientin nicht einwilligungsfähig sein, ist sie nicht dazu in der Lage, über die Konsequenzen einer Entlassung gegen ärztlichen Rat aufgeklärt zu werden und kann entsprechend auch nicht »gegen ärztlichen Rat« entlassen werden, daher werden Betreuer/Richter hinzugezogen. Ist sie außerdem nicht einsichts- und/oder steuerungsfähig, und dies wird absehbar zu einem Problem, weil sie z. B. akut suizidal ist oder jemanden schwer schädigen will, ebenfalls. Die Patientin verbleibt in unserer Behandlung bis Betreuer und Richter nach BGB bzw. den jeweiligen Landes-Psychisch-Krankengesetzen eine Entscheidung getroffen haben. Bleibt es bei der Weiterbehandlung, wird mit ihr gemeinsam ein neuer Therapieplan unter den nun neuen Bedingungen erstellt (Unterbringung). An erster Stelle sollte hier (→ Kap. 1.3.3, Hierarchie der Therapieziele) die Behandlung der Selbst- oder Fremdgefährdung stehen.

Patientin und Team gehen nicht im Guten auseinander

Es kann vorkommen, dass eine Patientin von ihrer Behandlung enttäuscht ist und es nicht möglich ist, das vor Ende der Therapie mit der Patientin gemeinsam aufzuarbeiten. In solchen Fällen ist es zielführend, dass das Team die Situation und die Behandlung der Patientin für sich kritisch reflektiert und es wenigstens im Team zu einer Aufarbeitung kommt. Was hätten wir anders machen können? Welche Verantwortung tragen wir für die Situation und welche Verantwortung trägt die Patientin? Was können wir daraus für zukünftige Behandlungen lernen? Es kann auch hilfreich sein, auf solche Situationen mit einer externen Supervisorin zu schauen. Wichtig ist, dass das Team einen offenen und konstruktiven Weg einschlägt, um solche Situationen dafür zu nutzen sich weiter zu optimieren, z. B. transparenter im Umgang mit Informationen gegenüber der Patientin sein. Auch hier gelten die o. g. Vorschriften.

Entlassung der Patientin wegen Verstoß gegen No-Go-Regel

Wenn eine Patientin gegen eine therapeutische No-Go-Regeln verstoßen hat, wie Konsum von Alkohol/Drogen während der Behandlungszeit oder Gewalt gegen Mitpatientinnen oder Therapeutinnen, erfolgt meist eine sogenannte »disziplinarische Entlassung«. Obwohl sich der Begriff schon lange hält, ist er irreführend, weil Disziplinierung keine Aufgabe der Psychiatrie und ihrer Mitarbeiterinnen ist bzw. sein kann. Disziplinieren können nur die Polizei, die Justizvollzugsanstalt (JVA), die Sozialtherapeutische Anstalt (SoThA), in gewissen Grenzen der Maßregelvollzug. Gleichzeitig ist eine Entlassung in einem solchen Fall sinnvoll. Eine zielführende und wirksame Behandlung kann nur stattfinden, wenn sich alle an bestimmte Regeln halten. Zudem haben Patientinnen und Mitarbeiterinnen ein Recht auf körperliche Unversehrtheit, das höher ist als das Recht auf eine psychiatrische Behandlung. Daher sind die Gründe bzw. die Abwägung seitens der Therapeutinnen gut zu dokumentieren. Wenn die Patientin ein Notfall ist, d.h. in einem Zustand, der ohne umgehende Behandlung gefährdend für sie oder andere wird, wird die notfallmäßig unumgängliche Behandlung nur unter Sicherungsmaßnahmen durchführbar sein, die bei Nicht-Zustimmung dazu wiederum mit Zwang für die gewalttätige Patientin verbunden sein können und rechtlich entsprechend abzusichern sind (Betreuer, Richter, rechtfertigender Notstand). Auch bei einer solchen Art der Entlassung gelten die Behandlungssicherungsaufklärung und die o. g. Maßnahmen.

Patientin möchte nicht entlassen werden

Gerade Patientinnen mit einer Persönlichkeitsstörung, bei denen sich die therapeutische Arbeit vor allem um interaktionelle Störungen dreht, haben manchmal einen ausgeprägten Versorgungswunsch und möchten die »haltende Klinik« nicht verlassen. Gleiches kann man sich aber auch gut vorstellen bei sehr depressiven oder ängstlichen Patientinnen, die sich den Alltag allein zuhause nicht mehr zutrauen. Sobald sich abzeichnet, dass es zu Schwierigkeiten mit der Entlassung kommen könnte, sollte mit der Patientin frühzeitig thematisiert werden, was sie braucht, um wieder außerhalb der Klinik zu leben. Gemeinsam sollten die Bedingungen geschaffen werden, damit die Patientin gehen kann. Manchmal kann das auch beinhalten, dass jemand sein häusliches Umfeld ändert, z.B. in ein betreutes Wohnen zieht. Wenn sich mit der Patientin kein konstruktiver Weg für eine Entlassung erarbeiten lässt und die Patientin die Klinik als Art Geisel nimmt, indem sie z.B. immer vor anstehender Entlassung suizidal wird/sich verletzt und damit die Klinik aufgrund ihres Versorgungsauftrags die Patientin weiter behandeln muss, gibt es Möglichkeiten, mit einem konsequenten Kontingenzmanagement vorzugehen. Das wird ausführlich im → Kap. 3 beschrieben. Damit verbunden können Absprachen hilfreich sein, die das Nicht-wiederaufgenommen-Werden mit einem Angebot verbinden – z.B. wenn es die Patientinnen schaffen, eine bestimmte Zeit nicht aufgenommen zu werden und mit den ambulant zur Verfügung stehenden Hilfsangeboten/Netzwerken klarzukommen (→ Kap. 4.13).

Arbeitsblatt »Postkarte zur Verabschiedung«

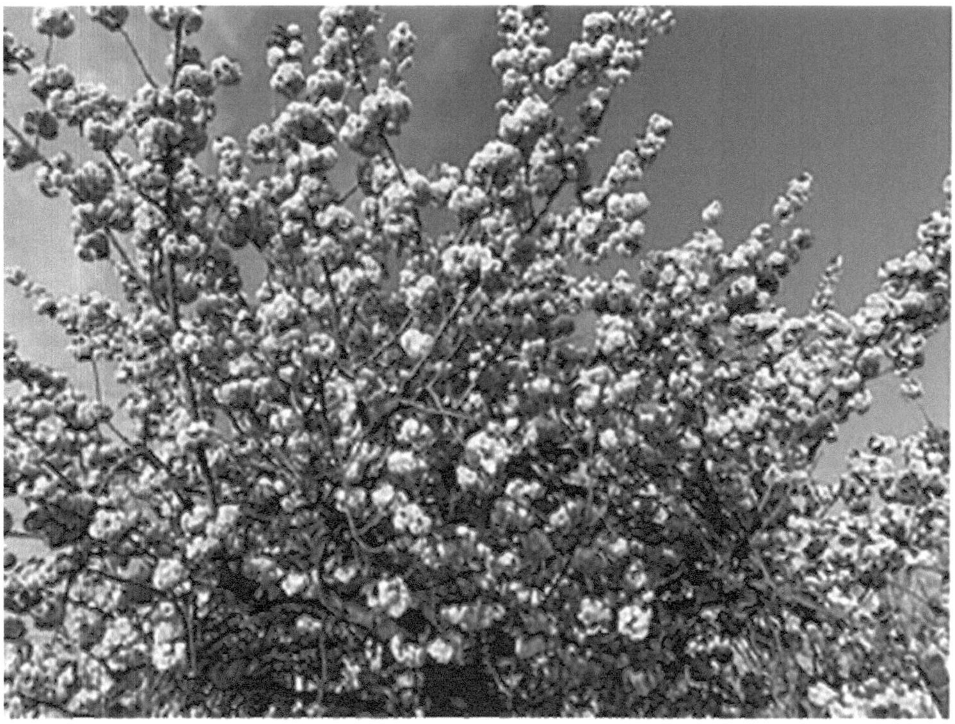

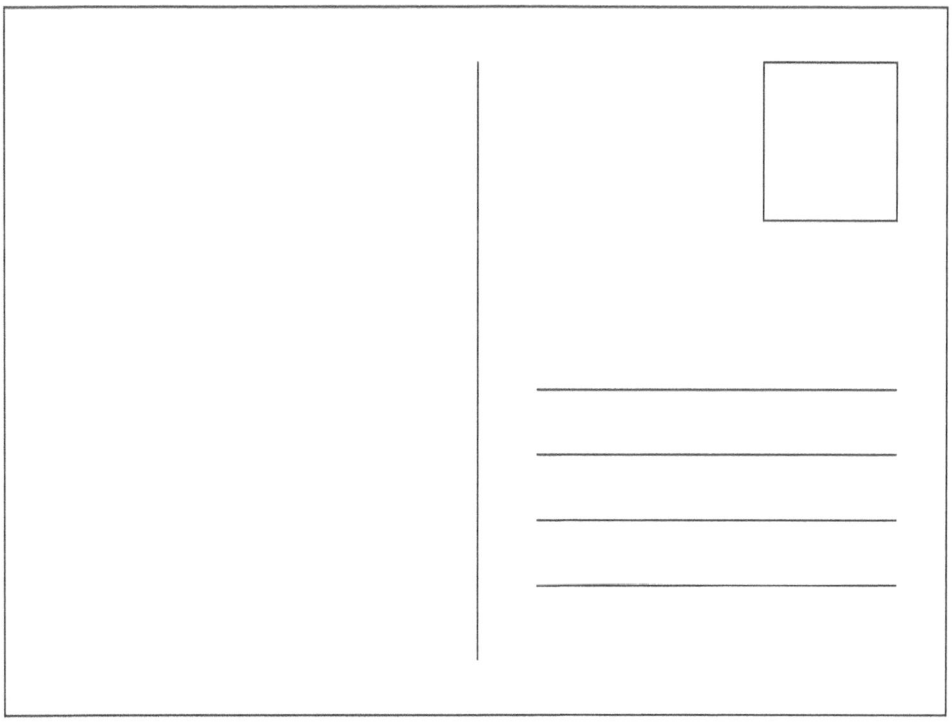

Arbeitsblatt »Baum der Hoffnung«

Sie bereiten sich auf Ihre Entlassung vor, einige Anstrengung liegt hinter Ihnen. Für Ihren weiteren Weg wünschen wir Ihnen alles Gute!

Wir würden uns freuen, wenn Sie Ihre Erfahrungen, die Sie bei uns gemacht haben, kurz in das Blatt unten schreiben. Es soll neuen Patientinnen Mut für ihre eigene Therapie und ihren eigenen Weg machen. Sie dürfen auch gerne einen hilfreichen Tipp schreiben oder was Ihnen besonders bei uns gefallen oder geholfen hat. Vielen Dank!! Sie leisten damit einen wichtigen Beitrag für die Therapie anderer.

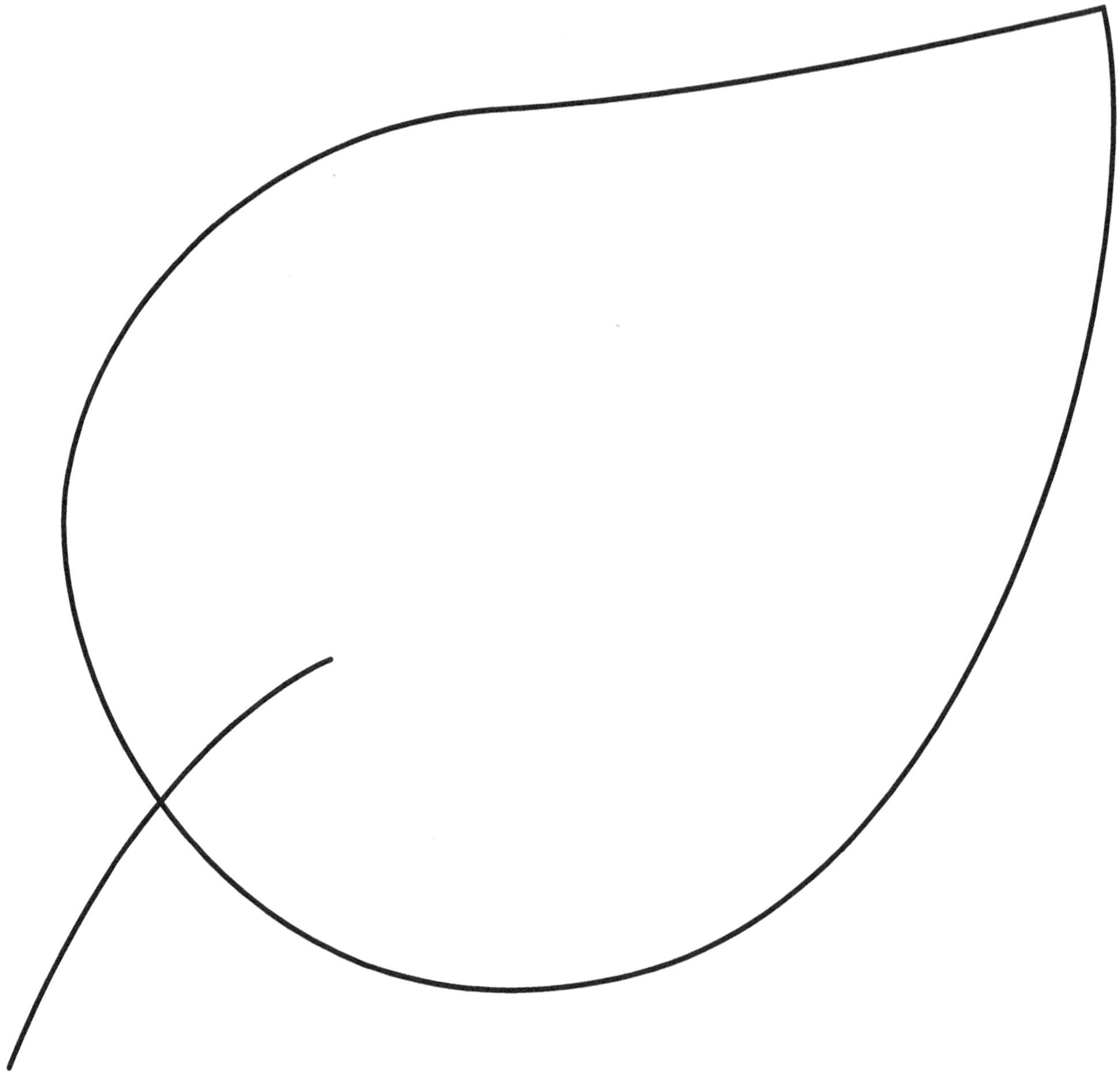

Checkliste »Entlassung«

☐ Rückfallprophylaxe durchgeführt?
  ☐ Frühwarnzeichen erarbeitet?
  ☐ Krisen- und Notfallplan vorhanden, verteilt?
  ☐ Wochenplan für die Woche nach Entlassung?

☐ Ambulante Weiterbehandlung geplant, besprochen?

☐ Ambulanten Nachsorgetermin geplant?

☐ Offene Fragen geklärt?

☐ Verabschiedung in der Gruppe besprochen, ggf. durchgeführt?

☐ Verabschiedung im Einzelgespräch durchgeführt?

Checkliste »Entlassung gegen ärztlichen Rat«

- ☐ Einwilligungsfähigkeit sicherstellen

- ☐ Eigen- oder Fremdgefährdung ausschließen

- ☐ Entlassgespräch mit Fachärztin:
  - ☐ Zusammenfassung des Behandlungsverlaufs
  - ☐ Empfehlung für weiteres Vorgehen, Behandlungssicherungsaufklärung, Dokumentation
  - ☐ Besprechen Weiterbehandlung, Aufklären von Wirkung und unerwünschten Wirkungen der Entlassmedikation, Dokumentation der erfolgten Aufklärung über die Risiken
  - ☐ Kontakt zum HA und/oder FA herstellen, wenn Patientin das wünscht und ausdrücklich einverstanden ist
  - ☐ Angebot einer Wiederaufnahme, Krisenintervention
  - ☐ Formular »Entlassung gegen ärztlichen Rat« ausfüllen, durch Patientin und Therapeutin unterschreiben lassen und eine Kopie behalten, das Original der Patientin mitgeben
  - ☐ Verabschiedung

- ☐ Ausführliche Dokumentation des Entlassgesprächs sowie psychopathologischen Befund bei Entlassung mit Ausschluss Eigen- und Fremdgefährdung

Formular »Entlassung gegen ärztlichen Rat« für die jeweilige Institution und ihre Behandlungseinheiten in Abstimmung mit der jeweiligen Rechtsabteilung entwerfen und standardisieren.

Sie sollte in der Ich-Form beinhalten, dass die Patientin heute gegen ausdrücklichen ärztlichen Rat die Behandlung verlässt, dass sie über die Maßnahmen zur Sicherung des bisherigen Therapieerfolges sowie Folgen, die aus der Entlassung entstehen können, hinreichend unterrichtet wurde (hier sollten mit der Hand einige Stichworte notiert werden) und jegliche Verantwortung hierfür übernimmt.

Es sollte Raum für weitere Notizen zum Entlassgespräch geben, und mit Datum und Unterschrift des entlassenden Arztes und der Patientin versehen sein.

4.15 Nachsorgegespräch

4.15.1 Indikation

- Jede Patientin, vor allem diejenigen, die noch keine ambulante Weiterbehandlung haben

4.15.2 Ziele

- Überbrückung bis zur ambulanten Weiterbehandlung
- Unterstützung bei dem Transfer in den Alltag

4.15.3 Haltung als Therapeutin

- »Sie sind für uns nicht nur eine ›Nummer‹. Wir wollen wirklich, dass es Ihnen langfristig besser geht, und werden das nach Möglichkeit unserer Ressourcen mit Ihnen auch nochmal in einem ambulanten Gespräch verfolgen.«
- »Es ist uns wichtig, dass Sie nach Entlassung nicht in ein Loch fallen.«

4.15.4 Wichtig vorab

Das Nachsorgegespräch kann prinzipiell von jedem aus dem Team durchgeführt werden. Wenn es die Ressourcen zulassen, ist es zielführend, wenn die Personen, die das beste Vertrauensverhältnis mit der Patientin hatten, das Gespräch führen. In den meisten Fällen sollte das jemand aus dem Tandem der Bezugstherapeutinnen sein, Pflegemitarbeiterin, Ärztin oder Psychotherapeutin. Es spricht aber auch nichts dagegen, wenn es die Sozialarbeiterin ist, solange eine tragende Arbeitsbeziehung vorlag. In Fällen mit vielen sozialarbeiterischen Anliegen kann dies sogar von Vorteil sein.

4.15.5 Ablauf des Nachsorgegesprächs

Zur Vorbereitung auf das Gespräch können die Unterlagen der Patientin zur Rückfallprophylaxe und Entlassung hinzugezogen werden. Auf jeden Fall ist es hilfreich, sich vorab nochmal die Ziele der Patientin anzuschauen, um das Nachsorgegespräch daran zu orientieren.

- Begrüßung
- Offen erfragen, wie es seit Entlassung ergangen ist, orientiert an den Zielen, die vereinbart waren und die Themen für die Stunde festlegen
- Themen abarbeiten mit Fokus, noch unterstützende Strategien an die Hand zu geben und ggf. das ambulante Hilfesystem weiter auszuweiten
- Ggf. Fragebögen aus der Therapie (Beck-Depressions-Inventar-II etc.) aushändigen, um Therapieerfolg zu objektivieren
- Verabschiedung, ggf. Nachfolgetermin und Absprache, wie viele ambulante Gespräche es noch geben wird

4.15.6 Nächster Schritt

Wenn keine ambulante Weiterbehandlung vorliegt, kann auch noch ein weiteres Nachsorgegespräch vereinbart werden. Wichtig ist, dass der Patientin transparent gemacht wird, wie viele Gespräche es maximal, in welchem Abstand geben kann und dass es eine endliche Maßnahme ist. Ansonsten kann es Patientinnen davon abhalten, sich eine ambulante Therapeutin für die Weiterbehandlung zu suchen oder sich auf diese einzulassen. Das an sich ist sehr nachvollziehbar und darf validiert werden. Immerhin hat die Patientin erfolgreich an sich mit ihren (teil-)stationären Therapeutinnen gearbeitet, ihnen vieles über sich erzählt, sodass es erst einmal naheliegend ist, mit ihnen auch weiterhin zusammenarbeiten zu wollen.

4.15.7 Schwierige Situationen

Patientin kommt suizidal

Wenn die Patientin suizidal (gemeint ist akute Suizidalität im engeren Sinne, bzw. ein präsuizidales Syndrom, → Kap. 4.5) zum Nachsorgegespräch erscheint, wird sie wieder aufgenommen. In der folgenden Krisenintervention wird geschaut, was zu der Suizidalität geführt hat, um daran zu arbeiten und sie möglichst bald erneut zu entlassen und so Hospitalisierung vorzubeugen (→ Kap. 4.1). In der Krisenintervention kann verstärkt auf notwendige Bedingungen geachtet werden, die gegeben sein müssen, damit die Patientin ambulant weiterleben kann. Das können Aspekte sein, die das häusliche und soziale Umfeld betreffen, aber auch der Umgang der Patientin mit bestimmten Situationen. Nach der erneuten Behandlung kann wieder ein Nachsorgegespräch stattfinden.

Patientin steht nach der Behandlung dort, wo sie vorher stand

Manchmal kommen Patientinnen zum Nachsorgegespräch und geben an, dass sich durch die Behandlung nichts geändert habe und es ihnen noch genauso ginge wie vorher. Das kann zum einen uns als Therapeutin entmutigen und zum anderen auch sehr viel Druck ausüben. In solchen Situationen hat es sich bewährt, durchzuatmen und sich zurückzulehnen. Die Therapeutin kann dann an gemeinsame Erfolge in der Therapie erinnern, an die geübten Strategien und der Patientin anbieten, mit ihr gemeinsam auf Problemsuche zu gehen: Woran liegt es, dass sich der Therapieerfolg nicht auf zuhause übertragen ließ? Dabei ist es wichtig, auch die Patientin für die Umsetzung der verschiedenen Dinge in die Verantwortung zu nehmen. Der Fokus ist daher: Wie kann ich Sie dabei unterstützen, dass Ihnen die Umsetzung (noch besser) gelingt?

(Viele) Neue Baustellen

Manchmal hat die Patientin hart an sich gearbeitet und vieles umgesetzt. Dennoch haben sich neue Baustellen aufgetan oder eine Bearbeitung von ebenfalls wichtigen Themen ist jetzt erst möglich. Zum Beispiel hat eine alkoholabhängige Borderline-Patientin es geschafft, auch nach der Entgiftung und Entwöhnung, abstinent ambulant weiterzuleben. Gleichzeitig merkt sie nun, wie sehr ihr Strategien fehlen, im Umgang mit ihrer Borderline-Erkrankung. Sie fühlt sich überrannt von so vielen neuen Baustellen, die sich nun auftun und die sie nicht mehr wie früher mit Alkohol betäubt. In solchen Fällen kann gemeinsam abgewogen werden, ob nun eine (teil-)stationäre, elektive Therapie angeschlossen wird, um die andere Erkrankung ebenfalls zu behandeln oder eine ambulante Weiterbehandlung bei einer niedergelassenen Kollegin indiziert ist.

5 Gesprächstechniken

5.1 Grundlegendes

5.1.1 Zur Anwendung

Ob Pflegefachperson, Ärztin, Psychologin oder eine andere Therapeutin, in der Psychiatrie benötigen wir hauptsächlich unsere Sprache, um Menschen zu erreichen und mit ihnen zu arbeiten. Das klingt so leicht und ist gleichzeitig so schwer. Einerseits bringen wir alle eine Alltagssprache mit, andererseits hängt es gerade bei Menschen in psychischer Not oder mit einer abweichenden Sichtweise der aktuellen Realität sehr davon ab, welche Worte wir wählen, ob eine zielführende, hilfreiche Kommunikation zustande kommt oder auch nicht. Es gibt eine Vielfalt von Gesprächstechniken, die sich teilweise gegenseitig widersprechen. Unterschiedliche Patienten können in derselben Situation von verschiedenen Techniken profitieren. Es gibt daher nicht *die* Technik, die man können muss und immer anwenden kann.

Daher versuchen wir auch hier zielorientiert heranzugehen: Wie bei allem, was wir während der Therapie machen, ist es auch bei der Sprache so, dass wir ein Ziel dabei verfolgen. Und nicht nur bei bestimmten Gesprächstechniken, sondern auch bei sonstigen Fragen oder Aussagen gegenüber der Patientin, machen wir uns Gedanken darüber, warum fragen oder sagen wir das jetzt in diesem Moment.

- Was ist mein Ziel?
- Welche Technik kann mir dabei helfen, das Ziel zu erreichen?

Beispiel: Patientin kommt zum dritten Mal in Folge zu spät zum verabredeten Termin. Wenn das Ziel ist, Verständnis zu zeigen, kann ich als Therapeutin validieren (→ Kap. 5.2): »Klar, das verstehe ich ...«

Wenn das Ziel ist, die Pünktlichkeit der Patientin zu fördern, kann ich als Therapeutin die Patientin mit ihrem Zuspätkommen empathisch konfrontieren (→ Kap. 5.5): »Hm, es wundert mich, dass Sie zur Therapie unpünktlich erscheinen. Wir haben dann ja immer weniger Zeit. Oder ist Ihnen das gar nicht so wichtig, wie ich bisher dachte ...? Wie kann ich Sie unterstützen, dass Sie pünktlicher kommen?«

Wenn das Ziel ist, bei der Patientin einen Perspektivwechsel anzuregen, kann ich als Therapeutin eine kontingente persönliche Rückmeldung geben (→ Kap. 5.4): »Darf ich Ihnen eine Rückmeldung geben, wie es mir damit geht, dass Sie zu unseren Terminen später als verabredet kommen? ... Ich gewinne so den Eindruck, dass Ihnen die Therapiezeit bei mir nicht so wichtig ist. Wollen Sie mir das damit sagen?«

Je geübter wir sind, desto automatischer laufen diese Prozesse ab.

MERKE

Ein Gespräch mit einer Patientin ist nicht wie ein Gespräch mit einem Nachbarn. Es handelt sich um eine Arbeitsbeziehung, in der wir in einer uns bewussten Art und Weise Dinge ansprechen und die Dinge nicht nur auf uns zukommen lassen wie bei einem Gespräch mit Freunden oder Bekannten.

Aufgabe als Therapeutin ist es, das Gegenüber wahrzunehmen, seine Sichtweise zu verstehen, mit ihm zu kommunizieren und bei der Erarbeitung von Lösungen sowie gleichzeitiger Reduktion von dysfunktionalen Verhaltensweisen zu unterstützen (Anderson et al. 2009). Um diese Aufgabe zu erfüllen, gibt es ein paar allgemeine, grundlegende Techniken, die durch spezifische ergänzt werden können (→ IB »Überblick grundlegender Gesprächstechniken in der Psychiatrie«).

5.1.2 Grundlegende Techniken

Das (Gesprächs-)Verhalten unserer Patientinnen können wir durch unser Gesprächsverhalten beeinflussen. Dafür ist es hilfreich, grundsätzlich warmherzig, empathisch, positiv, interessiert und verständnisvoll aufzutreten. Anstatt selbst viel zu erklären, lieber explorieren, Zeit lassen zum Nachdenken und Wahrnehmen von innerem Erleben.

Nonverbale Signale von Aufmerksamkeit, Interesse und Engagement

- Offene, aufrechte, zugewandte Körperhaltung
- Ruhige Sitzposition
- Blickkontakt
- Gestik während des Sprechens

- Nicken
- Lächeln (dabei authentisch bleiben, lieber ein angedeutetes Lächeln, freundlicher Blick, als ein »aufgesetztes« Lächeln).

MERKE

Um nonverbal Aufmerksamkeit zu signalisieren, müssen wir in der Gesprächssituation auch aufmerksam sein. Für eine Patientin ist eine solche Therapiesituation meist neu und ungewohnt, die Aufmerksamkeit der Patientin ist daher häufig sehr bei uns und der gegenwärtigen Situation. Therapeutinnen hingegen sind irgendwann routiniert in Gesprächen, was leicht dazu führen kann, dass sie durch andere Gedankeninhalte abgelenkt sind, mit der Aufmerksamkeit abschweifen. Durch Dokumentations- und Zeitdruck wird dies verstärkt. In dem Moment können wir nicht mehr nonverbal Aufmerksamkeit signalisieren. In stressigen Zeiten oder wenn wir eher zu leicht ablenkbaren Menschen gehören, ist es hilfreich, vor dem Gespräch eine kurze Achtsamkeitsübung oder Achtsamkeitsfokussierung durchzuführen, um wirklich mit 100 % Aufmerksamkeit bei der Patientin zu sein und die so einfach wirkende Strategie der nonverbalen Signale effektiv nutzen zu können.

Sprachformulierungen zum gegenseitigen Verständnis

- Einfache Sätze
- Fremdwörter vermeiden
- Begriffe und Phrasen der Patientin aufnehmen und wiederverwenden
- An Sprachniveau der Patientin anpassen in Komplexität
- Im Verlauf der Therapie Beschreibungen der Patientin übersetzen, z. B. in Gefühle oder Symptome
  - »alles in mich reinfressen« in »Sie sind dann für sich alleine traurig oder ärgerlich, teilen es aber niemandem mit«
  - »in meinem schwarzen Loch« in »in einer depressiven Episode«

Fragetechniken

- Offene vs. geschlossene Fragen

Geschlossene und offene Fragen haben in der Therapie beide ihren Platz, auch hier kommt es wieder auf das Ziel an, das ich verfolge (→ Tab. 5-1).

Geschlossene Fragen eignen sich zur Informationserhebung wie z. B. bei der Anamnese (Waren Sie schon einmal in psychiatrischer Behandlung?). Möchte ich also gezielt eine bestimmte Information schnell erheben, frage ich diese ab. Die Konsequenz ist, dass es bei Patientinnen eher zu Passivität führt und die eigene Exploration weniger angeregt wird. Gerade wenn wir wenig Zeit für eine Informationssammlung haben oder auch bei sehr weitschweifigen Patientinnen, empfehlen sich geschlossene Fragen.

Offene Fragen stelle ich in der Therapie überwiegend, um die Selbstexploration und die Entwicklung eigener Gedanken bei der Patientin anzuregen. Ein großer Vorteil ist, dass ich so vorbeuge, der Patientin etwas »in den Mund zu legen« und sie stattdessen zum selbst überlegen anrege. Hilfreich kann es hierbei sein, sich vorzunehmen, W-Fragen (Wie ...? Was ...? Welche ...? Wodurch ...? Warum ...? Womit ...?) zu stellen, die keine Antwort vorgeben (Prior 2002).

- Ressourcenorientierte Sprache

Patientinnen haben meistens eher eine negative Sicht auf die Dinge und sich selbst. Durch die Sprache der Therapeutin kann hier schon eine kleine Auslenkung geschehen in Richtung Lösungen sowie eigener Fähigkeiten und Ressourcen (→ Prior 2002).

Generalisierungen aufbrechen (→ Tab. 5-2)

Positiv zukunftsorientiert

- Menschen orientieren sich häufig an Vermeidungszielen (»Hoffentlich falle ich nicht durch die Prüfung.« »Hoffentlich wird mein Mann mich nicht verlassen.«). Wir als Therapeutinnen können diese Aussagen umwandeln in die erwünschten Ziele. (»Bestimmt können Sie die Prüfung schaffen.« »Sie hoffen, dass Sie mit Ihrem Mann eine Lösung finden können.«)
- Wenn der Fokus unserer Patientin auf Misserfolgen liegt (»Ich schaffe es nicht, aus dem Haus zu gehen.«), können wir auch hier die Aussage zukunftsorientierter

Geschlossen ...	... oder offen formuliert
Sind Sie gerne zur Schule gegangen?	Wie haben Sie Ihre Schulzeit erlebt?
Waren Sie niedergeschlagen, als Sie »in das Loch gefallen« sind?	Wie haben Sie die Zeit erlebt, als Sie in »ein Loch gefallen« sind?
Haben Sie schon mal gemerkt, dass Sie etwas an Ihrer Symptomatik verändern können?	Was können Sie selbst machen, um etwas an Ihrer Symptomatik zu verändern?
Ich würde gerne wissen, ob Sie schon Ziele für die Therapie haben?	Welche Ziele haben Sie für die Therapie?

Tab. 5-1: Gegenüberstellung geschlossenes vs. offene Fragen

Von der Patientinnenaussage …	… hin zu der Therapeutinnenzusammenfassung
»Ich bin immer alleine.«	»Sie sind häufiger alleine?«
»Ich bin ein Versager.«	»Es gibt Momente, da klappt nicht alles so, wie Sie sich das vorstellen?«
»Nie sieht mich jemand.«	»Sie werden oft nicht gesehen?«

Tab. 5-2: Beispiele für Umformulierung generalisierender Aussagen der Patientin durch die Therapeutin

gestalten durch »noch nicht« (»Sie schaffen es noch nicht, aus dem Haus zu gehen.«).

Abmilderungen

Patientinnen können ihr Erleben manchmal sehr extrem darstellen (»Ich gehe durch die Hölle.«), sodass es in manchen Fällen hilfreich sein kann, es in etwas abgemilderter Form zusammenzufassen (»Es ist eine richtig schwierige Zeit für Sie.«). Ziel ist auch hier, die Ressourcenaktivierung zu fördern und durch die Umformulierung zu verdeutlichen, dass durch eigenes Verhalten etwas bewegt werden kann in Richtung einer angenehmeren Zukunft. Wichtig ist hierbei, dass Patientinnen sich durch die Strategie nicht invalidiert oder nicht ernstgenommen fühlen.

Infoblatt »Überblick grundlegender Gesprächstechniken in der Psychiatrie«

Gesprächstechnik	Ziel	Beispielsituationen
Validieren	▪ Vermitteln, dass das Gegenüber ernstgenommen wird und dass man ihn versteht. ▪ Beziehungsaufbau	▪ Anamnese ▪ Beginn der Therapie ▪ Jede Stunde bei Bericht der Gefühls-/Gedankenwelt
Commitment-strategien	▪ Aufbau von Bereitschaft für die Therapie oder ein bestimmtes therapeutisches Ziel ▪ Verdeutlichen der Verantwortung für Veränderung, die bei der Patientin liegt ▪ Aufbau von Veränderungsbereitschaft	▪ Entscheidung für Behandlung ▪ Vereinbaren von Zielen ▪ Wenn Patientin zu passiv wird, Zweifel an der Therapie vorhanden sind
Motivational Interviewing	▪ Aufbau von Veränderungsbereitschaft	▪ Entscheidung für Behandlung ▪ Vereinbaren von Zielen
Rückmeldung an die Patientin	▪ Förderung von kognitiver Empathie und Perspektivwechsel	▪ Therapieschädigendes Verhalten der Patientin (z. B. Unpünktlichkeit) ▪ Dysfunktionales Verhalten der Patientin
Empathisch konfrontieren	▪ Validierend Fokussieren auf dysfunktionales Verhalten	▪ Interaktionelle Schwierigkeiten mit Patientin ▪ Dysfunktionales Verhalten

5.2 Validieren

5.2.1 Ziele

- Validieren hat vor allem den Zweck eines Beziehungsaufbaus
- Patientin soll sich verstanden fühlen in ihrem Erleben
- Vertrauen in die therapeutische Beziehung entwickeln
- Dinge so annehmen, wie die Patientin sie mitbringt

5.2.2 Haltung als Therapeutin

- »Ich nehme mir die Zeit, dir aufmerksam zuzuhören. Ich kann nachvollziehen, dass es dir aus deiner Perspektive heraus so geht, wie es dir geht, körperlich und emotional, und dass du die Gedanken hast, die du hast. Ich werte weder dein Verhalten noch deine Wahrnehmung, dein Erleben oder deine Gedanken, das heißt, dass ich es weder positiv noch negativ bewerte.«

5.2.3 Materialien

- IB »Übersicht Validierungsstrategien« (T)

5.2.4 Wichtig vorab

Eine validierende Gesprächsführung hat viele Vorteile hinsichtlich des Aufbaus einer therapeutischen Beziehung. Sie ist unabdingbar in einer jeden Therapie. Wir nehmen damit den Patienten so an, wie er im Moment zu uns kommt und signalisieren ihm, dass aus *seiner Perspektive* sein Erleben nachvollziehbar ist. Damit machen wir etwas, was im sozialen oder beruflichen Umfeld der Patientin häufig nicht passiert. Im Gegenteil, hier haben Patientinnen eher mit Invalidierung zu kämpfen, in dem sie belächelt werden, sie gesagt bekommen, dass sie sich nicht so anstellen sollen, man selbst sich das ja so nicht gefallen lassen würde usw. Auch gutgemeinte Ratschläge haben manchmal Potenzial eher invalidierend als unterstützend zu sein. Auch in der Psychiatrie finden wir oft gutgemeinte, aber invalidierende Interventionen. Zur Veranschaulichung des Potenzials validierender Gesprächsführung sei auf eine Studie von Shenk und Fruzetti (2011) verwiesen, in der zwei Gruppen von Menschen in eine stressige aversive Situation gebracht wurden. Beide hatten danach sehr negative Emotionen und physiologischen Stress, der über Puls und Hautwiderstand erfasst wurde. Anschließend wurde mit der einen Gruppe ein Alltagsgespräch, mit der anderen ein validierendes Gespräch geführt. In der validierten Gruppe reduzierten sich prompt sowohl die körperliche Anspannung in Form der Stressreaktion als auch der negative Affekt deutlich fast bis auf das Niveau vor der Stressexposition. In der Gruppe mit Gespräch ohne Validierung blieben Stress und negativer Affekt in der Beobachtungszeit fast unverändert bestehen. Dadurch wird deutlich, dass Validieren auch für die (nachfolgende) therapeutische Arbeit einen wichtigen Stellenwert hat.

Wenn man etwas nimmt, wie es ist, dann ist es gleichzeitig noch keine Änderung. Veränderung ist am Ende aber das, was wir mit Psychotherapie erreichen wollen. Daher sollten wir uns bewusst sein, dass Validieren notwendig ist, um eine Ausgangsbasis zu schaffen, auf der dann Veränderung stattfinden kann. Validieren an sich wird die Dinge konsolidieren, also eher verfestigen. Für Veränderung braucht es dann in einem zweiten Schritt andere Strategien wie z.B. Commitmentstrategien oder Motivational Interviewing (→ Kap. 5.3, Kap. 5.4).

Wichtig bei allen validierenden Strategien ist es, dass wir als Therapeutin sie authentisch rüberbringen, da der erwünschte Effekt ansonsten ins Gegenteil kippen kann: Die Patientin fühlt sich nicht ernstgenommen. Wir sollten also nur das Erleben der Patientin validieren, wenn wir dahinterstehen.

5.2.5 Umsetzung

In der DBT sind unterschiedliche Validierungsstrategien beschrieben, die durchnummeriert sind, V1–V6 (siehe auch die empfohlene Literatur der DBT: Linehan 1996; Bohus 2019; Bohus & Wolf-Arehult 2013; Stiglmayr & Gunia 2017). Die Zahlen an sich haben eine systematisierende bzw. strukturierende Bedeutung für verschiedene Bereiche, für unsere praktische Anwendung sind sie nicht relevant, und daher sollen sie an dieser Stelle weggelassen werden. Hilfreich ist es, sich die Übersicht der Validierungsstrategien gut sichtbar an einen Ort zu hängen, der dazu einlädt, sie immer wieder zu lesen und z. B. mit Teamkolleginnen zu üben. Ziel ist es, die Strategien so zu verinnerlichen, dass sie automatisch angewendet werden.

Bei den verschiedenen Strategien werden teilweise die verschiedenen Ebenen (Gedanken, Gefühle, körperliche Reaktionen und Verhalten) angesprochen, auf denen Erleben stattfindet. Dabei geht es manchmal darum, sprachlich auf derselben Ebene zu bleiben, die auch die Patientin angesprochen hat. Manchmal geht es darum, auf eine andere Ebene zu wechseln, um der Patientin zu verdeutlichen, dass man die Tragweite des Berichteten auf allen Ebenen nachempfinden kann. Dies wird im Folgenden verdeutlicht.

Strategien

Aufmerksames Zuhören: Wir hören der Patientin aktiv zu und schenken ihr dabei unsere ganze Aufmerksamkeit, ohne zu bewerten, was die Patientin erzählt. Wir vermitteln, dass wir ernsthaft interessiert sind an dem, was sie zu erzählen hat durch Mimik (z. B. Nicken), Gestik (z. B. unterstreichende Handbewegungen) oder kurze, verbale Äußerungen (z. B. »Hm.«, »Okay.«). Dazu gehört auch der Blickkontakt, der möglichst bei der Patientin ist, auch wenn Zeit- oder Dokumentationsdruck uns zum PC oder Schreibblock ziehen möchten. Wir fragen nach, wenn wir etwas nicht verstanden haben.

Wiedergeben, was wir gehört haben: Wir fassen zusammen, was wir verstanden haben, von dem Erzählten der Patientin. Dabei bleiben wir auf derselben Ebene des Erlebens. Wenn die Patientin erzählt, dass sie nur noch schwarzgesehen hat und damit also einen gedanklichen Prozess anspricht, fassen wir ebenfalls auf der gedanklichen Ebene zusammen, was wir verstanden haben: »Sie dachten, jetzt geht nichts mehr.« (→ Tab. 5-3)

Wiedergeben, was wir gehört haben mit Ebenenwechsel: Wir fassen zusammen, was wir gehört haben, sprechen dabei aber bewusst eine andere Ebene an. Wir verbalisieren also Gefühle, Gedanken, körperliche Reaktionen oder Verhalten, die die Patientin von sich aus nicht angesprochen hat. Diese Strategie sollte angewendet werden, wenn wir uns bereits gut in unser Gegenüber einfühlen können, um keine »Nein«-Antworten zu provozieren, falls wir mit unserer Verbalisierung danebenliegen (→ Merke-Kasten). Daher kann es hilfreich sein, unsere Wiedergabe auf der anderen Ebene eher fragend zu formulieren, damit die Patientin sich nicht bevormundet fühlt und auch die Möglichkeit hat zu widersprechen (→ Tab. 5-4).

MERKE
Im besten Falle bestätigt die Patientin uns, dass unsere Zusammenfassung richtig ist: »Ja, genau.« Je mehr wir solche Sequenzen hinbekommen, in denen wir etwas sagen und die Patientin uns bestätigt, desto harmonischer wird das Miteinander zwischen Patientin und Therapeutin, was dem Beziehungsaufbau sehr hilft.

Signalisieren, dass gegenwärtiges Erleben der Patientin aufgrund ihrer Biografie und/oder der Erkrankung nachvollziehbar ist: Erfahrungen im (frühen) Leben prägen Menschen und deren weiteres Erleben. Die Situation, in der Patientin sich gegenwärtig in der Therapie befindet, ist daher unter Berücksichtigung der Lerngeschichte verständlich. So kann z. B. ein Verhalten validiert werden, dass der Patientin selbst komisch vorkommt oder sie gerne ablegen möchte, aber alles versucht hat und es einfach nicht funktioniert. Beispiel: »Wenn man bedenkt, dass Sie häufig vor der ganzen Klasse zurückgewiesen wurden, ist es nachvollziehbar, dass Sie die vereinbarten Vorstellungsgespräche immer wieder absagen.« Auch die psychiatrische Erkrankung an sich bringt Umstände mit, die Wahrnehmung und Verhalten der Patientin nachvollziehbar machen. »Aufgrund Ihrer De-

Patientin sagt:	Thematisierte Ebene	Therapeutin gibt wieder:	Thematisierte Ebene
»Ich habe keinen Ausweg mehr gesehen.«	Gedanke	»Sie wussten nicht weiter.«	Gedanke
»Ich war so unendlich traurig.«	Gefühl	»Sie waren sehr, sehr traurig.«	Gefühl
»Ich war so schlapp.«	Körperliche Reaktion	»Sie waren erschöpft.«	Körperliche Reaktion
»Ich konnte gar nichts mehr machen.«	Verhalten	»Sie konnten gar nichts mehr tun.«	Verhalten

Tab. 5-3: Validieren auf derselben Ebene, die auch von der Patientin angesprochen wurde

Patientin sagt:	Thematisierte Ebene	Therapeutin gibt wieder:	Thematisierte Ebene
»Ich habe keinen Ausweg mehr gesehen.«	Gedanke	»Sie fühlten sich hilflos?«	Gefühl
»Ich war so unendlich traurig.«	Gefühl	»Aus Ihnen war alle Kraft gewichen?«	Körperliche Reaktion
»Ich war so schlapp.«	Körperliche Reaktion	»Sie haben gedacht, ich kann nicht mehr?«	Gedanke
»Ich konnte gar nichts mehr machen.«	Verhalten	»Sie waren so erschöpft?«	Körperliche Reaktion

Tab. 5-4: Validieren auf einer anderen Ebene als von der Patientin angesprochen

pression und der ausgeprägten Antriebsstörung ist es verständlich, dass es Ihnen als riesige Hürde vorkommt, das Haus zu verlassen.« Ganz allgemein kann man sagen »Nach allem, was Sie erlebt haben (in Ihrer Kindheit/Ehe/im Krieg/in ...) ist es für mich kein Wunder, dass Sie jetzt erst mal so ... reagieren.« Diese Form von Validierung »normalisiert« das Verhalten ein Stück weit und kann für Patientinnen sehr vertrauensstiftend sein, da sie häufig für ihre Problemverhaltensweisen im sozialen oder beruflichen Umfeld auf Unverständnis stoßen und hier eine fast gegensätzliche Beziehungserfahrung machen. Hilfreiche Formulierungen sind: »aufgrund dessen« oder »wenn man bedenkt, dass ...«.

Signalisieren, dass im Rahmen des gegenwärtigen Kontextes, der Bewertung oder des Verhaltens der Patientin, ihr Erleben nachvollziehbar ist: Hier wird als Grundlage ein gegenwärtiger Kontext (z. B. Beziehung, in der Patientin lebt), die Bewertung bzw. eine tiefsitzende Grundannahme der Patientin (z. B. ich bin nichts wert) oder ihr Verhalten (z. B. immer wieder aufs Neue zu schnell Auto zu fahren) genommen, um die Nachvollziehbarkeit ihres Erlebens zu verdeutlichen (→Tab. 5-5).

Diese Strategie geht über das rein validierende Element hinaus, da durch die Therapeutin gleichzeitig aufgezeigt wird, wo die Patientin selbst ansetzen könnte, um an ihrer gegenwärtigen Lage etwas zu verändern. Daher sollte die Strategie wohl überlegt eingesetzt werden, wenn die therapeutische Beziehung auch schon etwas trägt und wir der Patientin gleichzeitig ein Angebot machen können, gemeinsam an ihrem Problem zu arbeiten (z. B. »Wir können uns gerne gemeinsam einmal anschauen, ob Sie vielleicht eine andere Einstellung über sich selbst entwickeln können?« Oder: »Sollen wir vielleicht mal gemeinsam abwägen, was Kosten und was Nutzen davon sind, dass Sie zu schnell Auto fahren?«). Nutzt man das Wort »solange«, ist der Veränderungsdruck etwas höher (»Solange Sie glauben, am Tod ihres Partners schuld zu sein, ist nachvollziehbar, dass Sie nachts nicht mehr schlafen«). Erscheint die therapeutische Beziehung noch unsicher, kann man das Wort »wenn« nutzen (»Wenn Sie glauben, am Tod ... schuld zu sein, ist nachvollziehbar, dass ...«), dann ist es rein validierend.

Sich auf dieselbe Stufe mit der Patientin stellen: Diese Strategie wirkt an sich sehr simpel und ist gleichzeitig so schwer, weil sie meistens von Patientinnen nur authentisch und damit dann wirklich validierend erlebt wird, wenn wir es auch so meinen und dies plausibel erscheint. Wir signalisieren, dass es uns ganz ähnlich wie der Patientin gehen würde in einer vergleichbaren Situation.

Gegenwärtiger Umstand	Beispiel	Validierung der Therapeutin
Gegenwärtiger Kontext der Patientin	Lebt in toxischer Paarbeziehung.	Solange Sie an Ihrer Beziehung so festhalten, ist nachvollziehbar, dass Sie sich zuhause häufig unwohl fühlen.
Gegenwärtige Bewertung/Grundannahme der Patientin	Ich bin nichts wert.	Solange Sie dabeibleiben, dass Sie nichts wert sind, ist klar, dass Sie nicht für Ihre Bedürfnisse einstehen und lieber andere entscheiden lassen.
Gegenwärtiges Verhalten der Patientin	Immer wieder aufs Neue zu schnell Auto fahren.	Solange Sie dabei bleiben, zu schnell Auto zu fahren, ist es verständlich, dass Sie deswegen Konflikte mit Ihrer Familie haben.

Tab. 5-5: Validieren unter Berücksichtigung der gegenwärtigen Umstände

BEISPIEL

Patientin: »Als der Zugbegleiter dann zu mir sagte, nachdem ich ewig auf den Zug gewartet hatte, dass der Zug überfüllt sei und wir auf den nächsten warten müssten, bin ich richtig sauer geworden.«

Therapeutin: »Ja, das wäre mir auch so gegangen.« oder »Das ist doch absolut verständlich, das würde doch jedem so gehen.«

Wir validieren hiermit das Erleben der Patientin normativ und gehen ganz bewusst auf Augenhöhe. Daher ist es so wichtig, dass wir in dem Moment auch wirklich denken, dass es uns so gegangen wäre, ansonsten machen wir uns unglaubwürdig:

Patientin: »Ich war so angespannt, da habe ich mir erstmal eine Flasche Wein aufgemacht und getrunken, dann ging es.«

Als Therapeutin gilt es hier die Anspannung zu validieren, nicht den Suchtmittelkonsum.

Therapeutin: »Ihre Anspannung nach einem solchen Tag verstehe ich gut. Ich hätte sicher auch ein großes Bedürfnis nach Entspannung gehabt. Hat Sie die Flasche Wein denn entspannt?«

Patientin: »Na, im ersten Moment schon. Aber schon nach dem dritten Glas habe ich mich ziemlich geärgert und dann aber noch mehr getrunken, weil die Anspannung direkt zurück war. Und am nächsten Tag gab es dann die Quittung.«

Therapeutin: »Verstehe. Was halten Sie davon, wenn wir mal gemeinsam nach alternativen Entspannungsmöglichkeiten schauen?«

Es geht auch bei dieser Strategie darum, das Problemverhalten an sich nicht gutzuheißen, das Erleben, was zu Selbigen geführt hat, aber zu validieren.

5.2.6 Phase der Therapie

Vor allem im Beziehungsaufbau ist das Validieren eine sehr hilfreiche Strategie. Aber auch in jeder anderen Stunde oder in jedem anderen Kontakt, hilft Validieren eine tragfähige therapeutische Beziehung weiter zu pflegen und die Grundlage im Kontakt zu schaffen für eine Veränderungsbereitschaft der Patientin. Besonders hilfreich ist es daher auch in Krisen- und Notfallsituationen (→Kap. 4.5).

5.2.7 Schwierige Situationen

Manche Patientinnen fühlen sich von einer *für sie* zu verständnisvollen, empathischen Art nicht ernstgenommen. Sie entwickeln schnell die Annahme, dass es unser Job als Therapeutin sei so mit ihnen als Patienten zu reden, ohne, dass wir das echt meinen würden. Anstatt sich hier auf Diskussionen einzulassen, ist es hilfreich, auf einen nüchternen Umgang mit der Patientin umzuschalten und durch kompetentes Auftreten und Erfolge in der Therapie Vertrauen der Patientin zu erlangen.

5.2.8 Sonstiges

Bei manchen Autoren finden sich sieben Validierungsstrategien, wobei die V7 für das Cheerleading steht (siehe z.B. Stiglmayr & Gunia 2017). Wir halten das Cheerleading ebenso für eine wichtige Gesprächstechnik, sehen sie aber vor allem auch als einen Teil der Rolle als Therapeutin anstatt »nur« einer Technik: Wir sind Cheerleader für die Veränderung unserer Patientinnen. Daher wird das Cheerleading ausführlich in dem →Kap. 2 behandelt.

Infoblatt »Übersicht Validierungsstrategien«

(angelehnt an Stiglmayr & Gunia 2017)

Strategie	Patientin	Therapeutin
Aufmerksames Zuhören	»Ich habe mich ziemlich verlassen gefühlt.«	Nickt, empathischer Gesichtsausdruck, zugewandt, signalisiert der Patientin: Mich interessiert, wie es Ihnen ergangen ist.
Wiedergeben, was wir gehört haben	»Ich wollte nur noch weg.«	»Sie wollten am liebsten im Erdboden versinken.«
Wiedergeben, was wir gehört haben mit Ebenenwechsel	»Ich hätte ihn am liebsten geschlagen.«	»Sie waren richtig wütend.«
Signalisieren, dass gegenwärtiges Erleben der Patientin ***aufgrund ihrer Biografie und/oder der Erkrankung*** *nachvollziehbar ist*	»Ich hatte so eine Panik, ich konnte nicht rausgehen.«	»Vor dem Hintergrund Ihrer Panikstörung, ist es sehr nachvollziehbar, dass Sie alles vermeiden, was die Panik noch schlimmer machen könnte.«
Signalisieren, dass im Rahmen des ***gegenwärtigen*** *Kontextes, der Bewertung oder des Verhaltens der Patientin, ihr Erleben nachvollziehbar ist*	»Ich habe es nicht verdient, dass jemand gut zu mir ist.«	»Solange Sie davon überzeugt sind, dass Sie keine gute Behandlung durch andere verdienen, ist es verständlich, dass Sie so viel über sich ergehen lassen.«
Sich auf dieselbe Stufe mit der Patientin stellen	»Ich war nur noch geplättet.«	»Das glaube ich, das wäre mir genauso gegangen.«

GESPRÄCHSTECHNIKEN

5.3 Commitmentstrategien

5.3.1 Ziele

- Patientinnen motivieren, sich der Therapie gegenüber zu verpflichten und somit auch die Voraussetzungen für eine Psychotherapie zu erfüllen
  - Keinen Suizidversuch oder schweres selbstschädigendes Verhalten auszuüben
  - Bereitschaft, Verantwortung fürs eigene Leben zu übernehmen
  - Bereitschaft, sich mit unangenehmem Erleben auseinanderzusetzen
  - Bereitschaft, die Therapie mit all ihren Mühen und (zunehmendem) Verzicht auf dysfunktionales Verhalten bis zum Ende durchzuhalten
- Patientin zur Selbstverpflichtung motivieren gegenüber ihren (Therapie-)Zielen und entsprechend die Therapieinhalte umzusetzen

5.3.2 Phase der Therapie

Anwendung vor allem zu Beginn, wenn es darum geht, einer Therapie, und dann im weiteren Schritt den gemeinsam vereinbarten Therapiezielen, zuzustimmen. Aber auch fortlaufend während der Therapie kann es immer wieder Situationen geben, in denen das Commitment der Patientin zur Therapie allgemein oder bestimmten Interventionen nicht mehr eindeutig ist und die hier vorgestellten Strategien helfen können, wieder (gemeinsam) weiterzukommen.

5.3.3 Haltung als Therapeutin

- »Ich möchte gerne mit Ihnen zusammenarbeiten und Sie unterstützen, Ihre Ziele zu erreichen. Ich verpflichte mich dazu, Ihnen während dieser Behandlung zu helfen, nach bestem Wissen. Dafür brauche ich von Ihnen, dass Sie sich der Therapie und der Erreichung Ihrer Ziele auch verpflichten. Ob Sie das machen oder nicht, ist selbstverständlich Ihre Entscheidung.«

5.3.4 Materialien

- AB »Pro und Pro« (P)

5.3.5 Wichtig vorab

Unabhängig davon, welche Commitmentstrategie angewendet wird, ist die therapeutische Haltung wichtig, dass die Patientin die freie Entscheidung darüber hat, ob sie die Therapie machen oder das eine oder andere Ziel erreichen möchte. Erst, wenn diese therapeutische Haltung für die Patientin spürbar ist, kann sich die Wirkung der einzelnen Strategien entfalten. Solange die Patientin den Eindruck hat, dass sie keine Wahl hat, die Therapeutin sie überzeugen will und die Entscheidung eigentlich schon getroffen ist, wird es eher zu Reaktanz und Widerstand kommen. Wenn trotzdem kein ausreichendes Commitment seitens der Patientin vorliegt, darf ein Ziel auch losgelassen oder eine Therapie beendet werden, denn ohne Commitment der Patientin ist keine Arbeit möglich (→ Kap. 3).

Wichtig erscheint es uns auch, Commitment und Motivation voneinander zu unterschieden (siehe auch Franz & Lucke 2021). Wenn ich hoch motiviert bin, etwas zu tun, kann das sehr hilfreich sein, um Ziele zu erreichen, für die ich mich verpflichtet habe. Motivation ist aber nicht jeden Tag gleich und ununterbrochen dringend notwendig, entscheidend ist die Abmachung, die ich mit mir selbst getroffen habe. Am Beispiel Sport lässt sich das verdeutlichen: Wenn ich mir fest vorgenommen habe, im neuen Jahr jeden Tag 10 000 Schritte zu gehen, wird es Tage geben, an denen ich hoch motiviert bin und die Schritte werden mir leicht von der Hand gehen. Die Motivation stellt hier eine Art Energie dar, die mich bei meiner Zielerreichung unterstützt. Es wird aber auch die Tage geben, wo es mir äußerst schwierig vorkommt aus dem Haus zu gehen und die Schritte zu bewältigen, ich also eher demotiviert bin. Da ich mir aber fest vorgenommen habe jeden Tag die Anzahl an Schritten zu gehen (außer ich bin krank), mit mir selbst also ein Commitment gemacht habe, gehe ich die 10 000 Schritte auch an diesem Tag, obwohl es mir schwerfällt. Es kann hilfreich sein, Patientinnen am Anfang der Therapie zu verdeutlichen: es wird Tage geben, da wird die Therapie anstrengend für Sie sein oder Sie werden sich vielleicht fragen, ob es wirklich der richtige Weg ist – genau hier brauchen wir Ihr Commitment, an das Sie sich dann erinnern können.

5.3.6 Umsetzung

Es gibt unterschiedliche Commitmentstrategien (aus der Verhaltenstherapie und der Coaching- und Führungsliteratur zur Unterstützung von Verhandlungen, besonders prägnant zusammengestellt wurden sie in der DBT, siehe auch die empfohlene Literatur der DBT, Linehan 1996; Bohus 2019; Bohus & Wolf-Arehult 2013; Stiglmayr & Gunia 2017), die nicht alle auf einmal angewendet werden müssen. Auch hier ist wieder die Frage, welches spezifische Ziel ich damit verfolge – abgesehen von dem allgemeinen Ziel, das alle Strategien innehaben, das Commitment für die Therapie oder beispielsweise Therapieziele zu stärken. → Tab. 5-6 gibt eine Übersicht verschiedener Commitmentstrategien.

Strategie	Beschreibung	Beispiele
Betonung der freien Wahl	Dies ist eine Haltung, die sich durch die gesamte Therapie ziehen sollte, und gleichzeitig der Patientin gegenüber explizit gemacht werden kann. *→ Zu Beginn der Therapie, auch zum Aufbau einer therapeutischen Beziehung, und bei jedem neu zu treffenden Commitment oder Entscheidung*	**Therapeutin:** »Das ist komplett Ihre Entscheidung.« **Therapeutin:** »Sie entscheiden!« **Therapeutin:** »Möchten Sie gemeinsam mit mir an Ihren Zielen arbeiten? Auch, wenn es mal anstrengend wird? Das ist Ihre Entscheidung. Von meiner Seite aus gerne.«
Pro und Pro	Eine Gegenüberstellung von zwei Alternativen, die zur Entscheidung stehen. Es ist eine Abwandlung der klassischen Pro-Contra-Liste, mit dem Vorteil, dass hier auch direkt eine Alternative beleuchtet wird (pro Selbstverletzung, pro Skillsanwendung), anstatt nur die Verneinung einer Alternative (Pro Selbstverletzung, Contra Selbstverletzung) und die Patientin sich dann zwar gegen was entscheidet, ohne für die Zukunft etwas anderes an der Hand zu haben. *→ Zu Beginn der Therapie und bei jeder neu zu treffenden Entscheidung*	**Therapeutin:** »Lassen Sie es uns gemeinsam anschauen, was spricht für die Abstinenz, was spricht für den Konsum?« **Therapeutin:** »Okay, es ist eine schwere Entscheidung, das verstehe ich. Sollen wir vielleicht mal gemeinsam schauen, was für die Therapie spricht und was dafür, dass Sie so weitermachen wie bisher?«
Foot in the door	Ziel ist es bei dem Thema, den Fuß in die Tür der Patientin zu bekommen und eine möglichst niedrige Hürde zu bauen, die die Patientin gut nehmen kann. Vorschlag einer kleinen Verhaltensänderung, die dann bei Einwilligung der Patientin, von einer weiteren Verhaltensänderung gefolgt wird. So tastet die Therapeutin sich langsam vor. *→ Bei jeder zu verhandelnden Verhaltensänderung, z. B. Festlegen von Therapiezielen*	**Therapeutin:** »Vielleicht können Sie sich vorstellen, erstmal bis Ende der Woche auf schwere Selbstverletzungen zu verzichten?« **Therapeutin:** »Ein erster Schritt könnte vielleicht sein, dass Sie die Therapiestunden bei mir wahrnehmen?«
Door in the face	Ziel ist es hier, eine besonders schwierige Verhaltensänderung vorzuschlagen, die die Patientin mit einer hohen Wahrscheinlichkeit ablehnen wird. In Folge der Ablehnung wird dann eine realistische Verhaltensänderung vorgeschlagen, die aufgrund des Kontrasts zu dem vorherigen Vorschlag, nun eher zugestimmt wird. *→ Bei jeder zu verhandelnden Verhaltensänderung, **WENN** ausreichend stabile therapeutische Beziehung, damit die Patientin sich nicht herausgefordert/überfordert fühlt*	**Therapeutin:** Was halten Sie davon, wenn Sie ab jetzt nie wieder Alkohol trinken? **Patientin:** Nie wieder? Auf keinen Fall! **Therapeutin:** Hm … okay, vielleicht wäre ein Kompromiss, dass Sie bis Ende der Behandlung nichts trinken? So wie es im Behandlungsvertrag steht? **Patientin:** Ja, okay, das kann ich mir vorstellen.

Kombi aus door in the face und foot in the door	Es ist auch möglich, door in the face und foot in the door so zu kombinieren, dass die Therapeutin erst eine sehr schwierige Verhaltensänderung vorschlägt und auf die Ablehnung seitens der Patientin dann nur einen ganz minimalen Schritt anbietet. Im besten Falle reagiert die Patientin auf den Kontrast so, dass sie selbst etwas Schwierigeres vorschlägt. *→ Bei jeder zu verhandelnden Verhaltensänderung, **WENN** ausreichend stabile therapeutische Beziehung, damit die Patientin sich nicht herausgefordert/überfordert fühlt*	**Therapeutin:** »Wenn Sie sich wieder mehr bewegen wollen, wäre mein Vorschlag, dass Sie ab jetzt jeden Tag 5 km laufen gehen.« **Patientin:** »Was? Auf keinen Fall, das schaffe ich nicht.« **Therapeutin:** »Okay, sollen wir dann sagen, Sie starten mit einmal im Monat 5 km?« **Patientin:** »Naja, zweimal die Woche kriege ich das schon hin.« **Therapeutin:** »Also, zweimal die Woche 5 km?« **Patientin:** »Ja.«
Advocatus Diaboli	Es geht darum, sich als Anwalt für die Nicht-Veränderung zu verhalten, damit die Patientin auf die andere Seite gehen kann und selbst Befürworterin für die Veränderung wird. Das funktioniert vor allem, wenn die Argumente für die Nicht-Veränderung schwächer sind als die Argumente für die erwünschte Veränderung. *→ Bei zu verhandelnden Verhaltensänderungen, bei denen die Patientin ambivalent ist und beide Seiten sieht, also auch schon die Vorteile einer Veränderung wahrnimmt. Ansonsten ist die Gefahr, dass die Patientin sich bestärkt fühlt durch die (eigentlich überraschende) Haltung der Therapeutin. Auch hier gilt, Anwendung, **WENN** ausreichend stabile therapeutische Beziehung, damit die Patientin sich nicht herausgefordert/überfordert fühlt*	**Patientin:** »Ich würde ja wieder mit meinem Mann reden, das würde vieles einfacher machen. Aber ich sehe es einfach nicht ein, dass er so einfach davonkommt.« **Therapeutin:** »Hm, das ist ja auch anstrengend sich zu überwinden und auf Ihren Mann zuzugehen.« **Patientin:** »Hm, schon.« **Therapeutin:** »Wahrscheinlich lassen Sie es wirklich besser und richten sich einfach im Schweigen ein. Dann brauchen Sie sich gar nicht mehr damit auseinandersetzen.« **Patientin:** »Na, das ist ja aber auch keine Lösung.« **Therapeutin:** »Okay. Sondern?« **Patientin:** »Na, natürlich werde ich wieder mit ihm reden. Doch, ich muss wieder auf ihn zugehen, so kann das ja nicht weitergehen und er hatte sich ja auch schon entschuldigt.« **Therapeutin:** »Das klingt tatsächlich nach einem nächsten Schritt. Okay, wann wollen Sie das angehen? ...«
Erinnern an frühere Zustimmung	Nur weil einmal ein Commitment vereinbart wurde, heißt das nicht, dass es auf lange Sicht stabil ist. Es ist durchaus normal, dass ein Commitment mal »wackelt«, gerade wenn es anstrengend oder schwierig wird. Diese Strategie kann helfen, das Commitment wieder zu stabilisieren, indem an die frühere Zustimmung und die Gründe für diese Zustimmung erinnert wird.	**Therapeutin:** »Es wirkt so auf mich, als wären Sie sich nicht mehr so sicher, ob eine Abstinenz wirklich der richtige Weg ist?« **Patientin:** »Es ist einfach so anstrengend, dem Craving standzuhalten. Ich freue mich schon regelrecht drauf, wenn die Behandlung um ist und ich wieder was trinken kann.« **Therapeutin:** »Verstehe, Sie fiebern dem richtig entgegen.« **Patientin:** »Ja, irgendwie schon. Es tut mir auch leid, Sie geben sich so viel Mühe ...« **Therapeutin:** »Na, und Sie haben sich erst Mühe gegeben. Fünf Wochen sind Sie jetzt schon clean ...« **Patientin:** »Das stimmt.« **Therapeutin:** »Können Sie sich noch erinnern, dass Sie sich vor fünf Wochen für die Abstinenz entschieden haben?« **Patientin:** »Ja, klar.« **Therapeutin:** »Wissen Sie auch noch, warum Ihnen das damals so wichtig war?« **Patientin:** »Ich wollte endlich mal wieder mit meinem Leben klarkommen ... raus aus den Schulden, irgendwann mal wieder einen Job, bisschen Geld verdienen, geregelte Zeiten eben.«

		Therapeutin: »Und das wollen Sie jetzt nicht mehr?« **Patientin:** »Doch, das will ich. Aber es ist so anstrengend, und ich dreh manchmal durch vor Verlangen.« **Therapeutin:** »Okay, also grundsätzlich wollen Sie immer noch dafür kämpfen, dass Sie Ihr Leben wieder selbst gestalten?« **Patientin:** »Ja, das wäre schon toll, wenn das klappen könnte.« **Therapeutin:** »Was halten Sie davon, wenn wir nochmal gemeinsam schauen, was Sie in den Momenten des Cravings machen können? Und Sie dafür erstmal an Ihrem Abstinenzziel festhalten?« **Patientin:** »Ja, okay, das können wir probieren.«

Tab. 5-6: Übersicht verschiedener Commitmentstrategien

5.3.7 Schwierige Situationen

Patientin will kein Commitment eingehen

Wenn die Patientin *freiwillig in Behandlung* ist und kein Commitment aufbauen möchte trotz verschiedener Versuche, sollte zeitnah eine Entlassung erfolgen, damit dysfunktionales Verhalten und Motivationen, die zu dysfunktionalem Verhalten führen, nicht weiter durch Aufmerksamkeit, Unterstützung und ggf. Hospitalisierung verstärkt werden. Eine solche Entscheidung sollte im Team getroffen werden, um den Fall möglichst von vielen Seiten zu beleuchten und eine Chance zu geben. Manchmal gibt es andere Therapeutinnen im Team, die eher einen Zugang zu Patientinnen haben und vielleicht doch noch einen Fuß in die Tür bekommen. Wenn das aber nicht der Fall ist, dann darf die Patientin entlassen werden mit dem Verweis, gerne wiederkommen zu können, wenn sie doch etwas ändern möchte. Und wenn nicht, ist das auch in Ordnung. Die Entlassung findet vorbehaltlich Distanzierung von Selbst- und Fremdgefährdungsaspekten statt (→Kap. 4.14). Sollte Selbstgefährdung vorliegen, wird dennoch auf die Entlassung hingearbeitet, und entlassen, sobald es möglich ist. Dabei erfolgt ein strenges Kontingenzmanagement (→Kap. 3).

Wenn die Patientin *untergebracht und nicht freiwillig* da ist, fehlt häufig Therapiemotivation und folglich auch ein Commitment. Als Therapeutinnen müssen wir aber mit ihnen zusammenarbeiten und können nicht einfach wegen fehlenden Commitments die Therapie beenden. Auch geht es um die Frage: Commitment wofür? An dieser Stelle kann es für uns deutlich schwieriger sein, Commitment für eine verhaltensverändernde Psychotherapie aufzubauen, gleichzeitig haben wir dafür manchmal auch mehr Zeit aufgrund der Länge der Unterbringung. Auch hier lohnt sich die Arbeit in Commitmentaufbau und es wird mit dem gearbeitet, was vorhanden ist. Zudem kann in der Krisenintervention (was die Behandlung bei Unterbringung immer ist →Kap. 4.1) die Entlassung das Hauptziel sein, insbesondere, wenn die Patientin einen ausgeprägten Wunsch hat, die Klink zu verlassen. Dann kann die Therapeutin z. B. mit ihr gemeinsam schauen, was es denn für eine Entlassung bräuchte, z. B. Unterlassen von schwerer Selbstverletzung.

Ziel: Klink verlassen, in der Patientin aufgrund schwerer Selbstverletzung untergebracht ist.

Minimalziel im ersten Schritt: bei starkem Drang sich selbst zu verletzten, im Stationszimmer melden, Bedarf nehmen.

Wenn möglich, kann Patientin sich dann im Verlauf darauf einlassen, Skills anzuwenden und auch ohne Bedarf schwere Selbstverletzungen zu unterlassen. Vielleicht aber auch nicht und das wäre genauso okay. Wichtig ist es an der Stelle, dass wir nicht von der Patientin mehr verlangen, als wir mit ihr vereinbart haben. Sollte die Patientin es schaffen, Selbstverletzungen zu unterlassen und stattdessen eine Bedarfsmedikation zu nehmen, könnte das helfen, dass die Unterbringung aufgelöst wird und die Patientin die Klinik verlassen kann. Wenn Sie doch wieder schwere Selbstverletzungen ausübt, ist das ihre Entscheidung, die sie weiter wegführt, von dem Ziel Entlassung. Das dürfen wir ihr vor Augen führen und dann erneut mit der Patientin auf das Ziel hinarbeiten, evtl. mit mehr Unterstützung (Therapeutin fragt einmal in der Stunde danach, wie die Anspannung und Druck nach Selbstverletzung ist).

Natürlich dürfen wir während der gesamten Behandlung versuchen, eine Therapiemotivation aufzubauen, ohne die Patientin zu bedrängen oder überzeugen zu wollen, denn das löst im Zweifel eher Reaktanz aus und führt zu gar keiner Zusammenarbeit, nicht mal auf niedrigem Niveau.

Arbeitsblatt »Pro und Pro«

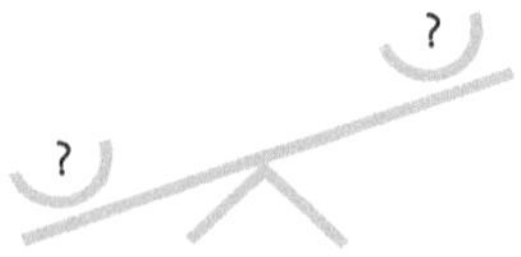

Wir treffen jeden Tag viele kleine Entscheidungen, ohne, dass sie uns bewusst sind. Was esse ich heute auf dem Brot – Nutella oder Marmelade? Welchen Tee koche ich mir – Pfefferminze oder Kamille? Putze ich die Zähne oder nicht? Es gibt also einige Dinge am Tag, über die wir die Kontrolle haben, obwohl wir es gar nicht so empfinden.

Gleichzeitig sind wir immer wieder mit Entscheidungen konfrontiert, die uns schwerfallen und bei denen mehr auf dem Spiel steht als der morgendliche Brotaufstrich. Die Pro-Pro-Liste ist eine Hilfe, um Entscheidungen zu treffen und unterstützt dabei, zwei Seiten (oder auch mehr) gegeneinander abzuwägen.

Im Folgenden geht es darum, Argumente zu sammeln, die dafür sprechen, weiterhin Problemverhalten (wie exzessiv Alkohol trinken) zu pflegen und welche, die dafür sprechen, ein Alternativverhalten (wie Entspannen bei Netflix-Serien und Entspannungsübungen) an den Tag zu legen. Sie können diese Tabelle natürlich auch für andere Entscheidungen treffen. **Wichtig ist, dass die Argumente von Ihnen für Sie wichtig und ausschlaggebend für Ihr Verhalten sind, Sie diese emotional spüren können.** Wenn Sie z. B. weniger Alkohol trinken möchten, dann stimmt es, dass Sie mit dieser Entscheidung gesünder leben. In dem Moment, wenn der Wein vor Ihnen steht, ist das Argument ziemlich schwach – das Argument für Trinken von Alkohol, nämlich sofortige Entspannung, hingegen drängt Sie geradezu, die Flasche zu öffnen. Sollten Sie sich in dem Moment aber vorstellen, dass Sie als Alkoholiker enden, der sozial isoliert leben wird, kann das deutlich mehr helfen, den Wein stehen zu lassen und stattdessen eine Runde spazieren zu gehen, Musik aufzudrehen, mit einem Freund zu telefonieren …

Pro Problemverhalten	Pro Alternativverhalten
z. B. Alkohol trinken	*z. B. Netflix-Serien schauen*
▪ Sofortige Entspannung ▪ Lecker – schmeckt richtig gut	▪ Kein isolierter Alkoholiker, vor dem sich die Leute ekeln ▪ Witzig – muss viel lachen und kann mitreden

Jetzt sind Sie selbst dran!

Pro Problemverhalten	Pro Alternativverhalten

Die Spalte »Pro Alternativverhalten« dürfen Sie ausschneiden und in Ihren Notfallkoffer packen.

5.4 Motivierende Gesprächsführung

(nach Motivational Interviewing nach William R. Miller & Stephen Rollnik 2015, siehe auch Fehr & Marly 2021)

5.4.1 Ziele

- Patientinnen für Therapie und Verhaltensänderung zu motivieren

5.4.2 Phase der Therapie

Zu Beginn, um Therapiemotivation zu fördern. Im Verlauf, beim Vereinbaren von Zielen und bei der Arbeit an der Zielerreichung, also wenn es um die konkrete Veränderung geht.

MERKE

Im Motivational Interviewing (MI) gibt es einen sog. MI-Spirit. Er betont die Kollaboration und Zusammenarbeit auf Augenhöhe, die Evokation, also Weiterentwicklung der Ideen der Patientin, sowie die Autonomie der Patientin. Die Entscheidungen, die seitens der Patientin getroffen werden, werden durch die Therapeutin akzeptiert. Ergänzt wird der MI-Spirit durch MI-Prinzipien, die ebenfalls vor allem die therapeutische Haltung betreffen und teilweise auch schon spezifische Gesprächstechniken. Die MI-Prinzipien lassen sich durch die Abkürzung »RULE« (Fehr & Marly 2021) gut merken. Dabei steht

R – für Resist und meint damit, eigenen Impulsen zu widerstehen, die Patientin zu korrigieren oder überzeugen zu wollen, dass sie ein Problem hat. Außerdem soll drauf verzichtet werden, die Vorteile der Veränderung einseitig hervorzuheben oder vor den negativen Konsequenzen einer Entscheidung gegen eine Veränderung zu warnen.

U – für Understand und meint damit im Wesentlichen aktives Zuhören und interessiertes Nachfragen (→ Kap. 5.1), um die Motivation der Patientin zu verstehen

L – für Listen und meint damit der Patientin zuzuhören

E – für Empower und meint damit, die Selbstwirksamkeit der Patientin zu fördern, indem sie in eine »Ja, ich kann das schaffen«-Haltung gebracht wird und Lösungen für ihr Problemverhalten findet (→ Kap. 4.4) und siehe unten Basistechnik Affirmation)

5.4.3 Haltung als Therapeutin

- Haltung gegenüber der Patientin, angelehnt an MI-Spirit: »Zu einem jeden Leben gehören Veränderungen genau wie auch die Ambivalenz gegenüber solchen Veränderungen. Das ist normal. Ich möchte gerne mit Ihnen gemeinsam auf Augenhöhe Ihre Ambivalenz anschauen. Dafür greifen wir Ihre Ideen auf und entwickeln sie zusammen weiter. Wenn es uns gelingt, sie gemeinsam aufzulösen, kann sich etwas in Ihrem Leben verändern. Ob Sie etwas verändern oder nicht, ist Ihre Entscheidung.«
- Zusätzliche Haltung gegenüber der Patientin, angelehnt an MI-Prinzipien: »Eine Veränderung hat immer zwei Seiten, sie bringt Vorteile und Nachteile. Ich möchte Ihre Motivation verstehen und werde Ihnen dafür gut zuhören. Wenn Sie sich für eine Veränderung entscheiden sollten, bin ich davon überzeugt, dass Sie das schaffen können. Gemeinsam können wir schauen, wie Sie bislang Dinge in Ihrem Leben umgesetzt haben und was Sie alles in sich tragen, um Veränderungen in Ihrem Leben voranzutreiben.«

5.4.4 Wichtig vorab

Motivational Interviewing stellt eine hilfreiche Ergänzung zu Validierungs- und Commitmentstrategien im Werkzeugkasten der Gesprächstechniken dar und überschneidet sich teils mit ihnen. Auch hier ist wieder das jeweilige Ziel zu berücksichtigen, das ich bei der Anwendung verfolge. Ursprünglich ist die Gesprächsform für die Arbeit mit alkoholabhängigen Patientinnen entwickelt worden, wird mittlerweile aber breiter eingesetzt (z. B. für andere Abhängigkeiten oder Essstörungen). Wenn man als Therapeutin in einem störungsspezifischen Bereich (Suchterkrankungen) eingesetzt ist, kann es zielführend sein, sich zu einem MI-Therapeuten ausbilden zu lassen.[2]

5.4.5 Umsetzung

Überblick

Im MI gibt es *verschiedene Techniken*, die angewendet werden, um Patientinnen für Therapie und Veränderung zu motivieren. Sie müssen nicht in einer bestimmten Reihenfolge angewendet werden, sondern werden je nach Ziel eingesetzt. Dabei existieren vier Basistechniken, wovon vor allem die Technik »Reflexionen« ihren Einsatz finden soll.

Abgesehen davon werden im MI *zwei verschiedene Sprachen* unterschieden, die auch der Patient von sich aus spontan anwendet. Zum einen den sog. *Change Talk*, der die Bereitschaft einer Patientin anzeigt, etwas zu verändern. Dem entgegen steht der *Sustain Talk*, der zeigt, dass die Patientin vor allem »am Alten« festhält. Neben den Basistechniken, die wir als Therapeutinnen gezielt benutzen, versuchen wir vor allem im MI den Change Talk der Patientin zu fördern – also in eine Veränderung zu kommen, was dann in einem weiteren Schritt durch einen Veränderungsplan verfolgt wird.

Vier Basistechniken

Reflexionen

Sie sollen das Gespräch dominieren. Es gibt zwei Arten von Reflexionen, einfache, die vor allem zu Beginn des Gesprächs und zum Aufbau der therapeutischen Beziehung eingesetzt werden (→ Kap. 5.2). Komplexe Reflexionen gehen über eine reine Wiedergabe des Gesagten hinaus und fügen noch eine Hypothese seitens der Therapeutin hinzu. Die Patientin kann diese bejahen oder verneinen, aber wird auf jeden Fall durch den neuen Impuls zum Denken angeregt und sie haben auch das Ziel, das Verständnis der Patientin zu erweitern (→ Tab. 5-7).

Offene Fragen

Offene Fragen sollen im MI vor allem dazu genutzt werden, das Gespräch zu beginnen und mit der Patientin in den Austausch zu kommen (→ Kap. 5.1).

Affirmation

Affirmationen bieten sich an, um das MI-Prinzip Empower umzusetzen und die Patientin in Selbstwirksamkeit zu bestärken. Ziel ist es mithilfe von Beschreibungen (anstatt Bewertungen) hilfreicher Eigenschaften der Patientin oder Dingen, die sie geschafft hat, die Kompetenz der Patientin hervorzuheben. Im besten Fall kann sie nach und nach das in ihr Selbstkonzept übernehmen (→ Kap. 4.4).

Beispiel

Patientin: »Ich war schon so oft in Therapie. Jetzt bin ich wieder hier. Nachdem ich die DBT auf Station 2 gemacht habe, war ich so zuversichtlich, dass ich nicht wieder in eine Klinik muss. Und jetzt bin ich nach schon zwei Jahren wieder zurück. Es ist zum Verzweifeln.«

Therapeutin: »Sie haben es geschafft, zwei Jahre mit allen Schwierigkeiten im Alltag ohne stationäre Hilfe klarzukommen.«

Oder noch stärker

Therapeutin: »Sie lassen sich nicht entmutigen. Zwei Jahre lang haben Sie Ihren Alltag ohne stationäre Therapie geschafft. Obwohl Sie sehr bedauern, dass Sie nun nochmal mehr Unterstützung brauchen, stellen Sie sich dem und lassen sich helfen. Sie kommen wieder, obwohl das alles andere als leicht für Sie ist.«

Zusammenfassungen

Im Grunde sind Zusammenfassungen eine Art Reflexion (siehe oben Basistechnik Reflexionen). Es geht darum, zu verschiedenen Zeiten im Therapiegespräch das Besprochene und Erarbeitete so zusammenzufassen, dass die Patientin es für sich mit in den Alltag nehmen und einen roten Faden in der Therapie erkennen kann (→ Kap. 4.2). Zusammenfassungen bieten sich an:

- sammelnd am Ende der Stunde
- überleitend zum nächsten Thema
- verbindend zu den bereits in anderen Stunden besprochenen Inhalten

Zwei Sprachen: Change Talk und Sustain Talk

Sustain Talk

Sustain Talk bezieht sich auf Äußerungen, die eher Stillstand signalisieren durch das Beharren auf der jetzigen Situation und dem Wunsch, nichts ändern zu wollen. In der Therapie ist es normal, dass Äußerungen beider Talks vorkommen, das darf sein. Wir wählen Sustain Talk nicht von uns aus, lassen es aber zu, wenn die Patientin es tut.

Change Talk

Vorbereitende Äußerungen

Vorbereitende Äußerungen (Fehr & Marly 2021) beziehen sich noch nicht auf die Veränderung an sich, zeigen aber eine wachsende Bereitschaft an, sich in Richtung Verände-

2 MI wenn es primär um die Entwicklung einer Motivation geht. DBT-S kann auch empfehlenswert sein, wenn man den Patientinnen darüber hinaus sinnvolle Skills an die Hand geben will.

	Einfache Reflexionen	Komplexe Reflexionen
	Geben die Aussage der Patientin inhaltlich sehr ähnlich wieder, ggf. mit gleichen Worten. Es wird keine andere Information hinzugefügt.	Aus der Aussage der Patientin werden weitere Informationen abgeleitet, die nun ergänzt werden und somit über das Gesagte der Patientin hinausgehen.
Beispiel	Patientin: »Die Reha an sich hat mir nicht wirklich geholfen, nur die Entspannungseinheiten kann ich auch im Alltag nutzen.«	
	Therapeutin: »Die Reha hat Ihnen nur sehr bedingt geholfen.« »Entspannungstechniken helfen Ihnen auch im Alltag.«	Therapeutin: »Entspannung nutzen Sie schon im Alltag und nun brauchen Sie noch mehr Werkzeuge, die Ihnen helfen, in der Veränderung zu bleiben.«

Tab. 5-7: Basistechnik Reflexionen: einfache vs. komplexe Reflexionen

rung zu bewegen. Das kann zum einen der Wunsch nach Veränderung sein, gute Gründe für eine Veränderung sowie eine Unzufriedenheit mit dem Ist-Zustand. Wenn wir solche Äußerungen bei der Patientin bemerken, gehen wir ihnen nach und verstärken sie. Zusätzlich ist es hilfreich für eine anstehende Veränderung, wenn die Patientin die Überzeugung entwickelt, die Veränderung auch schaffen zu können. Das können wir ebenfalls im Gespräch unterstützen (→Kap. 4.4). Als Merkhilfe für die vier vorbereitenden Faktoren kann das Akronym DARN (Desire, Ability, Reasons, Need) genutzt werden (Fehr & Marly 2021):

- Wunsch nach Veränderung (»**D**esire«): Es muss etwas passieren. Ich wünschte, es wäre anders.
- Überzeugung, die Fähigkeit zur Veränderung zu besitzen (»**A**bility«): Ich kann das schaffen. Ich bin zäher, als alle denken.
- Gründe für Veränderung (»**R**easons«): Wenn ich weniger grübeln würde, wäre ich sicher ausgeglichener. Vielleicht hätte ich weniger Probleme mit meinem Mann, wenn ich mich besser gegenüber meinen Eltern abgrenzen könnte.
- Unzufriedenheit mit dem Ist-Zustand (»**N**eed«): So kann ich nicht weitermachen. Den Zustand hält ja keiner auf Dauer aus. Ich muss das ändern.

Förderung Change Talk

Als Therapeutinnen versuchen wir neben den vorbereitenden Äußerungen Change Talk durch weitere Methoden zu fördern. Unser Ziel ist es, den Anteil an Change Talk zu erhöhen, um die Wahrscheinlichkeit zu steigern, dass eine Veränderung des Verhaltens geschieht.

- (Evozierende) Fragen stellen, die Patientinnen dazu anregen, selbst Erkenntnisse bzgl. einer Verhaltensänderung zu haben und somit direkt Change Talk auslösen. Beispiel: »Haben Sie Ideen, wie Sie mehr Selbstfürsorge in Ihrem Alltag unterbekommen könnten? Was fällt Ihnen ein, wie Sie mehr Zeit mit Ihren Kindern verbringen könnten?«
- Mit der Patientin gemeinsam ein positives oder negatives Therapieergebnis vorwegnehmen bzw. sich gemeinsam vorstellen. Gerade wenn dabei Extreme erwägt werden (es wird alles nur noch schlimmer vs. es könnte mir so viel besser gehen), kann es helfen, dass die Patientin mehr in eine Veränderungsbereitschaft kommt. Beispiel:

  Therapeutin: »Wie sähe das denn aus, wenn die Therapie scheitert?«

  Patientin: »Naja, das wäre eine Katastrophe. Ich setze doch alle meine Hoffnung auf diese Therapie. Dann würde alles so bleiben, wie es ist oder vielleicht sogar noch schlimmer werden.«

  Therapeutin: »Das wäre für Sie nur sehr schwer auszuhalten. Hm ... Und wie wäre es, wenn die Therapie erfolgreich wäre?«

  Patientin: »Dann würde es mir viel besser gehen. Ich hätte weniger Probleme, käme mit vielem besser zurecht. Könnte auch vielen Dingen selbstbewusster begegnen.«

  Therapeutin: »Sie wären also richtig entlastet und hätten einiges gewonnen.«

  Patientin: »Auf jeden Fall.«

  Therapeutin: »Haben Sie Ideen, was passieren müsste, damit die Therapie erfolgreich endet? ...«
- Gemeinsam auf frühere, gesündere Situationen zu schauen, um so die Patientin an vorhandene Kompetenzen zu erinnern. Beispiel:

  Therapeutin: »Wie sind Sie vor Ihrer Erkrankung mit solchen Situationen umgegangen?«

  Patientin: »Da habe ich gar nicht so viel darüber nachgedacht. Ich habe die Sachen einfach gemacht, bin die Dinge angegangen, war immer eine Macherin, verstehen Sie?«

  Therapeutin: »Sie haben sich selbstbewusst den Schwierigkeiten des Alltags gestellt.«

  Patientin: »Ja, genau.«

  Therapeutin: »Welche Themen sollten wir angehen, damit Sie sich Situationen wieder stellen? ...«
- Gemeinsam mit der Patientin einen positiven Ausblick in die Zukunft wagen, um so den Wunsch nach Veränderung zu fördern. Beispiel:

Therapeutin: »Lassen Sie uns doch mal schauen, wie Ihre Zukunft aussehen könnte.«

Patientin: »Im besten Fall könnte ich wieder arbeiten, würde mich mit meiner Frau wieder besser verstehen ...«

Therapeutin: »Ja, das hört sich gut an. Wie stellen Sie sich Ihre Zukunft noch vor?«

Patientin: »Und es wäre natürlich schön, wenn ich mich trauen würde, wieder mehr unter Leute zu gehen. Mich weniger zu schämen ...«

Therapeutin: »Ja, dann wäre Ihr Leben wieder bunter ... das klingt ziemlich verlockend.

Patientin: »Ja, das wäre schön. Ich wünschte, ich könnte dahinkommen ...«

- Auf einer Skala die Patientin einen Faktor ihrer Veränderungsbereitschaft einschätzen lassen (z. B. Bedeutung der Veränderung, wahrgenommene Dringlichkeit der Veränderung oder Zuversicht hinsichtlich einer Veränderung) und danach weiter explorieren, warum die Patientin ausgerechnet diesen Wert genommen hat. Ziel ist es durch das Nachdenken über die eigene Veränderungsbereitschaft, den Veränderungsprozess anzuregen und vielleicht auch Hürden zu identifizieren, die dann in einem nachfolgenden Schritt bearbeitet werden können. Beispiel:

Therapeutin: »Wie stark würden Sie Ihre Zuversicht einschätzen, dass Sie etwas verändern können? Auf einer Skala von 1–10, wobei 1 bedeutet, ich bin gar nicht zuversichtlich etwas verändern zu können und 10, ich bin absolut zuversichtlich, etwas verändern zu können.«

Patientin: »Hm, ich tu mich immer schwer mit so Einschätzungen. Aber gut, ich würde sagen fünf.«

Therapeutin: »Okay, eine fünf, also so richtig überzeugt sind Sie nicht, es zu schaffen. Gleichzeitig sind Sie auch nicht ganz unzuversichtlich ... Warum haben Sie nicht zehn gesagt?«

Patientin: »Na, das wäre ja total übertrieben. Keiner kann doch sagen, dass er etwas auf jeden Fall schafft.«

Therapeutin: »Verstehe. Hm, es geht mir vor allem um die Zuversicht. Also, wie stark vertrauen Sie in sich, dass Sie eine Veränderung schaffen. Würden Sie dann bei der fünf bleiben?«

Patientin: »Ja, vielleicht sechs, aber das ist das Maximum.«

Therapeutin: »Okay. Warum nicht höher, also z. B. acht?«

Patientin: »Weil ich Angst habe, dass das Craving so stark wird, dass ich ihm nicht widerstehen kann.«

Therapeutin: »Ah ja, wichtiger Punkt. Haben Sie Ideen, wie wir Sie stärken könnten, dass Sie sich noch mehr zutrauen trotz Craving, dem Joint zu widerstehen? ...«

Veränderungsplan

Wenn wir als Therapeutinnen durch die Basistechniken und Förderung von Change Talk an dem Punkt sind, dass die Patientin für eine Verhaltensänderung genügend Bereitschaft zeigt, können wir zu einem Veränderungsplan übergehen. Ob dieser Punkt erreicht ist, können wir zum Beispiel an den vorbereitenden Äußerungen (siehe DARN) erkennen und uns dafür folgende Fragen beantworten:

- Hat die Patientin einen starken Wunsch nach Veränderung?
- Sieht sie sich in der Lage, die Veränderung umzusetzen?
- Erscheint ihr die Veränderung notwendig und gibt es aus ihrer Sicht genügend Gründe dafür?
- Ist aus Sicht der Patientin die Veränderung dringlich?

Beantworten wir diese Frage positiv, steht dem Vorstoß eines Veränderungsplans nichts im Wege.

Einleitung Veränderungsplan

Den Veränderungsplan leiten wir ein durch das sog. ICAN-Schema (Fehr & Marly 2021).

- Überleitende Zusammenfassungen (*Indicate – ich weise daraufhin, dass es sich um eine Zusammenfassung handelt*)
  - Beispiel: »Ich fasse nochmal zusammen: Bislang haben wir uns ausführlich angeschaut, wie ihre jetzige Lage ist und dann auch wie, Sie sich eine Zukunft vorstellen könnten. Im nächsten Schritt könnten wir schauen, wie Sie dieser für Sie positiven Zukunft näherkommen, was Sie dafür konkret tun müssen.«
- Explizit den Wunsch nach Veränderung erwähnen (***C**hange Talk*)
  - Beispiel: »Das würde Ihrem Wunsch nach Veränderung sicher gerecht werden?«
- Gleichzeitig die Ambivalenz nochmal thematisieren (***A**mbivalenz aufgreifen*)
  - Beispiel: »Gleichzeitig schlägt auch noch ein anderes Herz in Ihrer Brust, was manchmal auch gerne an dem jetzigen Zustand festhalten würde ...«
- Selbstverpflichtung der Patientin fokussieren (***N**ächster Schritt*)
  - Beispiel: »Da Sie sich nun entschieden haben, trotzdem die Veränderung voranzutreiben, was könnte der nächste Schritt sein?«

Aufstellen eines Veränderungsplans

Gemeinsam wird dann mit der Patientin ein Veränderungsplan aufgestellt, auch hier spielt die Haltung »auf Augenhöhe« wieder eine zentrale Rolle. Um sich die Elemente des Veränderungsplans zu merken, kann sich wieder eines Akronyms bedient werden. SOAR, was für to soar steht, auf Deutsch: emporsteigen (Fehr & Marly 2021).

1. Setzen von Zielen (set goals)
2. Prüfen von Optionen (sort out options)
3. Aushandeln eines Veränderungsplans (arrive at a plan)
4. Stärken der Selbstverpflichtung (reaffirm commitment)

Der Veränderungsplan dient als Grundlage für die weitere Therapie. Auch beim Abarbeiten des Veränderungsplans kann ich mich als Therapeutin weiter an den Techniken des MI bedienen. Veränderung geht nicht linear nach oben, es wird auch mal einen Schritt zurückgehen und einen Hänger in der Motivation geben. Dafür ist das Beibehalten, vor allem von Change Talk, förderlich.

5.4.6 Schwierige Situationen

Patientin widersetzt sich Veränderungen

Wenn die Patientin sich aktiv gegen Veränderungen stellt, braucht es uns als Therapeuten, um mit dem Widerstand elegant umzugehen und zu vermeiden, dass es zum Therapieabbruch kommt. MI schlägt zum Umgang vor allem Reflexionen vor, einfache oder folgende Sonderformen:

Beispiel:
»Die Medikamente haben mir schon geholfen und ich habe mich dadurch nicht mehr verfolgt gefühlt. Aber jetzt bin ich ja stabil und denke, dass ich sie nicht mehr brauche. Außerdem nehme ich dadurch so viel an Gewicht zu.«

Möglichkeit darauf als Therapeutin zu reagieren:
- Verstärkte Reflexionen: »Sie sehen keinen Grund mehr, die Medikamente zu nehmen. Das Medikament führt zu Nebenwirkungen, die Sie belasten.«
- Doppelseitige Reflexionen: »Auch wenn die Medikamente Ihnen geholfen haben, leiden Sie unter der Gewichtszunahme.«
  »Die Medikamente haben Ihnen zu mehr Stabilität verholfen, aber Sie haben das jetzt auch so im Griff.«

Auf der therapeutischen Wippe lehne ich mich mithilfe solcher Reflexionen zurück, lasse den Ist-Zustand zu. Durch mein Zurücklehnen hat die Patientin Raum, auf mich und eine Veränderung zuzugehen.

Zusätzlich zu den Reflexionen kann es auch hier hilfreich sein, die Entscheidungsfreiheit der Patientin immer wieder zu betonen oder auch andere Commitmentstrategien zu nutzen (→ Kap. 5.3). Wichtig ist, dass wir uns nicht mit der Patientin verkämpfen, sondern ihr die Entscheidung überlassen, ob sie etwas verändern möchte oder nicht. Solange die Patientin noch nicht zu einer Veränderung bereit ist, ist es unser Job als Therapeutin, eine Veränderungsmotivation aufzubauen (→ Kap. 2).

5.4.7 Sonstiges

Gerade für die von uns, die in der Pflege mitarbeiten, kann das MI erschlagend sein, wenn wir es nur so lesen. Ziel ist es für eine jede Therapeutin, sich die Strategien und Haltungen auszusuchen, die ihren individuellen Werkzeugkasten bereichern, weil sie häufiger Situationen erlebt, in denen diese hilfreich sein könnten. Wer beim Lesen des Kapitels merkt, dass das MI sehr gut zum eigenen therapeutischen Stil passt, kann durch vertiefende Lektüre (z. B. Miller & Rollnik 1990; Fehr & Marly 2021) und Workshops seine Fähigkeiten, MI anzuwenden, weiter trainieren.

5.5 Rückmeldungen an die Patientin

Wir unterscheiden direkte und kontingente persönliche Rückmeldungen (siehe auch Lammers 2017).

5.5.1 Ziele

- Bei einer direkten Rückmeldung: Konfrontation der Patientin mit Problemverhalten, das sich in der Interaktion mit der Therapeutin zeigt (z. B. unpünktlich, sehr weinerlich/klagsam)
- Bei einer kontingenten persönlichen Rückmeldung: Förderung von kognitiver Empathie und Perspektivwechsel

Vor allem bei Patientinnen mit interaktionellen Schwierigkeiten (z. B. Persönlichkeitsstörungen, chronisch Depressive) eignet sich das Vorgehen, da sich das Problemverhalten in der Interaktion mit dem Therapeuten aktualisiert und so direkt damit gearbeitet werden kann. Davon abzugrenzen sind Hinweise auf die Stationsregeln, das Eingrenzen bei Fehlverhalten. Die Feedback-Regeln, die im →Kap. 4.7 beschrieben werden, können als grundlegend angesehen werden für Rückmeldungen jeglicher Art an die Patientin.

5.5.2 Phase der Therapie

Vor allem im psychotherapeutischen Arbeitsteil, um mit der Patientin am (interaktionellen) Problemverhalten zu arbeiten.

5.5.3 Haltung als Therapeutin

- »Ich möchte gerne Ihre Schwierigkeiten in der Interaktion mit anderen Menschen verstehen und daran in der Therapie arbeiten. Manches, was Sie aus Beziehungen mit anderen Menschen kennen, wird sich vielleicht auch direkt in unserer therapeutischen Beziehung zeigen, das ist prima, das können wir dann direkt nutzen.«

5.5.4 Wichtig vorab

Da eine Rückmeldung zum Problemverhalten der Patientin konfrontativ ist, sollte es bereits eine stabile therapeutische Beziehung geben, die dieser Rückmeldung gewachsen ist.

Wie bei allem, was wir in der Therapie machen, sollten wir unser Ziel vor Augen haben, was wir mit der Intervention verfolgen. Wenn man die o. g. Ziele bedenkt, ist es wichtig, dass wir bei der *direkten Rückmeldung* den Bezug zur allgemeinen Schwierigkeit der Patientin in Interaktionen mit anderen Menschen herstellen. Häufig bietet es sich daher an, bei Auftreten einer Störung in der Interaktion sich bei der Patientin zu vergewissern, ob sie eine solche Situation auch schon mal im Kontakt mit anderen Menschen erlebt hat.

Geht es um eine *kontingente persönliche Rückmeldung*, ist wichtig, dass die Patientin verstanden hat, dass ihre Therapeutin sich auf diese Art und Weise einbringt, weil es funktional ist, damit die Patientin ihre Ziele erreichen kann. Die Therapeutin verhält sich professionell, es geht nicht um die Bedürfnisse der Therapeutin, sondern dass die Patientin zum Perspektivwechsel angeregt wird und es gibt daher auch nur eine persönliche Rückmeldung seitens der Therapeutin, wenn sie der Überzeugung ist, dass es der Patientin hilft. Die Patientin muss darauf vertrauen können, dass durch ihr in der Therapie sichtbares und seitens der Therapeutin thematisiertes Problemverhalten keine negativen Konsequenzen folgen (wie Kränkung der Therapeutin o. Ä.), sondern damit gearbeitet wird. Das bedeutet nicht, dass eine Therapeutin keine Grenzen setzen darf bei schädigenden Verhaltensweisen.

5.5.5 Umsetzung

Direkte Rückmeldung an die Patientin geben

Problemverhalten gegenüber Patientin transparent ansprechen

Das Problemverhalten der Patientin wird direkt angesprochen, zugleich auf eine empathische und validierende Art. Es geht nicht darum, die Patientin zu kritisieren, sondern das Verhalten so aufzuzeigen, dass damit gemeinsam weitergearbeitet werden kann. Dies kann der Patientin auch transparent gemacht werden, um so Ängsten vorzubeugen, dass die Therapeutin vielleicht die Therapie beendet aufgrund des Problemverhaltens der Patientin. Zwei hilfreiche Strategien:

- »dem Kind einen Namen geben«: Nach der ersten Rückmeldung zu einem spezifischen Verhalten wird gemeinsam mit der Patientin ein Name dafür gesucht. Fortan in der Therapie kann, bei Auftreten des Verhaltens, so zügig auf das schon Besprochene referiert werden und mit der Arbeit daran begonnen werden. Die Patientin erhält so Kontrolle über das, was in der Stunde passiert und gleichzeitig immer mehr eine Einsicht in ihre verschiedenen Anteile, die in der Interaktion mit anderen Menschen wirken.
  »Wenn Sie so sehr verärgert sind und um sich hauen und das eigentlich für Sie langfristig negative Konsequenzen

hat ... das würde ich gerne das nächste Mal schneller stoppen, damit wir uns direkt um Ihr Bedürfnis kümmern können, das dahinter steht. Wären Sie damit einverstanden? ... Als hilfreich hat es sich dafür erwiesen, dass wir diesem ärgerlichen Anteil von Ihnen einen Namen geben, z. B. Rumpelstilzchen oder ärgerliche Ursula. Dann kann ich den Anteil auch direkt beim Namen nennen, wenn er auftritt und wir wissen beide direkt, worum es geht. Dann kommen wir gemeinsam schneller zu Ihrem Bedürfnis. Haben Sie eine Idee, wie wir Ihren ärgerlichen Anteil nennen könnten?«

- »Metakommunikation«: Gemeinsam mit der Patientin das Gespräch »einfrieren«, auf die Metaebene gehen und das gerade Geschehene anschauen. Auch so hat die Patientin die Chance, ein Gefühl von Kontrolle zu bekommen und mit Distanz auf ihr Verhalten zu schauen, anstatt noch in der Interaktion selbst »gefangen« zu sein und sich »weiter zu verwickeln«.
»Wäre es okay, wenn wir hier kurz innehalten und uns das mal anschauen? ... Ich meine, dass wir unser eigentliches Gespräch an der Stelle stoppen und mal zusammen darauf schauen, was da gerade zwischen uns beiden in der Interaktion passiert ist. Wäre das okay? ... Ich habe den Eindruck, dass ...«

MERKE

Direkte Rückmeldungen zu Problemverhalten sollten möglichst frühzeitig gegeben werden, sobald es die therapeutische Beziehung zulässt. Ansonsten besteht die Gefahr, dass sich das Verhalten bei der Patientin wie auch die therapeutische Reaktion einschleift und Patientin und Therapeutin sich gemeinsam in einem Fahrwasser der Vermeidung befinden. Dann wird es für die Therapeutin immer schwerer, die Patientin mit ihrem Verhalten zu konfrontieren und das Verhalten wird auf therapeutischer Seite eher ausgehalten, gleichzeitig häufig begleitet mit unangenehmen Gefühlen der Patientin gegenüber.

BEISPIEL FÜR DIREKTE RÜCKMELDUNG AN DIE PATIENTIN

Patientin: »Mein Mann ist einfach ein Versager. Er bekommt nichts auf die Reihe. Alles muss ich ihm dreimal oder mehr sagen. Dabei bin ich doch krank. Er ist wirklich keine Unterstützung.«

Therapeutin: »Aha.«

Patientin: »Ja, ist doch so, da brauchen Sie gar nicht so erstaunt zu schauen, das würde Ihnen sicher auch so gehen.«

Therapeutin: »Sie haben recht, ich bin erstaunt. Würden Sie mir zustimmen, dass Ihr Tonfall sehr harsch war und Sie Ihren Mann vor mir ziemlich abgewertet haben?«

Patientin: »Ja, schon.«

Therapeutin: »Ich könnte mir vorstellen, dass Sie es entlastet, wenn Sie Ihren Ärger so rauslassen?«

Patientin: »Ist doch besser, als alles in sich reinzufressen, klar. Sagen Sie doch auch immer.«

Therapeutin: »Ich verstehe, was Sie meinen. Gleichzeitig, die Art und Weise, wie Sie Ihren Ärger rauslassen, da denke ich, dass Ihr Mann daraufhin auf Distanz geht.«

Patientin: »Ja, das stimmt, dann ist erstmal Funkstille.«

Therapeutin: »Wollten Sie, dass sich ihr Mann zurückzieht?«

Patientin: »Natürlich nicht. Er soll mich ja unterstützen.«

Therapeutin: »Hat er das denn getan in der Situation?«

Patientin: »Nein, er war sauer und hat den Tag nicht mehr mit mir geredet.«

Therapeutin: »Das ist dann eine negative Konsequenz, die auf Ihr Verhalten folgt.«

Patientin: »Ja, wenn Sie es so sagen. Ich kriege das gar nicht so mit, ich bin da so im Tunnel. Aber es stimmt, ich bin hinterher genauso weit wie vorher.«

Therapeutin: »Ja, so wie Sie das formuliert haben, das halte ich für eine wichtige Erkenntnis. Können wir vielleicht festhalten, dass Sie bei Ärger andere Menschen abwerten, was zu der negativen Konsequenz führt, dass der andere sich zurückzieht und Sie gar nicht bekommen, was Sie eigentlich wollen?«

Patientin: »Ja, aber ich will auch nicht darum betteln, dass er mir hilft ... das ist mir irgendwie peinlich.«

Therapeutin: »Ich finde es sehr mutig von Ihnen, dass Sie mir das so sagen. Wenn uns Menschen etwas peinlich ist, ist das ja ein sehr unangenehmes Gefühl. Vielleicht können wir gemeinsam schauen, wie Sie solche Situationen anders für sich lösen können und eher zu Ihrem Ziel kommen, Unterstützung zu bekommen?«

Patientin: »Ja, okay.«

Kontingente persönliche Rückmeldung an die Patientin geben

Auch diese Art von Rückmeldung ist direkt, gleichzeitig wird hier die Rückmeldung in Bezug auf die Gedanken, Gefühle und Handlungsimpulse gegeben, die das Verhalten der Patientin bei der Therapeutin auslösen. Damit bekommt gerade eine persönlichkeitsgestörte Patientin, die häufig mit sich selbst beschäftigt und über die Reaktionen anderer eher irritiert oder sogar verärgert ist, die Möglichkeit zu verstehen, was in Interaktionen oft schiefläuft und warum. Dadurch, dass in der Interaktion mit der Therapeutin das Verhalten direkt sichtbar wird, kann auch unmittelbar für die Patientin daran gearbeitet werden. Sie hat die Möglichkeit, in diesem für sie geschützten Rahmen für einen Perspektivwechsel innezuhalten und neue Verhaltensweisen auszuprobieren.

MERKE

Eine kontingente persönliche Rückmeldung darf sowohl gegeben werden, wenn die Patientin Problemverhalten zeigt, als auch, wenn sie therapieförderliches Verhalten zeigt. Das kann zum Beispiel sein, dass die Patientin im Gespräch offen über ihre Gefühle spricht, der Therapeutin sozial kompetent ein Feedback gibt oder sie ehrlich um etwas bittet. Auch dann ist eine Rückmeldung seitens der Therapeutin hilfreich und wirkt verstärkend für das funktionale Verhalten, was die Patientin (neu) zeigt.

BEISPIEL FÜR KONTINGENTE PERSÖNLICHE RÜCKMELDUNG AN DIE PATIENTIN

Therapeutin: »Was glauben Sie, was es bei mir auslöst, wenn Sie zu jeder Sitzung zu spät kommen?«

Patientin: »Wie meinen Sie das? Sie können in der Zeit doch etwas anderes tun.«

Therapeutin: »Hm. Ich frage mich, ob Sie sich vorstellen können, was mir für Gedanken kommen, wenn Sie zu spät kommen?«

Patientin: »Naja, Sie müssen ja eh hier sein. Ob ich dann pünktlich bin oder nicht, spielt das so eine Rolle?«

Therapeutin: »Sie haben recht, dass ich während meiner Arbeitszeit hier bin. Wenn Sie Stunde für Stunde zu spät kommen, hat das einen Einfluss auf mich und wie es mir geht.«

Patientin: »Wollen Sie damit sagen, dass es Ihnen meinetwegen nicht gut geht? Sie sind doch die Therapeutin!«

Therapeutin: »Das bin ich, stimmt. Trotzdem frage ich mich, ob Sie sich vorstellen können, wie es mir geht, wenn Sie regelmäßig zu spät kommen?«

Patientin: »Puh, keine Ahnung, darüber habe ich noch nicht nachgedacht.«

Therapeutin: »Möchten Sie, dass ich es Ihnen sage?«

Patientin: »Ja, wenn Sie meinen ...«

Therapeutin: »Ich fühle mich und meine Arbeit dann nicht wertgeschätzt, als sei Ihnen die Arbeit mit mir nicht wichtig.«

Patientin: »Ja, aber das hat doch mit Ihnen nichts zu tun. Ich bin meistens zu spät. Heutzutage gibt es ja Smartphones, da kann sich doch jeder in Wartezeiten beschäftigen.«

Therapeutin: »Hm. Haben Sie gehört, was ich gesagt habe? Ihre Unpünktlichkeit lässt bei mir den Eindruck entstehen, dass Ihnen die Therapiestunden mit mir gleichgültig sind.«

Patientin: »Ja, das ist nicht so.«

Therapeutin: »Okay, danke, das ist eine wichtige Info. Durch Ihr Verhalten, also Ihre Unpünktlichkeit, signalisieren sie es. Ich könnte mir vorstellen, dass die Unpünktlichkeit auch außerhalb der Klinik Sie von Ihrem Ziel wegbringt, stabile Beziehungen zu haben.«

Patientin: »Da haben Sie wahrscheinlich recht. Ich habe das auch schon mal gesagt bekommen oder es hat jemand deswegen den Kontakt abgebrochen.«

Therapeutin: »Ist das denn das, was Sie sich wünschen?«

Patientin: »Auf keinen Fall!«

Therapeutin: »Vielleicht sollten wir uns dem Thema dann mal widmen?«

5.5.6 Schwierige Situationen

Patientin reagiert gekränkt auf meine Rückmeldung

Direkte oder kontingente persönliche Rückmeldungen sind konfrontativ. Gleichzeitig sind wir als Therapeutinnen empathisch und validierend, sodass das Kränkungspotenzial dadurch reduziert wird. Außerdem versuchen wir, eine solche Intervention erst in die Therapie einzubringen, wenn wir die therapeutische Beziehung als gefestigt genug wähnen. Wenn die Patientin mit Kränkung reagiert, macht es Sinn zu überlegen, woran es liegt und sich selbst zu fragen, ob man empathisch und validierend genug war, und ob die Beziehung schon ausreichend gefestigt war. Wenn ja, kann ich die Kränkungssituation mit der Patientin aufgreifen und als ggf. neues Problemverhalten in die Therapie einbringen (siehe oben Metakommunikation).

5.5.7 Sonstiges

Während Feedbacks (→ Kap. 4.7) und Verhaltenshinweise bezüglich der Einhaltung von Regeln direkt gegeben werden können, kann es als Anfängerin hilfreich sein, wenn ich eine Rückmeldung im Sinne dieses Kapitels an die Patientin nicht spontan äußere, sondern außerhalb der Stunde vorbereite. Wenn mir z. B. ein therapieschädigendes Verhalten wie Unpünktlichkeit auffällt, merke ich es mir und überlege mir dann gezielt, wie ich es in der nächsten Sitzung anspreche. Mit immer mehr Übung im Bereich Rückmeldung kann ich die Gesprächstechnik auch flexibel in der Stunde einsetzen. Die Übung der Technik trägt dazu bei, dass ich das Kränkungspotenzial minimiere und Rückmeldungen professionell anstatt emotional einsetze.

5.6 Konfrontieren der Patientin

(angelehnt an Lammers 2017, Kapitel 3.2.12)

5.6.1 Ziele

Patientin auf Problemverhalten oder dysfunktionale Kognitionen hinweisen und gleichzeitig eine Auseinandersetzung damit fördern.

5.6.2 Phase der Therapie

Vor allem im psychotherapeutischen Arbeitsteil, um mit der Patientin an Problemverhalten zu arbeiten. Konfrontative Gesprächsführung nutzen wir erst dann in der Therapie, wenn alle nicht-konfrontativen Techniken, wie z. B. Commitmentstrategien oder geleitetes Entdecken, keine oder nur wenig Wirkung darauf gezeigt haben.

5.6.3 Haltung als Therapeutin

- »Mir ist es wirklich wichtig, dass Sie weiterkommen und Ihre Ziele erreichen. Bislang ist es noch nicht gelungen, in die Analyse und Bearbeitung Ihrer Probleme so einzusteigen, dass Sie davon profitieren konnten. Zum Beispiel, indem Sie Dinge anders machen als bisher und so für sich Erfolge verzeichnen können. Erlauben Sie mir daher bitte, Dinge nun direkter anzusprechen, damit wir nicht auf der Stelle treten. Verstehen Sie es bitte nicht als Kritik an Ihnen als Person, es geht mir um diese eine bestimmte Verhaltensweise.«
- Lammers (2017) beschreibt die Haltung der empathischen Konfrontation auch als: »Klar in der Sache, weich zur Person« (S. 131).

5.6.4 Wichtig vorab

Auch wenn wir als Therapeutin die Dinge nun eher beim Namen nennen, mit dem Ziel, in der Zielerreichung mit der Patientin weiterzukommen, bleiben wir empathisch und validierend. Wir wollen auch jetzt nicht in die Position kommen, die Patientin zu überzeugen oder gar zwei Fronten zu erhalten. Die Entscheidung bleibt bei der Patientin (→ Kap. 5.3). Möglichen eigenen Ärger über einen Stillstand in der Therapie regulieren wir für uns.

5.6.5 Umsetzung

Zwei verschiedene Techniken können zum Konfrontieren der Patientin innerhalb der Gesprächsführung herangezogen werden, zum einen das empathische Konfrontieren, das vor allem aus der Schematherapie bekannt ist (z. B. Reiss & Vogel 2014), und zum anderen die kreative Hoffnungslosigkeit, vor allem in der Akzeptanz- und Commitmenttherapie (ACT) angewendet (Harris 2018).

Empathisch konfrontieren

Die Patientin wird von uns direkt auf das problematische Verhalten angesprochen und gemeinsam werden die negativen Konsequenzen für die Patientin und ggf. ihr Umfeld erarbeitet. Das alles passiert empathisch und validierend (siehe auch Reiss & Vogel 2014).

Vorgehen bei einer empathischen Konfrontation

- Therapeutin spricht Patientin auf Problemverhalten an
  - »Ich würde Ihnen gerne eine Rückmeldung geben zu dem, was Sie mir gerade berichtet haben. Ist das okay für Sie?«
  - »Das scheint mir eine Situation zu sein, die Sie so immer wieder erleben. Ich würde mir gerne mal mit Ihnen anschauen, was Ihre Anteile dabei sind.«
- Wenn Patientin sich darauf einlässt (wenn nicht →Kap. 5.6.6), wird das Problemverhalten mit Bezug zur Biografie, Lerngeschichte und/oder psychischen Störung zunächst empathisch validiert (→Kap. 5.2).
  - »Sie reagieren mit Schweigen und Rückzug, wenn Ihr Mann mit Ihnen über schwierige Situationen sprechen möchte. Das ist nachvollziehbar, bei Ihnen im Elternhaus wurde nicht über Konflikte gesprochen und die Erwartung war, dass jeder seine Gefühle mit sich selbst ausmacht. Sie haben es so gelernt.«
- Als nächstes folgt die Konfrontation mit den negativen Konsequenzen des Verhaltens in der ausgewählten Situation, die als Beispiel in der Besprechung dient.
  - »Gleichzeitig leben Sie heute in einer Partnerschaft, in der sich Ihr Mann eine offene Kommunikation über Schwierigkeiten wünscht. Wenn Ihr Mann schwierige Themen anspricht und Sie daraufhin nichts mehr sagen, reagiert Ihr Mann verärgert und die Gesprächssituation wird immer schwieriger – genau das, was Sie eigentlich nicht wollen. Ihr Mann fühlt sich von Ihnen nicht gesehen mit seinen Bedürfnissen und Anliegen. Am Ende ist so die Partnerschaft gefährdet, weil Sie nicht gemeinsam nach Lösungen suchen können.«
- Weitere Situationen, in denen das Problemverhalten ebenfalls auftritt, werden durch die Therapeutin erfragt. Langfristige negative Konsequenzen, verallgemeinert über die verschiedenen Situationen, werden aufgezeigt.
  - »Kennen Sie das auch aus anderen Situationen?« … »Okay, also immer, wenn es schwierig wird im Kontakt mit anderen, ziehen Sie sich zurück und reagieren nicht mehr. Langfristig führt das zu Kontaktabbrüchen und Einsamkeit. Ihnen geht es nicht gut damit, Sie sind unzufrieden mit sich, fühlen sich inkompetent und trinken noch mehr Alkohol, um sich zu betäuben.«
- Nun kommt ein sehr wichtiger Schritt, der auf keinen Fall fehlen darf, damit die Patientin sich mit einem angesprochenen Problemverhalten nicht alleingelassen fühlt: Die Therapeutin bietet Unterstützung an im Ausprobieren alternativen Verhaltens, damit die Patientin auf langfristig unschädliche Art und Weise ihre Bedürfnisse erfüllen kann.
  - »Ich unterstütze Sie gerne dabei, einen anderen Weg zu finden, in Konflikten zu reagieren. Wenn Sie möchten, können wir so schauen, dass Ihr Bedürfnis nach Beziehung so langfristig erfüllt wird.«

Kreative Hoffnungslosigkeit

Diese Technik aus ACT kann vor allem auch helfen, wenn die problematischen Verhaltensweisen sich auf Situationen beziehen, die die Patientin gerne anders hätte, sich aber nicht ändern lassen, z. B. die Erkrankung an sich. Problematische Verhaltensweisen zielen dann häufig darauf ab, »mit dem Kopf durch die Wand zu wollen« und gleichzeitig wird die Situation meistens noch schlimmer dadurch. Mithilfe der »kreativen Hoffnungslosigkeit« wird die Patientin angeleitet, die langfristigen Konsequenzen ihres Verhaltens selbst zu Ende zu denken und so immer mehr in die radikale Akzeptanz zu kommen, dass sie die Situation zwar nicht ändern, gleichzeitig mit ihrer Therapeutin zusammen einen Umgang mit der Situation finden kann. Erst, wenn ich etwas akzeptiert habe, kann ich etwas verändern (→Kap. 4.5).

Vorgehen bei der Technik »Kreative Hoffnungslosigkeit« (siehe auch Harris 2018)

1. *Was haben Sie schon alles probiert?* Patientin fragen, was sie bereits probiert hat, um das Problem wegzubekommen. So kommt das Verhalten, was zu der festgefahrenen Situation geführt hat, ins Gespräch und ist benannt. Wenn die Patientin nichts nennt, können wir weiter explorieren, indem wir Vermeidungsverhalten, Substanzkonsum und andere schädigende Verhaltensweisen als Beispiele vorgeben.
   Therapeutin: »Was haben Sie schon alles probiert, um Ihre Angsterkrankung wegzubekommen?«
   Patientin: »Ich schiebe sie einfach weg, tue so, als wenn es anders wäre.«
   Therapeutin: »Das Bedürfnis kann ich verstehen, es ist ja auch einfach unangenehm. Wie genau machen Sie das?«
   Patientin: »Ich schaue den ganzen Tag Fernsehen oder zocke Videospiele. So gehen die Tage einigermaßen um.«
2. *Hat es funktioniert?* Als nächstes erfragen wir, ob die (problematischen) Verhaltensweisen geholfen haben, langfristig das Problem wegzubekommen bzw. für wie lange.
   Therapeutin: »Und ist durch das Fernsehen und Videospielen die Angst weggegangen?«
   Patientin: »Naja, in dem Moment ist sie dann weg. Ich muss ja nicht aus dem Haus dafür und auch nicht unter Menschenmengen.«
   Therapeutin: »Ja, das stimmt. In dem Moment ist es also hilfreich. Und wie lange ist die Angst dann weg?«
   Patientin: »Solange ich eben zuhause bin und für mich bin.«
   Therapeutin: »Ist sie auch schon mal so richtig weggegangen?«
   Patientin: »Sie meinen für länger?«
   Therapeutin: »Ja, genau, das meine ich.«
   Patientin: »Nein, sie ist eigentlich immer irgendwie da, nur bekomme ich es nicht so mit.«

3. *Was kostet es?* Wir erfragen weiter die langfristigen Kosten der (problematischen) Verhaltensweisen und validieren die Anstrengung der Patientin.
   Therapeutin: »Wenn Sie also fernsehen oder videospielen, sich also etwas wegbeamen, dann bekommen Sie Ihre Ängste nicht so mit. Das ist der gute Grund, warum Sie das tun.«
   Patientin: »Ja, genau.«
   Therapeutin: »Hat es auch Nachteile?«
   Patientin: »Natürlich. Mein Freund hat sich getrennt, hatte keine Lust mehr mit einem Stubenhocker zusammen zu sein. Ich konnte den Druck aber auch nicht mehr aushalten, den er gemacht hat. Er wollte ständig, dass ich rausgehe.«
   Therapeutin: »Rausgehen geht aber nicht so einfach für Sie, verstehe ich. Okay, Sie haben also Ihre Beziehung dafür aufgegeben. Und, was haben Sie noch investiert, damit Sie Ihre Angst nicht so spüren?«
   Patientin: »Na, ich habe auch auf die meisten Freundschaften verzichtet. Eigentlich auf alle, nach und nach. Und ich habe ganz schön an Gewicht zugenommen, seitdem ich mich nicht mehr bewege.«
   Therapeutin: »Wow, das ist echt eine Menge, die Sie schon investiert haben, um die Angst loszuwerden bzw. zur Seite zu schieben.«
   Patientin: »Stimmt, so habe ich das noch nie gesehen.«
   Falls die Patientin nicht sieht, was sie schon alles investiert hat, kann auch erfragt werden, was das Festhalten an diesem Verhalten bewirken wird:
   Therapeutin: »Ich würde Sie bitten, dass Sie sich mal vorstellen, Sie machen das jetzt immer so weiter. Wie würde es dann weitergehen? Was würde irgendwann passieren?«
4. *Wie fühlt sich das an?* Wir erfragen weiter, wie es der Patientin damit geht, wenn wir jetzt darauf schauen, was sie alles investiert hat – ohne Erfolg. An dieser Stelle ist es wichtig, die Patientin viel zu validieren, da auch intensiver Scham gegenüber der Therapeutin auftreten kann. Zusätzlich kann die Patientin zu mehr Selbstmitgefühl angeleitet werden.
   Therapeutin: »Ja, Sie haben so viel investiert und ... ja, was würden Sie sagen, mit welchem Erfolg?«
   Patientin: »Gar keinem.«
   Therapeutin: »Zumindest nicht langfristig, kurzfristig hat es Ihnen ja geholfen, die Angst wegzuschieben. Sie hatten einen guten Grund.«
   Patientin: »Ja, das stimmt.«
   Therapeutin: »Gleichzeitig hat es Ihnen langfristig nichts gebracht, die Angst ist noch da und Sie haben dafür verschiedene Beziehungen investiert und eine Gewichtszunahme, die Sie unzufrieden macht. Insgesamt ist durch Fernsehen und Videospielen die Situation noch schlimmer geworden. Wie geht es Ihnen damit?«
   Patientin: (Stille) »... ich bin traurig, und gleichzeitig ärgere ich mich über mich selbst. Wie kann man nur so blöd ein?«
   Therapeutin: »Das verstehe ich, so würde es mir auch gehen. Ich denke nicht, dass Sie blöd sind, sondern dass es sehr menschlich ist, erst einmal nach kurzfristigen Lösungen zu schauen und an ihnen festzuhalten, wenn sie scheinbar funktionieren ... auch wenn es, im Nachhinein betrachtet, vieles noch schwieriger gemacht hat.«
   Patientin: »Ja ...«
   Therapeutin: »Ich verstehe, dass es ganz schön schmerzhaft ist, anzuerkennen, dass das jetzt erst mal so ist. Dass Sie enttäuscht sind und gleichzeitig auch verärgert, das ist in einer solchen Situation völlig normal.«
   Patientin: »So ein Mist. Ich kriege auch wirklich nichts hin.«
   Therapeutin: »Was würden Sie einer guten Freundin sagen, der das passiert ist? Würden Sie da auch so reagieren?«
   Patientin: »Nein ... ich würde versuchen, sie zu trösten, aufzubauen.«
   Therapeutin: »Ja, genau. Bleiben wir bei dem Trösten. Vielleicht könnten Sie sich selbst auch trösten? Zumindest damit beginnen, eine etwas mitfühlendere Haltung sich selbst gegenüber zu haben? Sie hatten es wirklich nicht leicht.«
   Patientin: »Ja, das stimmt.«
   Therapeutin: »Okay, den Punkt sollten wir gemeinsam nochmal vertiefen, ich notiere mir das und wir kommen dahin zurück. Gehen wir zu dem zweiten Punkt, dem ›Aufbauen‹, was Sie gesagt haben.«
   Patientin: »Ja?«
5. *Sind Sie bereit, etwas Neues auszuprobieren?* Ähnlich wie bei der empathischen Konfrontation wird zuletzt auch hier therapeutische Unterstützung angeboten, um zu lernen, mit der Situation umzugehen, sie zu akzeptieren und gleichzeitig weiterzukommen, einen Umgang mit dem Problem, der Situation zu finden. Ziel ist es, dass die Patientin sich nicht nur in radikaler Akzeptanz übt, sondern auch gleichzeitig eine hoffnungsvolle Perspektive bekommt, mit der Situation einen friedlicheren Umgang zu finden.
   Therapeutin: »Ich verstehe, wie schwierig es für Sie ist, Ihre Angsterkrankung anzunehmen, wie sie ist und gleichzeitig auch noch nach vorne zu schauen. Sie haben so viel investiert, damit Ihre Angst weggeht. Sind Sie bereit, mit mir zusammen etwas Neues auszuprobieren?«
   Patientin: »Hm.«
   Therapeutin: »Ich kann verstehen, dass Sie zögern, es wäre nämlich etwas ganz anderes, als Sie bislang probiert haben. Solle ich es Ihnen mal vorstellen?«
   Patientin: »Okay ...«
6. Bei manchen Patientinnen wird es nicht ausreichen, dass wir die Technik der »Kreativen Hoffnungslosigkeit« einmal anwenden. Es kann sein, dass wir mit der Patientin mehrfach die Fragen beantworten müssen und die Erkenntnis, dass die bisherigen Problemlöse-

versuche zu einer Verschlimmerung der Lage anstatt zu einer langfristigen Lösung beigetragen haben, Zeit braucht, um sich zu setzen.

FALLBEISPIEL

Eine essgestörte Borderline-Patientin fühlt sich zurückgesetzt von ihren Eltern. Diese haben sich sehr um die Patientin und ihren kleinen Sohn gekümmert. Seit ihre ältere Schwester auch ein Kind bekommen hat, kümmern die Eltern sich auch um dieses Enkelkind. Die Patientin ärgert dies massiv, sie versucht mit Kontaktabbrüchen ihre Eltern emotional zu erpressen, damit diese den Kontakt zu ihrer Schwester einschränken und sich wieder möglichst ganz um sie und ihr Kind kümmern. Die Patientin beneidet ihre Schwester schon seit klein auf, fühlt sich benachteiligt, geht mit ihr regelmäßig in Konkurrenz und hatte auch zu ihr schon mehrfach den Kontakt abgebrochen. In der Therapie beharrt die Patientin auf dem Ziel, dass ihre Eltern sich wieder vorrangig um sie und ihren Sohn kümmern, was sie u. a. mit selektiven Aufrechnungen der Zuwendungen sowie verzerrt wahrgenommenen Beispielen ungerechten Umgangs aufrechterhält. Strategien der Therapeutin einen Perspektivwechsel anzustreben (»Wie würde es Ihnen an der Stelle Ihrer Eltern/Ihrer Schwester gehen?«) oder eine positive Perspektive aufzubauen (»Sie könnten als eine Großfamilie gemeinsam die Schwierigkeiten im Leben meistern, Ihre Kinder zusammen aufwachsen ...«), schlagen fehl. Die Eltern der Patientin erwarten ein klärendes Gespräch zu viert, also mit beiden Schwestern an einem Tisch. Die Patientin möchte dies verweigern und weiterhin mit Kontaktabbruch drohen.

Patientin: »Ich werde meinen Eltern schreiben, wenn sie von mir erwarten, dass ich mich mit meiner Schwester noch einmal an einen Tisch setze, dann können Sie den Kontakt zu ihrem Enkelkind streichen.«

Therapeutin: »Sie haben Ihren Eltern ja jetzt schon mehrfach gedroht, den Kontakt komplett abzubrechen. Ist es wahrscheinlich, dass Ihre Eltern diesmal auf die Drohung eingehen?«

Patientin: »Das wäre doch unmöglich von ihnen, wenn sie das täten. Das würde ja bedeuten, dass der Kontakt zu ihrem Enkel ihnen egal ist.«

Therapeutin: »Zumindest wäre die Botschaft, dass sie nicht bereit sind, jeden Preis zu zahlen, um ihren Enkel zu sehen. Das wäre für Sie wahrscheinlich sehr schmerzhaft. Stellen Sie es sich mal vor, wie werden Ihre Eltern reagieren, wenn Sie weiterhin fordern, dass Ihre Schwester außen vor gelassen wird bei einem klärenden Gespräch?«

Patientin: »Sie werden dem wohl nicht nachkommen. Ich habe jetzt schon einiges probiert.«

Therapeutin: »Stimmt, Sie haben schon einiges investiert. In Kauf genommen, dass Ihr Kind ohne Großeltern aufwächst, in Kauf genommen, dass sich die Beziehung zu Ihnen immer weiter verschlechtert. Was haben diese Investitionen bislang gebracht?«

Patientin: »Sie kommen noch ab und zu, um ihren Enkel ein paar Stunden zu sehen, ich gehe dann immer weg. Bezüglich unserer Beziehung hat sich nichts getan. Sie stehen noch immer zu meiner Schwester und wollen unbedingt ein Gespräch zu viert.«

Therapeutin: »Wenn Sie sich jetzt vorstellen, dass sie denen dann schreiben, dass sie keinen Kontakt mehr zu ihrem Enkel haben dürfen, was wird dann wohl passieren?«

Patientin: »Meine Eltern werden antworten, dass sie das sehr schade finden und dann wahrscheinlich warten, dass ich mich melde.«

Therapeutin: »Das könnte ich mir auch vorstellen. Wie geht es Ihnen damit?«

Patientin: (fängt an zu weinen) »Fürchterlich, aber ich bin so hilflos. Warum funktioniert es nicht mehr? Früher waren sie nicht so, sind meinen Wünschen letztlich immer irgendwann nachgekommen. Es macht mich auch ärgerlich. Ich fühle mich immer so klein, wenn meine Schwester im Raum ist. Das überfordert mich. Und dass sie jetzt auch ein Kind hat, das ist für mich furchtbar. Endlich hatte ich mal etwas geschafft, was sie nicht hatte und jetzt? Jetzt hat sie das auch, ich weiß gar nicht, was ich noch alles machen soll. Es ist für mich auch sehr anstrengend, ich bin danach immer fix und fertig wegen der ganzen Anspannung.«

Therapeutin: »So wie Sie es schildern, ist das für Sie richtig schwierig und anstrengend in der Familie. Ich kann verstehen, dass Sie sich schnell hilflos und dann wahrscheinlich auch einsam fühlen. Und jetzt ist die Situation noch etwas schlimmer und verfahrener geworden. Das ist bitter und macht Sie noch hilfloser. Puh, das ist echt viel. Möchten Sie ein Taschentuch? ...
Ich denke, dass wir an einem wichtigen Punkt sind. Die Situation, dass Ihre Schwester nun auch ein Kind hat, können wir nicht ändern. Wenn Sie möchten, können wir aber an Ihrem Umgang mit der Situation arbeiten, sodass es Ihnen wieder besser geht und auch Ihr Kind wieder konfliktfrei seine Großeltern sehen kann. Was halten Sie davon? Sind Sie bereit, etwas Neues auszuprobieren?«

In dem Fallbeispiel folgt auf die Konfrontation der Patientin ein konkreter Lösungsvorschlag. Bevor dieser gemacht wird, ist es auch eine Option, noch länger bei den Emotionen zu verweilen (hier z. B. Hilflosigkeit), die von der Patientin vermieden werden durch ihr Handeln. Das kann abhängig gemacht werden von den konkreten Therapiezielen. Wenn z. B. Aufgabe von Emotionsvermeidung ein Thema ist, kann hier länger die Emotion fokussiert werden, bevor direkt zu einer Lösung auf Verhaltensebene weitergegangen wird.

5.6.6 Schwierige Situationen

Patientin sieht Problemverhalten nicht bei sich

Manchmal, wie auch in dem letzten Beispiel, sind wir damit konfrontiert, dass die Patientin darauf beharrt, dass das Problem die anderen sind und nicht sie selbst etwas ändern muss. Da es die Entscheidung der Patientin ist, ob sie an bestimmten Dingen arbeiten möchte oder nicht, können wir sie nicht dazu zwingen und sollten auch nicht versuchen, sie zu überreden. Wir können aber deutlich machen, dass wir es als aufrechterhaltenden Faktor für viele ihrer Probleme und/oder die Störung sehen und wir uns freuen würden, mit ihr daran zu arbeiten. Gleichzeitig verdeutlichen wir, dass wir andere Personen nicht ändern können. Je nachdem kann es in einem Commitmentgespräch über die gemeinsamen therapeutischen Ziele enden. Sollte es noch therapeutische Ziele geben, die auch ohne Änderung dieser bestimmten Verhaltensweise erreicht werden können, kann erst einmal daran gearbeitet werden und später noch einmal eine Konfrontation wiederholt werden. Sollte es so sein, dass die Änderung des spezifischen Problemverhaltens zentral ist, werden der Patientin die negativen Konsequenzen einer Nicht-Änderung verdeutlicht, unter anderem auch, dass es dann ggf. keine Arbeitsgrundlage in der Therapie gibt. Einige Patientinnen lenken nach Bedenkzeit dann doch noch in eine Bearbeitung ein. Wenn nicht, kann validiert werden, dass vielleicht momentan *noch* nicht der richtige Zeitpunkt gekommen ist und wir gerne zur Verfügung stehen, wenn sich das ändert. So lange können wir an der Stelle dann leider nicht mehr unterstützen und müssen (je nach Setting) die Therapie oder zumindest die therapeutischen Gespräche beenden.

5.6.7 Sonstiges

Auch wenn die Strategien wahrscheinlich vor allem bei der psychotherapeutischen Arbeit mit der Patientin angewendet werden, kann es auch sein, dass sie schon zu Beginn der Therapie eingesetzt werden (müssen), damit die Patientin überhaupt erst in eine Arbeitshaltung kommt und von den bisherigen Strategien Abstand nimmt.

Wie geht es weiter?

Am Ende dieses Buches hat die Therapeutin, unabhängig ihrer zugehörigen Berufsgruppe, einen Fahrplan für die Behandlung ihrer Patientin, von der Aufnahme bis zur Entlassung. Sie verfügt über Werkzeuge, um Probleme erheben, Ziele und werteorientiertes Handeln abzuleiten, Angehörige in die Behandlung zu integrieren, eine Stunde zu strukturieren, kennt die Aufgaben eines Teams und den Nutzen eines früh angelegten und durchdachten Kontingenzmanagements, weiß, wie sie auch schwierige Situationen mit hilfreichen Gesprächstechniken meistern kann und was zu ihrer Rolle als Therapeutin gehört.

Was in diesem Werkzeugkasten noch fehlt, sind die Werkzeuge zum Erreichen der Ziele der Patientin. In der →Einleitung wird bereits kurz angerissen, dass es ein weiteres Buch (Franz & Franz, in Druck) gibt, in dem genau solche Werkzeuge, organisiert in kompetenzorientierten Modulen, vorgestellt werden (→Abb. 0-3).

Das Konzept basiert auf einem prozessorientierten, schulenübergreifenden Psychotherapiemodell (Hayes & Hofmann 2018; Svitak & Hofmann 2022; Rief et al. 2021) sowie auf der Erfahrung der Arbeit mit vielen psychiatrischen Teams und wird namentlich in der Vitos Klinik für Psychiatrie und Psychotherapie in Gießen implementiert und evaluiert. Die Grundlage bilden die Empfehlungen der Leitlinien für die großen Inanspruchnahmegruppen in der Psychiatrie (Franz et al. 2020). Es wurden Patientenkompetenzen extrahiert, die psychiatrische Patienten brauchen, um wieder außerhalb der Psychiatrie leben und arbeiten zu können, sowie die resultierenden Kompetenzen und Interventionen für die Therapeutinnen. Ziel ist es, Beschränkungen bestehender Psychotherapieverfahren und Schulen zu überwinden und für eine *psychiatrische* Psychotherapie das Beste aus verschiedenen Psychotherapieverfahren heranzuziehen.

Modular bedeutet, dass alle Werkzeuge mit anderen Modulen vielfältig kombinierbar sind, ohne diese für die eigene Wirkung zu benötigen (Chorpita et al. 2005). Störungsspezifische Verfahren und Module können bei Bedarf direkt in die Behandlung, die mithilfe der vorliegenden Basics strukturiert wird, integriert werden. Die Module sind außerdem für die einzelne Patientin individuell kombinierbar wie von Schmidt & Schimmelmann (2016) als Kennzeichen modularer Psychotherapie gefordert. Franz & Franz (2022) schildern das Vorgehen bereits an einem Beispiel der teilstationären Umsetzung. Die Zuordnung von Modulen zu Patientinnen findet mithilfe eines Screeningalgorithmus statt, der ebenfalls in Franz & Franz (in Druck) beschrieben wird. Gemeinsam mit den hier vorgestellten Basiskompetenzen stellen die kompetenzorientierten Module einen umfassenden Werkzeugkasten für die psychiatrisch-psychotherapeutische Arbeit der einzelnen Berufsgruppen bereit.

Anhang

Literatur

Arbeitsgemeinschaft für Methodik und Dokumentation in der Psychiatrie (AMDP) (Hrsg.) (2023). Das AMDP-System. Manual zur Dokumentation des psychischen Befundes in Psychiatrie, Psychotherapie und Psychosomatik (11. Aufl.). Göttingen: Hogrefe.

Anderson, T., Ogles B. M., Patterson C. L., Lambert M. J., Vermeersch D. A. (2009). Therapist effects: Faciliative interpersonal skills as a predictor of therapist success. In: Journal of Clinical Psychology, 65, 755–768.

Bertolino, B., Kiener, M., Patterson, R. (2010). Therapie-Tools Lösungs- und ressourcenorientierte Therapie. Weinheim, Basel: Beltz.

Bodenmann, G. (2012). Verhaltenstherapie mit Paaren: ein bewältigungsorientierter Ansatz. Bern: Huber.

Bohus, M. (2019). Borderline-Störung (2. Aufl.). Göttingen: Hogrefe. https://doi. org/10.1026/02853-000

Bohus, M. (2020). Zur Situation der Psychotherapie in der stationären Versorgung – ein Standpunkt zu Selbstverständnis und Anforderungen. In: Psyche im Fokus, 2, 32–37.

Bohus, M. (2021, 01. Juli). Vortrag »Motivation in der psychiatrischen Psychotherapie«. DGPPN Summer School, online.

Bohus, M., Wolf-Arehult, M. (2013). Interaktives Skillstraining für Borderline-Patienten. Das Therapeutenmanual (2. Aufl.). Stuttgart: Schattauer.

Chorpita, B. F., Daleiden, E. L., Weisz, J. R. (2005). Modularity in the design and application of the therapeutic interventions. Applied and Preventive Psychology, 11, 141–156.

Dambacher, C., Samaan, M. (2020). Akzeptanz-und Commitmenttherapie in der Gruppe: mit E-Book inside und Arbeitsmaterial. Weinheim, Basel: Beltz.

Delespaul, P. (2013). Consensusgroep EPA. Consensus regarding the definition of persons with severe mental illness and the number of such persons in the Netherlands. In: Tijdschrift voor psychiatrie, 55, 427–438.

De Shazer, S., Dolan, Y. M. (2018). Mehr als ein Wunder: Die Kunst der lösungsorientierten Kurzzeittherapie. Heidelberg: Carl-Auer-Verlag.

Downey, J. L., Christensen, L. (2006). Belief persistence in impression formation. In: North American Journal of Psychology, 8(3), 479–488.

Drucker, P. F. (1992). There's more than one kind of team. In: Wall Street Journal, *11*, 250–264.

Elbert, T., Moran, J. K., Schauer, M. (2017). Lust an Gewalt: appetitive Aggression als Teil der menschlichen Natur. In: e-Neuroforum, 23(2), 96–104.

Faßbinder, E., Klein, J. P., Sipos, V., Schweiger, U. (2015). Therapie-Tools Depression. Weinheim, Basel: Beltz.

Fehr, C., Marly, D. (2021). Motivierende Gesprächsführung bei psychischen Erkrankungen. In: Info Neurologie + Psychiatrie, 23, 28–37.

Ferster, C. B. (1973). A functional analysis of depression. In: American Psychologist, 28, 857–870.

Fiedler, P., Herpertz, S. C. (2016). Persönlichkeitsstörungen (7. Aufl.). Weinheim: Beltz.

Fiedler, P., Herpertz, S. (2023). Persönlichkeitsstörungen (8. Aufl.). Weinheim: Beltz.

Franz, M. (2019). Brauchen wir eine eigene »Betriebssprache« für die Psychiatrie? In: Psychiatrische Praxis, 46, 181–183.

Franz, S., Franz, M. (2022). Anwendungsbeispiel modularer Psychotherapie in der teilstationären und stationären Versorgung. In: Herpertz, S. C., Schramm, E. (Hrsg.). Modulare Psychotherapie. Ein Mechanismus-basiertes, personalisiertes Vorgehen. Stuttgart: Schattauer, 109–128.

Franz, S., Franz, M. (im Druck). Psychotherapie-Specials in der Psychiatrie. Effektive Interventionen für die individuelle Therapie. Ein modularer Ansatz. Stuttgart: Schattauer.

Franz, M., Gary, A., Jung, D., Wolff, J. (2020). Störungsbezogene Fallgruppen für eine bedarfsgerechte Krankenhausversorgung. In: Nervenarzt, 91(9), 814–821.

Franz, M., Lucke, S. (2021). Borderline-Störung. Krisenintervention und störungsspezifische Behandlung. Göttingen: Hogrefe.

Fydrich, T. (2001). Motivorientiertes Indikations-und Interventionsmodell für die kognitive Verhaltenstherapie bei Persönlichkeitsstörungen (MIIM). In: Psychotherapie, 6(2), 247–255.

Grawe, K. (2004). Neuropsychotherapie. Göttingen: Hogrefe.

Grawe, K., Donati, R., Bernauer, F. (1994). Psychotherapie im Wandel: Von der Konfession zur Profession. Göttingen: Hogrefe.

Harris, R. (2018). Nuts and Bolts of Creative Hopelessness. https://static1.squarespace.com/static/56cd79c9b654f9c9d85f79fc/t/5b407da80e2e725795d65e42/1530953129423/Nuts+and+Bolts+of+Creative+Hopelessness-2.pdf (Download am 01. 05. 2024).

Hayes, S. C., Hofmann, S. G. (Eds.) (2018). Process-based CBT: The science and core clinical competencies of cognitive behavioral therapy. Oakland: New Harbinger Publications.

Hellmann, I. D., Morrison, T. L., Abramowitz, S. I. (1987). Therapist flexibility/rigidity and work stress. In: Professional Psychology: Research and Practice, 18, 21–27.

Herpertz, S. C. (2022). Was ist Modulare Psychotherapie? In: Herpertz, S. C., Schramm, E. (Hrsg.). Modulare Psychotherapie: Ein Mechanismus-basiertes, personalisiertes Vorgehen, 23–35.

Heßler-Kaufmann, J., Fiedler, P. (2019). Transdiagnostische Interventionen in der Psychotherapie. Stuttgart: Klett-Cotta, S. 2.

Kandale, M., Rugenstein, K. (2014). Das Repetitorium: für die Abschlussprüfungen zum Psychologischen Psychotherapeuten und zum Kinder- und Jugendlichenpsychotherapeuten. Berlin: dpv.

Kanfer, F. H., Reinecker, H., Schmelzer, D. (2006). Selbstmanagement-Therapie. Ein Lehrbuch für die klinische Praxis. Heidelberg: Springer.

Kiresuk, T. J., Sherman, R. R. (1968). Goal Attainment Scaling: A General Method for Evaluating Comprehensive Community Mental Health Programms. In: Community Mental Health Journal, 4(6), S. 443–453.

KK-StPO/Moldenhauer (2023). Karlsruher Kommentar zur Strafprozessordnung: StPO, KK-StPO/Moldenhauer, 9. Aufl., StPO § 170 Rn. 15.

Lammers, C. H. (2017). Therapeutische Beziehung und Gesprächsführung: Techniken der Verhaltenstherapie. Mit E-Book inside und Arbeitsmaterial. Weinheim, Basel: Beltz.

Längle, G. (2024) »Was braucht es für den Einzelfall?«. In: Psychiatrische Praxis, 51, 119–129.

Linehan, M. (2015). DBT Skills Training Handouts and Worksheets. New York: Guilford Press.

Linehan, M. M. (1987). Dialectical Behavior Therapy for Borderline Personality Disorder: Theory and Method. In: Bulletin of the Menninger Clinic, 51 (3), 261–276.

Linehan, M. M. (1993a). Cognitive-behavioral treatment of borderline personality disorder. New York: Guilford Press.

Linehan, M. M. (1993b). Diagnosis and treatment of mental disorders. Skills training manual for treating borderline personality disorder. New York: Guilford Press.

Linehan, M. M. (1996). Dialektisch-Behaviorale Therapie der Borderline-Persönlichkeitsstörung. München: CIP-Medien.

Löhr, M., Schulz, M., Nienaber, A. (2022). Safewards: Sicherheit durch Beziehung und Milieu. Köln: Psychiatrie Verlag.

Lohmann, B. (2010). Effiziente Supervision: Praxisorientierter Leitfaden für Einzel- und Gruppensupervision. Baltmannsweiler: Schneider Verlag Hohengehren.

Lucke, S., Pabst, A., Franz, M. (2020). Der Einsatz eines störungsübergreifenden, multiprofessionellen »Betriebssystems« für die Psychiatrie – die Perspektive der Nutzer. In: Psychiatrische Praxis, 47(8), 440–445.

Malik, F. (2006). Führen Leisten Leben: Wirksames Management für eine neue Zeit. Frankfurt: Campus Verlag.

Mehl, S., Werner, D., Lincoln, T. M. (2015). Does Cognitive Behavior Therapy for psychosis (CBTp) show a sustainable effect on delusions? A meta-analysis. In: Frontiers in psychology, 6, 154219.

Miller, W. R., Rollnick, S. (2015). Motivierende Gesprächsführung: Motivational Interviewing (3. Auflage des Standardwerks in Deutsch). Freiburg: Lambertus.

Prior, M. (2002). MiniMax-Interventionen. Heidelberg: Carl-Auer-Systeme Verlag.

Pryor, K. (2017). Positiv bestärken, sanft erziehen. Stuttgart: Franckh-Kosmos.

Reiss, N., Vogel, F. (2014). Empathische Konfrontation in der Schematherapie: Mit Arbeitsmaterial. Weinheim, Basel: Beltz.

Rief, W., Schramm, E., Strauß, B. (Hrsg.) (2021). Psychotherapie: Ein kompetenzorientiertes Lehrbuch. München: Elsevier Health Sciences.

Riper, H., Andersson, G., Hunter, S. B., de Wit, J., Berking, M., & Cuijpers, P. (2014). Treatment of comorbid alcohol use disorders and depression with cognitive-behavioural therapy and motivational interviewing: A meta-analysis. Addiction, 109(3), 394–406.

Ripper, K., Ripper, J. (2018). Therapie-Tools Kommunikation: Mit E-Book inside und Arbeitsmaterial. Weinheim, Basel: Beltz.

Sachse, R. (2002). Histrionische und narzisstische Persönlichkeitsstörungen. Göttingen: Hogrefe.

Sachse, R., Langens, T. A., Sachse, M. (2018). Klienten motivieren: therapeutische Strategien zur Stärkung der Änderungsbereitschaft. Köln: Psychiatrie Verlag, Imprint BALANCE buch+ medien verlag.

Schalinski, I., Schauer, M., Elbert, T. (2015). The shutdown dissociation scale (Shut-D). In: European Journal of Psychotraumatology, 6(1), 25652.

Schlagenhauf, F., Juckel, G., Wrase, J., Gallinat, J., Heinz, A. (2007). Störung des Belohnungssystems bei schizophrenen Patienten und der Einfluss typischer und atypischer Neuroleptika. In: Nervenheilkunde, 26(05), 381–386.

Schmidt, S. J., Schimmelmann, B. G. (2016). Modulare Psychotherapie im Kindes- und Jugendalter. Zeitschrift für Kinder- und Jugendpsychiatrie und Psychotherapie, 44(6), 467–478.

Schulte, D. (1996). Therapieplanung. Göttingen: Hogrefe.

Shenk, C. E., Fruzzetti, A. E. (2011). The impact of validating and invalidating responses on emotional reactivity. In: Journal of Social and Clinical Psychology, 30(2), 163–183.

Stavemann, H. H. (2015). Sokratische Gesprächsführung in Therapie und Beratung (3. Aufl.). Weinheim: Beltz.

Steinert, T., Schmid, P. (2014). Zwangsmaßnahmen in psychiatrischen Kliniken in Deutschland. In: Der Nervenarzt, 85(5), 621–629.

Joiner, T. E. (2005). Why people die by suicide. Cambridge: Harvard University Press.

Stiglmayr, C., Gunia, H. (2017). Dialektisch-Behaviorale Therapie (DBT) zur Behandlung der Borderline-Persönlichkeitsstörung. Göttingen: Hogrefe. https://doi.org/10.1026/02424-000

Stumm, G., Pritz, A. (2010). Wörterbuch der Psychotherapie. Heidelberg: Springer.

Svitak, M., Hofmann, S. G. (2022). Prozessbasierte Psychotherapie: individuelle Störungsdynamiken verstehen und verändern. Göttingen: Hogrefe.

Wabnitz, P., Löhr, M., Schulz, M., Nienaber, A., Oppermann, G., Sauter, D., Schreiber, W., Gouzoulis-Mayfrank, E., Claus, S., Hohl-Radke, F., Jordan, W., Pollmächer, T. (2019). Perspektiven und Chancen für pflegerisch-psychotherapeutische Interventionen in der stationären psychiatrischen Behandlung. In: Psychiat Prax, 46, 156–161.

Watzlawick, P., Beavin, J. H., Jackson, D. D. (1969) Menschliche Kommunikation. Bern, Stuttgart, Wien: Huber.

Wengrenroth, M. (2017). Therapie-Tools Akzeptanz- und Commitmenttherapie (ACT): mit E-book inside und Arbeitsmaterial. Weinheim: Beltz.

Wittchen, H. U., Hoyer, J. (2011). Klinische Psychologie & Psychotherapie (Vol. 1131). Heidelberg: Springer.

Zimmermann, P., Förster, J., Reiske, S. (Hrsg.). (2021). DBT-Sucht: Dialektisch-Behaviorale Therapie bei Borderline- und Substanzgebrauchsstörungen (DBT-S). Göttingen: Hogrefe.

Glossar

Antizipieren: Etwas vorwegnehmen oder erwarten, bevor es eingetreten ist. Zum Beispiel: Da ich antizipiere (erwarte), dass die Patientin auch wieder in die Krise kommen kann, mache ich einen Notfallplan mit ihr.

Belastungserprobung: Während einer psychiatrisch-psychotherapeutischen Behandlung können Patientinnen in ihrem gewohnten Umfeld die bereits gelernten Strategien ausprobieren. Dafür gehen sie z. B. übers Wochenende in ihre eigene Wohnung zurück. So kann früh der Transfer von Therapieinhalten in den Alltag erprobt werden und an dabei auftretenden Schwierigkeiten noch in der Behandlung weitergearbeitet werden.

Bewertung: Eine Bewertung stellt ein Urteil über etwas dar, kann positiv oder negativ sein.

Commitment: Commitment beschreibt die Verpflichtung zu etwas, entweder mir selbst gegenüber und/oder jemand anderem gegenüber. In der Therapie wird häufig eine Verpflichtung seitens der Patientin erwartet, in der Therapie mitzuarbeiten.

Dialektik: In der Dialektik werden zwei Gegensätze einer Sache betrachtet, um so zu einer neuen Sichtweise zu gelangen. Bei einer Diskussion wird sich zwischen zwei Polen bewegt, um einen Mittelweg herauszufinden.

Dissonanz: In der Psychologie meint Dissonanz eine Spannung, die entsteht, wenn zwei Dinge voneinander abweichen, die eigentlich zueinander passen sollten. Zum Beispiel kann es sein, dass ein Mensch von sich behauptet, dass er ein ehrlicher Mensch ist. Ehrlichkeit gehört also zu seiner Einstellung. Wenn er nun in eine Situation kommt, in der er die Unwahrheit sagt, stimmen seine Einstellung (ehrlich sein) und sein Handeln (lügen) nicht mehr überein. Es kommt zu einer inneren Spannung/Dissonanz.

Dysfunktional: Etwas ist unzweckmäßig, erfüllt nicht seine Funktion. Übertragen auf Verhalten: Ein Verhalten ist dysfunktional, wenn es sich nicht eignet, um ein bestimmtes Ziel zu erreichen, sondern teilweise sogar das Gegenteil des Ziels erreicht. (→ funktional)

Elaborieren: Elaborieren meint etwas auszuarbeiten oder zu beleuchten. Zum Beispiel: Die Therapeutin beleuchtet gemeinsam mit der Patientin die Umstände ihrer Panikattacken.

Entkatastrophisieren: Bei dieser Technik aus der kognitiven Verhaltenstherapie geht es darum, mit dem Patienten die von ihm vorgestellte Katastrophe zu durchdenken, um zu dem Ergebnis zu kommen, dass die Situation gar nicht so schlimm ist wie befürchtet und/oder die Wahrscheinlichkeit für die vorgestellte Katastrophe sehr gering ist. Wichtig ist, dass der Patient die Intervention nicht als invalidierend wahrnimmt, also sich mit seinen Ängsten nicht ernst genommen fühlt. Der Effekt sollte sein, dass die Angst des Patienten vor der ausgemalten Katastrophe sich reduziert und er eine Technik an die Hand bekommt, die er auch im Selbstmanagement anwenden kann.

Entscheidungsbäume: Es handelt sich um Algorithmen, die helfen, in immer wiederkehrenden Alltagssituationen Entscheidungen zu treffen, ohne dass das Vorgehen immer wieder neu ausgehandelt werden muss. Beispiel: Wie gehen wir mit Drogenkonsum auf Station um?

Erworbene Furchtlosigkeit: Der Begriff meint, dass jemand im Laufe seines Lebens durch selbstschädigende Maßnahmen, wie Hungern, Selbstverletzung oder Rauchen, nur noch eine verminderte Angst um sein eigenes Überleben oder seine körperliche Unversehrtheit hat. Durch die selbstschädigenden Maßnahmen hat er eine Angstlosigkeit gegenüber objektiver Gefährdung wie Untergewicht, Komplikationen bei der Wundheilung oder Lungenkrebs erworben.

Exposition: In der Psychotherapie bezeichnet Exposition die Konfrontationstherapie oder das Konfrontationsverfahren. Dabei handelt es sich um eine Konfrontation der Patientin mit einem für sie angstbesetzten Reiz (z. B. Spinne) oder einer angstbesetzten Situation (z. B. eine Rede halten), ohne dass die Patientin Vermeidungsverhalten einsetzen soll. Durch das wiederholte Erleben der emotionalen und körperlichen Angstreaktion in der Situation oder mit dem Reiz erhofft man sich eine Gewöhnung der Patientin, sodass die Angst vor Reiz oder Situation reduziert werden kann. Das Verfahren hat sich in zahlreichen Studien als wirksam erwiesen. Neben Angst gibt es auch weitere unangenehme Emotionen (Scham etc.), die zur Konfrontation herangezogen werden kann.

Funktional: Etwas ist zweckmäßig, erfüllt seine Funktion. Übertragen auf Verhalten: Ein Verhalten ist funktional, wenn es sich eignet, ein bestimmtes Ziel zu erreichen. (→ dysfunktional).

Funktionale Problemanalyse: Bei einer Problemanalyse (gleichbedeutend mit Verhaltens- oder Bedingungsanalyse) geht es um eine Analyse verschiedener Aspekte von Problemverhalten: welche Situation ging voraus; welche Vulnerabilitäten liegen vor, die ein solches Verhalten wahrscheinlicher machen; welche Gedanken, Emotionen und körperlichen Reaktionen begleiten das Verhalten; welche Konsequenzen zieht das Verhalten nach sich; wie viel Einfluss hat jemand, das Verhalten zu steuern. Das Wort »funktional« bei der »Funktionalen Problemanalyse« bezieht sich darauf, dass Verhalten nicht zufällig geschieht, sondern für das Auftreten ein »guter« Grund vorliegt.

Ich-dyston: Ich-dyston bezeichnet einen Zustand, bei dem eine Person ihre eigenen Gedanken, Gefühle oder Handlungsimpulse nicht als zu sich zugehörig erlebt. Sie werden als störend und fremd empfunden. Eine vorliegende Ich-Dystonie kann die Motivation erhöhen, eine Therapie aufzusuchen. Beispiel: Selbstverletzungen bei einem Menschen mit einer Borderline-Persönlichkeitsstörung können als ich-dyston erlebt werden und so die Bereitschaft fördern, sich Unterstützung zu suchen. (→ Ich-synton)

Ich-synton: Ich-synton bezeichnet einen Zustand, bei dem eine Person ihre eigenen Gedanken, Gefühle oder Handlungsimpulse als zu sich zugehörig erlebt. Sie werden, obwohl sie vielleicht im Rahmen einer psychischen Störung auftreten, nicht als störend oder fremd wahrgenommen. Eine vorliegende Ich-Syntonie macht es häufig für Therapeutinnen schwieriger, bei den Betroffenen eine Motivation für Unterstützung und Veränderung aufzubauen. (→ Ich-dyston)

Kognitionen: Kognitionen sind Vorgänge im Gehirn, z. B. Gedanken, die wir bewusst fassen können. In der Psychologie sind mit Kognitionen auch Meinungen, Bewertungen, Einstellungen oder Absichten gemeint.

Komplementär: Komplementär meint, dass etwas ergänzende Eigenschaften hat. Übertragen auf das Verhalten als Therapeutin meint komplementär, dass ich mich ergänzend zu den Bedürfnissen der Patientin verhalte, also diese erfülle. Beispiel: Ein Patient, der ein großes Bedürfnis nach Kontrolle hat, bekommt von der Therapeutin möglichst viel Kontrolle über die Stunde, in dem sie z. B. eine gleichbleibende Struktur der Stunden erläutert, Entscheidungen transparent macht und dem Patienten Entscheidungen überlässt.

Kontingenz: Kontingenz meint, dass etwas miteinander verknüpft wird. In der Verhaltenstherapie sprechen wir von Kontingenz, wenn ein Verhalten mit einer Konsequenz, die auf das Verhalten folgt, verknüpft wird. Dabei kann die Konsequenz sehr unterschiedlich aussehen: es kann zum Beispiel ein Verhalten einer anderen Person sein, eine eigene körperliche Reaktion oder ein Gefühl.

Kontingenzmanagement: Das Prinzip von Kontingenzen (→ Kontingenz), also dem Verknüpfen von Verhalten und dessen Konsequenzen, wird sich zu Nutze gemacht, in dem systematisch und kontrolliert Konsequenzen in Form von Verstärkern (→ Verstärker) auf ein Verhalten folgend eingesetzt werden. Beispiel: Jemand bringt den Müll herunter und wird dafür gelobt, damit er das Verhalten (Müll herunterbringen) häufiger zeigt. Oder: Eine Patientin läuft zur Anspannungsregulation Treppen hoch und herunter, anstatt sich wie bisher mit einer Rasierklinge selbstzuverletzen. Dafür darf sie an einem Nachmittag in die Stadt fahren, was sie sich gewünscht hat (ihr individueller Verstärker).

Kontingenzplan: Ein Kontingenzplan (oder auch Verstärkerplan) hält ein Kontingenzmanagement schriftlich fest. Es enthält das erwünschte, funktionale (→ funktional) Verhalten, was eine Patientin mehr zeigen möchte sowie die bei Auftreten dieses Verhaltens folgenden Konsequenzen in Form von Verstärkern (→ Verstärker). So kann sichergestellt werden, dass jeder im Team und die Patientin selbst wissen, welches Verhalten aufgebaut werden soll und welche individuellen Verstärker der Patientin seitens des Teams rasch auf das Verhalten folgen. Darüber hinaus kann über die verschiedenen Schichten des Pflegediensts vermerkt werden, ob das Verhalten gezeigt wurde und ob der Verstärker folgte.

Krisenmanagement: Das Krisenmanagement ist ein Teil des Kontingenzmanagements (→ Kontingenzmanagement) für besonders krisenhafte Situationen einer Patientin, in der die Behandlung der Selbstgefährdung der Patientin im Vordergrund steht. Dabei wird meistens eine Überwachung unterschiedlicher Intensität (verschiedene Stufen) notwendig. Damit einer Hospitalisierung und einer zu großen Verantwortungsabgabe der Patientin an das Team vorgebeugt wird, gibt es für jede Stufe einer Überwachung einen Kontingenzplan, damit die Patientin möglichst zügig aus der Überwachung zurück in das übliche stationäre Setting kann. Die verschiedenen Kontingenzpläne der einzelnen Stufen sind in einem Stufenplan (→ Stufenplan) zusammengefasst.

Point of no return: Die Redewendung bedeutet, dass jemand an einem Punkt angekommen ist, an dem keine Umkehr für ihn möglich ist. Im therapeutischen Arbeiten wird der Begriff (kommend aus der DBT) verwendet, um mit einer Patientin zu schauen, wie lange in einer Verhaltenskette auf dem Weg zu einem problematischen Verhalten sie noch die Möglichkeit hatte, umzukehren und bei einem funktionaleren Verhalten zu landen (sich vor dem point of no return befindet). Weiter wird geschaut, an welcher Stelle dann der Point of no return in der Verhaltenskette auftaucht. Ab dem Zeitpunkt wird davon ausgegangen, dass alle weiteren Schritte wie automatisch ablaufen, ohne, dass die Patientin noch viel Spielraum hat, umzudrehen. Beispiel: Eine Patientin leidet unter einer Alkoholsucht. Sie überlegt sich heute mit einem Wein zu belohnen, weil es so ein schwerer Tag war. Sie denkt darüber nach, einkaufen zu gehen. Sie zieht sich an und geht los. An diesen Punkten könnte die Patientin aus ihrer Sicht das Vorhaben noch abbrechen. Dann aber steigt sie in die Straßenbahn, die direkt vor dem nächsten Supermarkt hält. Mit der Entscheidung, in die Straßenbahn einzusteigen, ist die Patientin an ihrem point of no return angelangt, ab hier laufen alle weiteren Prozesse automatisch ab.

Problemverhalten: Problemverhalten ist ein Verhalten, dass dysfunktional ist und eine Person von ihren eigentlichen, langfristigen Zielen und Bedürfnissen wegbringt. Es ist häufig kurzfristig für die Person verstärkend, darin liegt meist der aufrechterhaltende Faktor für das problematische Verhalten. Beispiel: Die Patientin möchte schwanger werden und langfristig eine Familie gründen. Gleichzeitig raucht sie, was die Fruchtbarkeit stark einschränkt. Im Moment des Rauchens erfährt die Patientin jedoch Entspannung. Kurzfristig wirkt das Rauchen auf die Patientin verstärkend, langfristig bringt es sie aber von ihrem Ziel schwanger zu werden weg.

Reaktanz: Reaktanz ist ein Widerstand gegen etwas, das als einengend oder bevormundend erlebt wird. Subjektiv werden die eigenen Freiheiten eingeengt, wogegen sich jemand stellt. Auf der Verhaltensebene kann sich das unterschiedlich äußern, entweder sichtbar durch Abbrechen der Therapie, nicht erscheinen oder Schweigen sowie auf den ersten Blick nicht sichtbar durch eine veränderte Einstellung gegenüber der Therapie oder einer nur oberflächlichen Mitarbeit.

Selbsterfahrung: Selbsterfahrung meint einen Prozess, in dem eine Person über sich selbst, ihre Wahrnehmungen und ihr Handeln reflektiert. Sie lernt dabei ihre Stärken und Schwächen, vor allem in schwierigen Situationen, kennen. In der Psychotherapie-Ausbildung von Psychotherapeuten gehört die Selbsterfahrung zu einem wichtigen Baustein. Hier ist ein Fokus auch das Erleben der psychotherapeutischen Arbeitsweisen und Methoden an sich selbst.

Shaping: Durch Shaping wird ein Verhalten Stück für Stück ausgeformt. Dabei wird nicht das Zielverhalten beim ersten Mal erwartet, um es zu verstärken (→ Verstärker), sondern ein kleiner Teilschritt auf dem Weg zum Zielverhalten wird verstärkt. Wenn dieser zuverlässig auftritt, wird er nicht mehr weiter verstärkt, sondern der nächste Teilschritt usw. Beispiel: Ziel einer stark antriebsgeminderten Patientin ist pünktlich zu den Therapien zu erscheinen. Im ersten Schritt wird verstärkt, wenn die Patientin es schafft, morgens rechtzeitig aufzustehen. Wenn das gelingt, wird als nächstes verstärkt, wenn sie überhaupt zu den Therapien erscheint. Wenn das ausreichend funktioniert, wird nur noch verstärkt, wenn sie pünktlich an den Therapien teilnimmt. So wurde sich Schritt für Schritt einem Zielverhalten angenähert.

Steuerungsfähigkeit: Hierbei handelt es sich um einen Rechtsbegriff im Rahmen der Schuldfähigkeit. Im therapeutischen Setting prüfen wir, ob der Patient steuerungsfähig ist, also sein Verhalten bewusst steuern kann. Wenn jemand sein Verhalten selbst steuern kann, dann kann ich ihn dafür anders verantwortlich machen und darauf im Sinne des Kontingenzmanagements so reagieren, dass es funktionaler wird. Liegt allerdings eine Störung oder Intoxikation vor, die eine Steuerungsfähigkeit im Moment vermissen lässt, muss ich mich um die Patientin anders kümmern und kann erst bei wieder vorliegender Steuerungsfähigkeit weiter therapeutisch an einer Verhaltensänderung arbeiten. Eine fehlende Steuerungsfähigkeit kann z. B. bei organischen Hirnschäden, Intoxikation oder akuten Psychosen vorliegen.

Stufenplan: Ein Stufenplan enthält für die verschiedenen Stufen einer Überwachung bei vorliegender Selbstgefährdung der Patientin Kontingenzpläne, die gewährleisten sollen, dass die Patientin nicht unnötig lange in der einen oder anderen Stufe der Überwachung verweilt. (→ Krisenmanagement)

Verhaltensanalyse: → Problemanalyse

Verstärker: Ein Verstärker ist eine Konsequenz, die auf ein Verhalten folgend systematisch eingesetzt wird (→ Kontingenzmanagement) und die Wahrscheinlichkeit erhöhen soll, dass dieses Verhalten erneut von der Person gezeigt wird. Beispiel: Eine Patientin schafft es, einen Konflikt mit einer Mitpatientin auszutragen, ohne die Situation vorzeitig zu verlassen. Als Verstärker bekommt sie dafür ein kurzes zusätzliches Bezugspflegegespräch. Verstärker sind individuell, nicht jeder potenzieller Verstärker wirkt für jeden verstärkend.

Verstärkerpläne: → Kontingenzplan

Vier-Augen-Prinzip: Das Vier-Augen-Prinzip meint, dass nicht eine Therapeutin alleine den Patienten sieht, sondern gemeinsam mit einer weiteren Therapeutin. Das macht Sinn, wenn es um Gefährdungsaspekte wie Suizidalität geht oder auch eine Gefährdung, die von dem Patienten auf die Therapeutinnen ausgeht.

Vulnerabilität: Vulnerabilität meint Verletzlich- oder Verwundbarkeit. Menschen können durch ihre Veranlagung oder Erfahrungen, die sie in der Vergangenheit in ihrem Leben gemacht haben, besonders vulnerabel/verwundbar sein. Die vorhandene Verwundbarkeit macht anfälliger für neue (emotionale) Verletzungen und erhöht die Wahrscheinlichkeit für die Entwicklung von psychischen Störungen.

Stichwortverzeichnis

A
Abstinenz 54, 168, 203
Achtsamkeit 56, 60, 108, 114, 194
Affirmation 208
Akutpsychiatrisch 17
Akzeptanz 55, 98, 109, 135, 172, 216
Akzeptanz- und Commitmenttherapie (ACT) 14, 215
Akzeptierend 56, 109
Anamnese 108, 117, 121, 144
Angehörige 80, 89, 111, 118, 135
Arbeitsbeziehung 53, 57
Aufklärungspflicht 53
Aufnahmegespräch 33, 88, 149
Aufnahmemanagement 33
Aufrechterhaltung 26, 71, 76, 117, 135, 142, 148, 153, 159
Auslöser 60, 153

B
Basismodule 14
Bedrohungsmonitoring 60
Begrüßung 34, 94, 136
Behandlung, elektive 14, 88
Behandlungsplan 14, 58
Behandlungsplanung 27, 30, 76
Bergsteigermetapher 51
Besprechungen 29, 33, 38
Betriebssprache 14
Bezugspflegegespräch 98, 100

C
Change Talk 208
Cheerleading 58, 149, 200
Commitment 27, 62, 90, 202

D
Delir 90, 112, 119
Demenz 79, 119
Dialektik 23, 37
Dialektisch Behaviorale Therapie (DBT) 21, 32
Dissozialität 62, 81
Dissoziation 90, 112
Dokumentation 30, 62, 99
Dokumentationspflicht 53
Dysfunktional 16
Dysfunktionales Verhalten 14, 24, 35, 62, 73, 196, 205

E
Empathisch 56, 68, 185, 193, 196, 214 f.
Entlassmanagement 33
Entlassung 33, 89, 182
Erklärungsmodell 56, 72, 152
Erregungszustand 112
Erstgespräch 88, 108

F
Facharzt 17
Feedback 57, 135
Feedback-Regeln 212
Fehler 23, 37, 57, 145
Flexibilität 55
Fragetechnik 194
Fremdanamnese 112, 135
Frühwarnzeichen 173
Funktionale Problemanalyse 16, 148
Funktionsniveau 14, 52, 110, 152, 166

G
(Geld-)Geschenke 54
Gesprächstechnik 193
Gruppe 23, 103, 183
Guter Grund 26, 70

H
Haltung 21, 26, 51, 64, 93, 98, 102, 108, 110, 117, 135, 143, 148, 152, 160, 166, 173, 182, 191, 197, 202 f., 207, 212, 215
Hierarchie der Therapieziele 32
Home treatment 17
Hüterin der Dialektik 23, 29, 38
Hüterin der Zeit 29, 38, 137

I
Intermittierende Verstärkung 71, 75
Intervention 16, 31, 57, 89, 94, 96, 112, 143, 148, 197, 212

K
Komorbidität 14
Kompetenzorientiert 16
Komplementär 59, 109
Konflikte 31, 35, 51, 57, 60, 74
Konfrontation 113, 211, 216
Konsequenzen 69, 81, 194, 213
Kontiguität 70
Kontingenz 70
Kontingenzmanagement 16, 68
Kontingenzplan 80
Konzept 15, 30, 112
Konzept erworbener Furchtlosigkeit 120
Körperlicher Kontakt 54
Kreative Hoffnungslosigkeit 216
Krise 14, 50, 88 ff., 108, 134, 176
Krisenintervention 17, 24, 89, 108, 185, 192
Krisenmanagement 77
Krisen- und Notfallplan 173
Kurzkontakt 95

L
Leitliniengerecht 14
Lob 102

M
Metakommunikation 213
Modul 15, 220
Morgenrunde 24, 34, 49
Motivation 14, 26, 143
Motivationale Klärung 89, 118, 143
Motivational Interviewing (MI) 196, 207
Multiprofessionell 14, 25

N
Nachsorgegespräch 191
Non-Suizid-Vertrag 117, 120
Notfallplan 174
Notfallsituation 111

P
Personalisiert 17
Personenzentriert 17
Persönlichkeitsgestörte Patientin 58
Persönlichkeitsstörung 58, 120, 186
Perspektivwechsel 24, 77, 104, 193, 211, 213, 218
Pflegefachperson 17, 22, 193
Problem 30, 72, 104, 139, 148 f., 151, 168, 172, 199
Problemerhebung 89, 146, 148, 166
Problemverhalten 28, 30, 41, 58, 71, 74, 84, 109, 148, 150, 153, 158, 206, 211 f., 215, 219
Protokoll 30, 94
Pro und Pro 203
Psychoedukation 80, 110, 135, 154, 167
Psychologen 17, 62
Psychopathologischer Befund 112, 117, 124
Psychotherapieausbildung 17
Psychotherapieverfahren 14, 220

R
Reflexion 34, 51, 64, 182, 208
Regeln 21, 25, 28, 36, 40, 62, 186
Reizabschirmung 78
Ressourcen 24, 102 f.
Ressourcenkoffer 100, 105, 173
Ressourcenorientiert 102, 194
Rolle 51, 55
Rückfallprophylaxe 89, 174
Rückmeldung 35, 107, 193, 196, 211
– Direkte 212
– Kontingente persönliche 212

S
Schematherapie 89, 215
Schizophren 26, 61, 112, 119
Schweigen 119, 138, 216
Schweigepflicht 53, 117
Selbstmanagement 58, 67, 103, 160, 166, 173 f.
Shaping 72
SMART 99, 166, 170
SMARTe Ziele 160, 170
Stationsgespräch 35
Störungsbezogen 15
Störungsbezogene Fallgruppen 14
Störungsmodell 89, 110, 152
Strategie 16, 31, 56, 58, 73, 78, 89, 111, 174, 179, 197 f., 201, 203, 219
Strategien 192
Stressoren 153, 159
Stufenplan 36, 77
Stundenagenda 94, 137
Stupor 90, 112, 119
Suizidalität 14, 32, 78, 113, 117 f., 122, 192
Supervision 32, 36, 62
Sustain Talk 208
Systemsprengerin 14

T
Team 14, 21, 51, 58, 68, 70, 74, 80, 117, 185
Therapeutische Beziehung 54, 59, 78, 108, 117, 197, 200, 212
Therapeutische Umgebung 14, 72

U
Unterbringung 146, 205

V
Validieren 56, 60 f., 95, 107, 109, 111, 137, 148, 168, 196 f., 199, 214
Verabschieden 95, 174, 183
Veränderung 27, 55, 57 f., 80, 84, 88, 109, 139, 144, 147, 196, 204, 207, 209
Veränderungsplan 210
Verhaltensanalyse 68, 70
Verhaltensaufbau 71, 75
Verhaltensstabilisierung 75
Versorgungsrealität 17
Verstärker 16, 27
Verstärkerplan 68, 74, 77, 87
Verstärkung, intermittierende 16, 71, 75
Visite 34, 48, 76
Vulnerabilität 30, 153
Vulnerabilitäts-Stress-Modell 152

W
Wahn 113, 124, 150
Weiterbehandlung 89, 185, 190 f.
Werkzeugkasten 14, 16
Werte 89, 160
Wertschätzung 22, 27, 93, 136
Wochenplan 29, 173, 178
Wunderfrage 168

Z
Zero-Tolerance 62
Zielanalyse 58, 68, 85
Ziele 89, 143
Zwischen-Tür-und-Angel-Kontakt 93